Les Indiscrétions de l'Histoire

QUATRIÈME SÉRIE

Les Indiscrétions de l'Histoire

QUATRIÈME SÉRIE

PROBLÈMES MÉDICO-HISTORIQUES

LA *Vierge d'Avila* FUT-ELLE UNE HYSTÉRIQUE ? — *Madame* N'EST PAS MORTE D'APPENDICITE. — QUATRE VICTIMES DU GRAND ROI : COLBERT, LOUVOIS, RACINE, VAUBAN. — UN PRÉTENDU CRIME DE BONAPARTE : A QUEL MAL A SUCCOMBÉ HOCHE ? — BEAUMARCHAIS S'EST-IL SUICIDÉ ? — LE RÉGIME ALIMENTAIRE DE NAPOLÉON A SAINTE-HÉLÈNE. — UNE TRAGÉDIE MONDAINE SOUS LOUIS-PHILIPPE, ETC., ETC.

LA LIBRAIRIE MONDIALE
10, RUE DE L'UNIVERSITÉ, 10
PARIS

PROBLÈMES

MÉDICO-HISTORIQUES

LES INDISCRÉTIONS DE L'HISTOIRE

(Quatrième série)

LA VIERGE D'AVILA FUT-ELLE UNE HYSTÉRIQUE ?

I

Sur les âpres cimes d'une sierra dominant les Cas-
tilles, le Léon et l'Estramadure, une grande figure nous
apparaît, comme dans un lointain nébuleux, nimbée
d'une auréole de sainte : celle que les hagiographes
désignent sous le nom de sainte Thérèse, la vierge
d'Avila, que vient d'incarner sur une scène française
la plus réputée de nos tragédiennes.

De la pièce elle-même les critiques ont parlé avec
leur compétence accoutumée ; du personnage réel et
non tel que l'a conçu l'imagination du dramaturge, à
peine fut-il question.

On a tôt fait de dire — et la difficulté du problème
s'en atténue d'autant — que, toutes les extatiques

relevant de l'hystérie, Thérèse rentre dans cette catégorie déterminée de malades.

C'est, proclament les cliniciens à courte vue, une
« grande hystérique » à manifestations hallucina-
toires, qui a présenté des symptômes sur lesquels les
médecins ne se méprennent point ; la sainteté, ajou-
tent-ils, n'est que le syndrome (ensemble de signes)
d'une affection relevant de la médecine mentale ; elle
rentre dans la classe des phénomènes organiques que
la science a le droit de revendiquer.

Il ne faut pas chercher plus loin l'origine du ma-
lentendu qui sépare psychologues ou philosophes des
hommes qui se piquent d'esprit scientifique. A nous
en tenir sur ce dernier terrain, il ne serait pas encore
exact de prétendre que « sainteté » est synonyme
d'hystérie, car celle-ci est loin d'être manifeste chez
tous les personnages dont l'Église a reconnu les
vertus en les canonisant.

Le mystique, d'une manière générale, ne peut être
ramené à un type pathologique unique. Sans doute,
l'hystérie apparaît fréquemment, surtout chez les
femmes, à la suite de la claustration, d'un régime dé-
bilitant ; mais elle est loin d'être la rançon inévi-
table de la sainteté.

On a pu dire, avec grande apparence de vérité, que
« le mystique arrive à l'extase par tous les moyens »
(GAUBERT). Vouloir délimiter les frontières du mysti-
cisme est un leurre. Pour parler un langage plus in-

telligible, il y a autant d'états de sainteté que de saints ou de saintes ; de même qu'il y a des malades et non une maladie.

II

On retrouve dans l'histoire de sainte Thérèse, comme dans celle de sainte Lydwine de Schiedam, de Marguerite-Marie, etc., « une trame où la sainteté de chacune se brode ».

Toutes ont eu une enfance plus ou moins romanesque : c'est le *terrain* commun.

Elles appartiennent à des familles profondément religieuses ; elles ont vécu à une époque de foi austère : c'est le *milieu* qui convient à l'éclosion de leur « diathèse », mot vague, mais que nul autre ne remplace. Vienne l'occasion, le *traumatisme* occasionnel, cette diathèse se trouvera constituée.

Ce point établi, reste la sainteté, qui est l'inconnue du problème, celle qui n'est plus de notre ressort, qui échappe à la définition et à la classification, qui se tient en dehors de l'investigation scientifique. C'est comme une maladie dont nous serions arrivés à dissocier les symptômes — j'entends les symptômes principaux. — et sur lesquels nous hésiterions à mettre une étiquette. Ne concluons donc pas hâtivement que des faits miraculeux ne sont que des faits maladifs, et que la canonisation de telle ou telle sainte n'est que la canonisation de l'hystérie.

Ces réserves étaient à formuler, avant d'exposer le cas clinique, l'observation de sainte Thérèse. Cette observation, nous n'en donnerons, cela s'entend, que les traits principaux. Elle est d'autant plus malaisée à établir, que si Thérèse a écrit la relation de sa vie, qui, au dire d'un philosophe peu suspect en l'occurrence (Th. RIBOT), est « l'œuvre d'un esprit très délicat, très habile à observer, sachant manier la langue pour exprimer les plus fines nuances, » nous ne devons pas oublier que nous n'avons pas l'individu sous les yeux ; or, qui ne conviendrait de la difficulté de diagnostiquer avec assurance une maladie aussi protéiforme, au caractère presque insaisissable, qu'est l'hystérie, surtout chez un sujet mort il y a plus de trois siècles ?

Dans combien de cas, le médecin appelé à traiter une malade présentant une crise dite nerveuse n'hésite-t-il pas à se prononcer sur la nature même de cette crise ? S'agit-il d'hystérie, d'épilepsie, d'hystéro-épilepsie, ou de simples convulsions ? Son embarras est grand. Combien celui-ci augmente, lorsque, pour établir notre jugement, nous n'avons que la confession de l'intéressée, quelque intelligente soit-elle ? Peut-être cependant arriverons-nous, à l'aide de ce seul document et des gloses qu'il a provoquées, à serrer d'assez près le problème pour tirer des inductions probables, sinon tout à fait certaines. En matière de pathologie rétrospective, prétendrait-on exiger davantage ?

III

Dès son plus jeune âge, Thérèse est dirigée vers les pratiques religieuses par son père. La puberté produit chez elle une perturbation morale qu'il n'est pas superflu de noter. La conduite de la jeune fille donne à ses parents assez de souci, pour qu'ils la mettent au secret dans un monastère.

A peine Thérèse a-t-elle revêtu l'habit de Carmélite, au couvent de l'Incarnation d'Avila, qu'elle commence à éprouver de graves indispositions. « Le changement de vie et de nourriture, nous dit-elle, fut contraire à ma santé, je ne pus y résister, mes défaillances augmentèrent et il me prit un mal de cœur tel, qu'il inspirait de l'effroi à ceux qui en étaient témoins. A cela venaient se joindre beaucoup d'autres maux. C'est ainsi que je passai cette première année avec une très mauvaise santé... Mon mal était à un tel degré de gravité, que j'étais presque toujours sur le point de m'évanouir, quelquefois même je perdais entièrement connaissance... »

Il résulte de ces premiers aveux, que le genre de vie auquel fut astreinte la nouvelle pensionnaire développa chez elle des troubles nerveux, jusqu'alors latents.

Ces maux de cœur, ces syncopes, alarmantes par leur fréquence et par leur durée, doivent-ils être attribués à l'hystérie? Ce serait interpréter bien arbitrairement des faits dont une explication beaucoup plus simple peut donner raison.

Lorsque Thérèse conçut le dessein d'entrer au Carmel, on lui fit entrevoir les sévérités du cloître. Ce n'était pas sans motif : chez un sujet aussi délicat, les rigueurs monastiques devaient avoir une prompte répercussion sur la santé générale. Il devait en résulter un état d'anémie, qui expliquerait les lipothymies, les défaillances, les palpitations douloureuses dont elle nous entretient. Sans doute, les syncopes, les douleurs cardiaques sont parfois le prélude de l'attaque hystérique; mais ces phénomènes morbides sont si souvent liés à la chlorose ou chloro-anémie, que nous n'avons, jusqu'à présent, que de trop vagues indices pour nous prononcer en faveur de l'hystérie.

Poursuivons l'analyse de l'auto-observation qui nous est soumise.

La médecine s'étant montrée impuissante à soulager la malade, on recourt aux empiriques. La sainte est conduite par son père à Becedas, petite localité de la province d'Avila, où réside une femme réputée pour ses remèdes bienfaisants. Bienfaisants, ils ne semblent guère l'avoir été dans la circonstance. « Durant trois mois, écrit la patiente, je me vis soumise par la violence des remèdes à une effrayante torture ; je ne sais comment j'ai pu y résister ; mais si mon âme s'éleva au-dessus de la souffrance, *le corps succomba à un traitement d'une telle rigueur...* Je fus en proie à de grandes souffrances, parce que le *traitement était trop rigoureux pour ma complexion.* »

Au bout de trois mois de cette médication, on dut reconduire la jeune fille à la maison paternelle : elle était mourante. La violence du régime l'avait réduite à un état de faiblesse extrême. Un feu intérieur embrasait son corps ; ce fut, d'après elle, la cause pour laquelle ses nerfs commencèrent à se contracter, avec des douleurs si insupportables que, ni nuit ni jour, elle ne goûtait un instant de repos.

La crise ne va pas tarder à éclater, que les prodromes décrits ont pu faire pressentir.

Le 15 août 1536, une attaque, qui a beaucoup d'analogie avec une attaque d'hystérie, se produit, suivie d'une léthargie qui dure quatre jours ; la jeune fille en sort le corps « ramassé en peloton » ; sa langue est toute lacérée, à force d'avoir été mordue.

Elle éprouve une contraction à la gorge qui empêche les aliments, voire les boissons, de passer. Sa sensibilité s'exaspère à la moindre pression ; on ne la déplace qu'à l'aide d'un drap, dont deux personnes tiennent chacune un bout. Peu à peu, son mal rentre dans une période de rémission.

Avant d'aller plus loin, il semblerait que nous ayons en raccourci tout le tableau de l'hystéro-épilepsie : la morsure de la langue, la suffocation, l'hyperesthésie de la sensibilité sont bien, en effet, des signes de cette affection. Les crises de Thérèse sont convulsives, comme le sont celles des hystériques. La perte de connaissance était complète, comme dans l'attaque d'hystéro-épilepsie. La morsure de la langue rentre dans le même cadre nosologique ; la tétanisation musculaire, les contractures, ont été également observées, selon le docteur Paul Richer, « pendant la phase tonique de la période épileptoïde et pendant la première partie de la période clownique ».

Ces trois phénomènes, qui se sont présentés simultanément dans une crise isolée, à savoir : la perte totale de connaissance, les morsures de la langue, les convulsions toniques, ont-ils cependant la valeur probante que certains leur ont attribuée ? La grande débilité, l'état d'inanition de la malade, le traitement auquel on l'avait soumise, ne seraient-ils pas de nature à produire de tels accidents ? Nous pouvons de suite répondre négativement à cette seconde question. La première mérite de nous retenir plus longtemps.

IV

Les paralysies et les rétractions spasmodiques,
plus ou moins durables, sont souvent, à n'en pas
douter, d'essence hystérique; et ce qui donne à ces
paralysies et à ces contractures un caractère hystérique, c'est qu'elles s'accompagnent presque toujours
d'un trouble de la sensibilité : anesthésie ou hyperesthésie. Mais si Thérèse éprouva dans les membres
des contractures permanentes, pendant les deux
mois et demi qui précédèrent son attaque de léthargie, elle n'offrit, durant tout ce temps, aucun signe
ni d'anesthésie, ni d'hyperesthésie. « L'hyperesthésie
dura tout au plus huit mois, tandis que la paralysie
ne disparut qu'au bout de trois ans ; ces deux faits
n'autoriseraient-ils pas à conclure qu'il n'y eût aucune
connexion nécessaire entre les troubles de la moti-
lité et ceux de la sensibilité (1) ? » Remarquons, en
outre, que l'hyperesthésie est très rare chez les
hystériques et que, du reste, elle peut se produire
sous l'influence de causes non dépendantes de
l'hystérie.

De même, la sensation d'étouffement, qui s'observe
chez les sujets atteints de débilité profonde, est aisé-

____

(1) *Étude pathologico-théologique sur sainte Thérèse,* par le Père
Louis de SAN. Louvain et Paris, 1886.

ment confondue avec la sensation de la « boule hystérique » ; et, comme on l'a justement dit, si la religieuse d'Avila eût éprouvé cette dernière sensation, elle, si exacte dans ses descriptions, n'eût pas manqué de nous dire qu'elle sentait comme une « boule » lui remonter de l'épigastre jusqu'au cou ; il ne lui serait pas venu à la pensée d'attribuer la cause de sa suffocation à son état de faiblesse extrême et au fait de n'avoir rien pris, pas même une goutte de liquide, pendant quatre jours entiers.

V

On a invoqué, d'autre part, le témoignage des auditeurs de la Rote, pour déclarer que la Sainte avait été une hystéro-épileptique ; mais ceux-ci ont parlé d'épilepsie véritable et non d'hystérie plus ou moins mélangée d'épilepsie.

Au surplus, quelle compétence avaient-ils en l'espèce ? Et, à l'époque dont il s'agit, même la science officielle ne confondait-elle pas, sous le nom d'épilepsie, toute une série d'affections ayant avec le mal *caduc* ou *comitial* quelque connexité ? « L'affection hystérique, écrivait naguère un pathologiste doublé d'un homme d'esprit, jouit d'une si mauvaise réputation, qu'on se croit autorisé à mettre sur son compte

tout ce qu'il y a de vicieux dans les autres maladies (1). » On en pourrait dire autant de l'épilepsie.

Ce qui nous manque surtout, pour étayer solidement
notre argumentation, c'est un rapport médical ;
encore ne devons-nous déplorer qu'à demi cette lacune, si nous remontons par la pensée à ce qu'était la
science médicale il y a trois cents ans et plus. A défaut de cette pièce, pour nous décisive, nous avons, il
est vrai, une autobiographie, très minutieuse, très
précise. Sainte Thérèse nous décrit ses infirmités
jusque dans ses moindres détails, elle en parle avec
abondance ; mais elle tait, et comme nous la com-
prenons, tels accidents dont l'aveu eût révolté sa
pudeur.

Était-elle capable, d'ailleurs, d'interpréter ces symptômes ou même de leur donner la valeur que nous
leur attribuons ? Ainsi, lui ferait-on grief de n'avoir
pas signalé une douleur fixe plus ou moins intense
dans la région ovarienne, douleur spontanée, mais
qui s'exagère surtout par la pression ? On ne trouve,
a-t-on dit, ni les *zones hystérogènes*, ni la sensation
du *clou hystérique* chez sainte Thérèse. Les *zones
hystérogènes* ! Cette expression réclame une explication.

« Il existe, chez les hystériques, des régions du
corps, généralement très circonscrites, au niveau

(1) Dubois, d'Amiens, *Pathologie générale*, p. 285.

desquelles une pression plus ou moins forte produit, en partie ou en totalité, les phénomènes qui caractérisent l'attaque hystérique. On les désigne sous le nom de *zones hystérogènes* (1). » Une de ces zones se trouve au sommet de la tête, ou vertex ; elle est le siège d'une douleur presque continue : c'est le *clou hystérique*. Sainte Thérèse n'y fait pas, dit-on, la moindre allusion ; devra-t-on en inférer que ces troubles morbides n'existaient pas ? C'est une hypothèse assurément plausible ; peut-être aussi la sainte n'y attachait-elle qu'une importance secondaire.

Qu'avons-nous besoin de tant de précision ? Chez sainte Thérèse, nous relevons une crise convulsive, une seule, qui a toutes les apparences d'une attaque d'hystéro-épilepsie ; mais cet accident a disparu avec les causes occasionnelles qui lui ont donné naissance. Sainte Thérèse a eu, en outre, des hallucinations, des extases ; or, ces hallucinations, ces extases, ne sont-elles pas de nature hystérique ?

Les hallucinations peuvent être, en effet, un des troubles psychiques de la grande hystérie. Sainte Thérèse a présenté, en plus, le phénomène décrit aujourd'hui sous le nom de *lévitation* : tout son corps était « enlevé de telle sorte, qu'il ne touchait plus à terre » ; c'est ce qui lui arriva, par exemple au couvent d'Avila, à la vue de toutes les reli-

(1) De San, *br. cit.*

gieuses, un jour que la sainte était au chœur, prête à communier.

Elle aboutit enfin à la période extatique, qu'elle décrit avec une minutie de détails, une finesse de psychologie, qui n'a jamais été atteinte avant elle : pendant l'extase, elle voit et elle a conscience de voir par ses propres facultés ; elle conserve un souvenir exact et complet de tout ce qu'elle a éprouvé, de tout ce qu'elle a vu en cet état.

Ce sont précisément ces extases, qui ne nous semblent plus être des phénomènes dépendant de l'hystérie.

De ce que l'extase accompagne souvent l'hystérie, doit-on en conclure qu'elle est nécessairement de nature hystérique ? Autant dire que la paralysie générale et le *tabes*, s'observant fréquemment chez les avariés, sont nécessairement de nature spécifique ; que la pleurésie qui survient chez une hystérique est de nature hystérique.

D'abord, faudrait-il prouver *a priori* que Thérèse fut une véritable hystérique, ce qui n'est pas absolument démontré. Elle a offert, certes, des symptômes qui peuvent s'apparenter à l'hystérie ; mais on ne retrouve chez elle ni l'attaque franche, ni les autres stigmates, qu'on n'a pas, il est vrai, songé à rechercher : l'anesthésie, le rétrécissement du champ visuel, l'existence des zones hystérogénes, etc.

Elle ne présente pas non plus, et ceci est pour

nous capital, quand il s'agit d'un diagnostic rétro-spectif de l'hystérie, *l'état mental* de l'hystérique.

Sainte Thérèse, on l'a remarqué bien avant nous, et la remarque était aisée à faire, « se distingue com-plètement du type ordinaire des hystériques par la trempe vigoureuse de son esprit et l'énergie patiente de sa volonté ». Elle diffère beaucoup, écrit un autre, des personnes qui ont souffert de cette maladie, « par ses qualités intellectuelles et morales ».

Thérèse fut cependant une malade, une névropathe, cela ne fait point doute ; mais sa névrose a-t-elle pu être la résultante d'une maladie organique ? Recou-rons à son propre témoignage : elle nous dira qu'elle a souffert de fièvres, qui ressemblent fort à de la fièvre intermittente, du type double quarte, avec accès pernicieux, tels que le *paludisme* en provoque. Coïncidence notable, Thérèse habitait un pays à fièvres paludéennes. Expliquerait-on de la sorte *tous* les symptômes observés ? D'aucuns s'y sont essayés ; il ne nous semble pas qu'ils y aient complètement réussi. A notre jugement, la cachexie paludique au-rait pu, tout au plus, préparer le lit de la névrose.

Cette névrose ne fut pas, à véritablement parler, l'hystérie, telle que la pathologie moderne la conçoit, dans toute sa rigueur.

L'hystérie, à raison de l'excitabilité intense qu'elle produit dans tout le système nerveux, atteint pro-fondément le cerveau lui-même : les symptômes organiques de cette maladie amènent presque fatalement des perturbations psychiques. Cet état mental particulier ne s'observe pas chez sainte Thérèse. La réformatrice du Carmel a fait preuve de trop d'intelligence et de trop de résolution ; ses écrits décèlent, avec une remarquable finesse d'observation, trop de sagesse et de mesure, pour que nous rangions leur auteur dans la catégorie des hystériques vulgaires.

Dans un temps de vulgarisation outrancière, où les doctrines scientifiques passent par-dessus la rampe des tribunes académiques, cette distinction, qui paraitra subtile à des professionnels, s'impose aux méditations des profanes.

I

Quelque précision qu'on se plaise à reconnaître aux sciences dites exactes, il nous faut bien confesser qu'elles ne servent pas à tout expliquer ; du moins, nous aident-elles à éclairer notre jugement, à imposer à notre esprit cette discipline, qui, si elle ne mène pas toujours au but, nous empêche de nous égarer dans les sentiers de traverse qui nous en éloignent.

De grands esprits, Sainte-Beuve, Taine, pour ne citer que ceux-là, ont fait plus qu'entrevoir le puissant parti que tirerait l'histoire des contributions scientifiques ; ils l'ont, en maintes circonstances, mis en lumière, exprimant le regret de rester aux confins d'une interprétation qu'ils sentaient bien ne pouvoir formuler, faute d'une suffisante compétence, en toute sécurité.

Nous nous garderions d'être aussi dogmatique que Taine, et nous n'oserions prétendre faire pénétrer de force l'histoire dans la classification des sciences naturelles. Outre les lois générales qui régissent l'être humain, outre les influences combinées d'hérédité, de race, de milieux, il y a l'individu, la *monade*, pour parler la langue de Leibnitz.

Sans doute, une personnalité, placée à un rang élevé dans la hiérarchie intellectuelle ou sociale, est la résultante de forces diverses ; mais elle a aussi sa caractéristique, son individualité propre, et nous saisissons là une analogie de plus avec la médecine : il est presque exceptionnel qu'un malade, atteint de *pneumonie*, par exemple, présente tous les symptômes de cette affection, tels que les classiques la décrivent. « Il n'y a pas de *pneumonie*, avait coutume de répéter le professeur Peter, il y a des *pneumoniques*. » En histoire, il y a de l'imprévu, comme en médecine, et si l'on retrouve chez un souverain des traits communs à toute une race, on ne saurait conclure à une sorte de fatalisme physiologique, qui déterminerait tous ses actes, dicterait toutes ses décisions.

Ceci dit, peut-on affirmer que la médecine ne soit d'aucun secours à l'histoire, et qu'avec son appareil brutal, elle n'arrive qu'à détruire, sans aucun profit, les illusions que nous nous plaisions à nourrir à l'égard de ceux qui détiennent le pouvoir suprême ? Retournant l'argument, nous demanderons s'il y a quelque avantage à recouvrir d'un manteau pu-

dique (1) certains détails dont la crudité ne jette dans
le trouble que les cœurs prompts à s'émouvoir ; à
faire non plus la psycho-physiologie de l'histoire,
mais, comme on l'a dit à propos de Michelet, la
« poésie pathologique du document. »

C'est l'originalité incontestable de Michelet d'avoir
examiné l'histoire non pas avec la loupe du micro-
graphe, mais avec la lunette de l'astrologue ; d'avoir
préféré à la perspicacité de l'histologiste la divina-
tion du poète. C'est précisément cette déformation
avec des verres grossissants, dont nous ne recon-
naissons pas l'utilité, dont nous apercevons, au contraire, nettement le danger. « Une science d'observation et son histoire, écrivait jadis Daremberg, ont
tout à craindre de l'idéalisme, et tout à gagner
dans l'étude des faits bien constatés et des textes
bien établis. »

Ce que Daremberg disait de l'histoire de la médecine, nous l'appliquerons à la médecine de l'histoire ;
et c'est pour quoi nous préférons prendre pour guide,
dans l'étude des questions où se portent nos inves-
tigations, un savant comme Littré, qui dédaigne la
pompe inutile et si souvent artificieuse du style, à
un voyant comme Michelet, qui, sous des images
prestigieuses noyant le document exact, n'entraîne

(1) « La médecine, en son office de science et de charité,
voit et touche ce qui offense la vue et le toucher. » LITTRÉ,
Médecine et Médecins, p. 433.

qu'à regret notre conviction, qui reste toujours hésitante.

Littré offre à nos yeux cette supériorité, qu'il a préludé à ses travaux de pathologie rétrospective par des études médicales approfondies. C'est grâce à des notions laborieusement acquises, qu'il a pu entrer résolument dans la voie qu'il a été un des premiers à frayer, et où se sont engagés à sa suite nombre de volontaires, dont nous sommes, et qui se reconnaissent, en toute loyauté, pour ses disciples.

Est-il nécessaire, après ce préambule, de justifier Littré d'avoir hasardé une incursion sur le domaine de l'histoire dans ses rapports avec la médecine ? Avait-il lui-même à se défendre d'aborder un problème dont la solution restait en suspens depuis près de deux siècles, poussé, comme il le dit, par « le besoin de goûter dans sa plénitude une œuvre admirable » (1) ?

Toutes les fois, écrit-il, que je relisais l'oraison funèbre d'*Henriette-Anne d'Angleterre, duchesse d'Orléans* — et combien de fois ne l'ai-je pas relue ! — à ce passage qui fit éclater tant de sanglots sous les voûtes de l'église de Saint-Denis, et qui, même aujourd'hui, ne nous laisse pas sans émotion, je m'arrêtais et je sentais naître en moi un sourd murmure, qui mêlait à cette solennelle lamentation je ne sais quoi de discordant. Quoi ! me disais-je, voilà une femme charmante, jeune encore, pleine de grâce et de douceur... la

1. LITTRÉ. *Médecine et Médecins.* p. 429.

voilà qui disparaît par un mal aussi inconnu que soudain...
toutes les bouches parlent de poison !... C'est sous ces impressions que j'ai accompli les dernières recherches d'un
sujet auquel j'avais songé depuis longtemps, et dont depuis
bien longtemps aussi j'avais cru entrevoir la solution...

La solution que propose Littré est-elle acceptable ?
Le mot de cette énigme est-il enfin résolu ? C'est ce
que nous allons essayer d'indiquer, d'après les plus
récentes recherches sur ce sujet qui a déjà donné
lieu à tant de passionnantes controverses.

Faisons d'abord le narré (1) de l'événement d'après
les contemporains : nous n'aurons, pour cela, qu'à
fondre les récits empruntés à Bossuet (2), Mme de
La Fayette (3), Mlle de Montpensier (4), Lefèvre
d'Ormesson (5), etc.

(1) C'est l'expression qu'emploie un contemporain, dans une
curieuse pièce qu'on pourra lire aux *Pièces justificatives*, n° I.

(2) V. FLOQUET, *Étude sur la vie de Bossuet*, t. III, p. 416 et
suiv.; cf. lettre de Bossuet sur la mort de Madame, in *Bibliothèque de l'École des Chartes*, 2ᵉ série, I (1844), p. 176 et suiv.

(3) *L'Histoire de Madame Henriette*, par Mme de La Fayette, a
été plusieurs fois réimprimée. L'édition originale est datée
d'Amsterdam, 1720, in-12; l'édition la plus récente est celle de
M. Eug. Asse (Paris, Jouaust, 1890). Nous devons citer, en outre,
une édition d'Amsterdam de 1742 (in-12) et celle de M. Anatole
France, publiée chez Charavay, en 1882.

(4) *Mémoires de Mlle de Montpensier*, IV, 137.

(5) *Journal de Lefèvre d'Ormesson* (Collection des *Documents
inédits*), t. II, p. 592 et suiv.

II

Le 24 juin 1670, huit jours après son retour d'Angleterre, Madame estant à Saint-Cloud avec Monsieur, avoit disné en public. Elle s'était amusée avec Mme de La Fayette pour voir les blessures qu'elle avoit eues à la teste d'une chute d'un chassis. Sur les cinq heures, estant allée promener dans les jardins, elle commença à se trouver mal. Elle se plaignit d'un mal de côté et *d'une douleur d'estomac à laquelle elle était sujette* (nous soulignons en passant ce détail, dont on verra plus tard l'importance). Néanmoins, comme il faisait extrêmement chaud, elle voulut se baigner dans la rivière; M. Geslin, son premier médecin, fit tout ce qu'il put pour l'en empêcher; mais quoi qu'il lui pût dire, elle se baigna; le vendredi et le samedi, elle se trouva si mal, qu'elle ne se baigna point. Mme la comtesse de La Fayette étant arrivée à Saint-Cloud ce même jour, trouva Madame dans les jardins, qui lui dit : « Vous me trouverez mauvais visage, je ne me porte pas bien. »

Le lendemain dimanche, 29 juin, Madame se leva de bonne heure, et descendit chez Monsieur, qui se baignoit; elle fut longtemps auprès de lui, et en sortant de sa chambre, elle entra chez Mme de La Fayette, à laquelle elle dit qu'elle avoit assez bien passé la nuit...

On servit le diné, elle mangea comme à son ordinaire; après ce repas, elle se coucha sur des carreaux, ce qu'elle fesoit assez souvent, lorsqu'elle étoit en liberté, elle s'endormit et. pendant son sommeil, elle changea si considérablement, qu'après l'avoir longtemps regardée, Mme de La Fayette, qui étoit assise auprès d'elle, en fut extrêmement surprise.

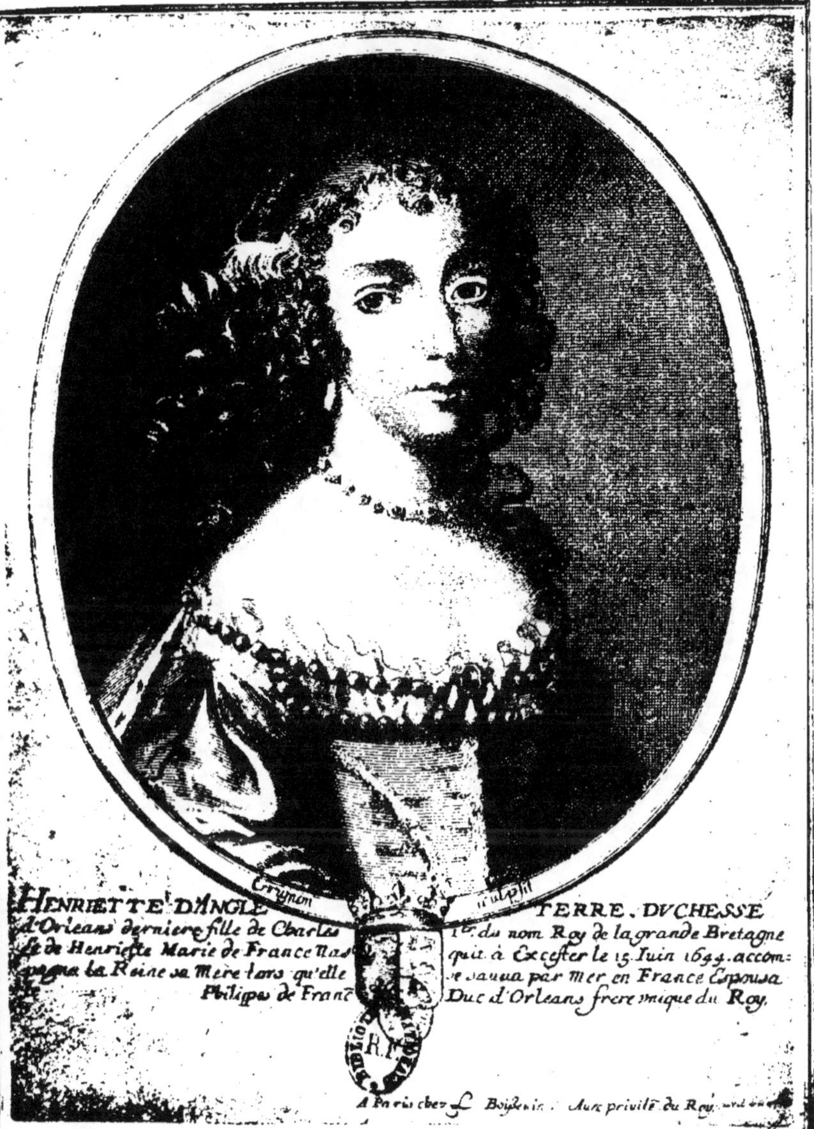

Crignon
sculpsit
HENRIETTE DANGLE   TERRE. DVCHESSE
d'Orleans derniere fille de Charles   Ier du nom Roy de la grande Bretagne
et de Henriette Marie de France nas   quit à Excester le 15. Iuin 1644. accom=
pagna la Reine sa Mere lors qu'elle   se sauua par mer en France espousa
Philippe de France   Duc d'Orleans frere vnique du Roy.
A Paris chez L. Boissevin. Auec priuilé du Roy

A peine fut-elle éveillée, qu'elle se leva du lieu où elle étoit, mais avec un si mauvais visage, que Monsieur en fut effrayé.

Elle s'en alla ensuite dans le salon, où elle se promena quelque temps avec Boisfranc, trésorier de Monsieur, auquel *elle se plaignit plusieurs fois de son mal de côté...*

Monsieur descendit pour aller à Paris. Il trouva Mme de Meckelbourg sur le degré et remonta avec elle. Madame quitta Boisfranc et vint à Mme de Meckelbourg.

Comme elle parlait à elle, Mme de Gamaches lui apporta, aussi bien qu'à moi, — c'est Mme de La Fayette qui parle, — un verre d'eau de chicorée qu'elle avait demandé il y avait quelque temps. Mme de Gourdon, sa dame d'atour, le lui présenta (1). Elle le but et, en remettant d'une main

(1) On n'est pas généralement d'accord sur l'identité de la personne qui présenta la fatale boisson à Madame. Celle-ci avait, dit un mémorialiste, pour femme de chambre une dame de Saint-Martin, mariée à M. Mazeau de Saint Martin, conseiller au Parlement de Metz.

« Cette femme de chambre, dit une note de M. Ravaisson (*Archives de la Bastille*, t. V, n. de la p. 240), fille d'un empoisonneur avéré, et comme tel condamné à mort, pourrait bien avoir eu part à l'empoisonnement de Madame. Les Mémoires du temps disent que le poison avait été mis dans une armoire dont la femme de chambre avait soi-disant égaré la clef ! » Ailleurs, le savant éditeur ajoute : « Mme de Saint-Martin mourut à la suite d'un avortement amené par des manœuvres criminelles : il ne serait pas impossible qu'on eût voulu se débarrasser d'un complice et d'un témoin dangereux. »

A quels mémoires M. Ravaisson fait-il allusion, nous l'ignorons. Ceux de Saint-Simon disent que l'eau de chicorée à laquelle on imputa la mort de Madame était confiée à la garde non d'une femme, mais d'un garçon de chambre. Selon Mlle de Montpensier, cette boisson fut donnée à la princesse par son apo-

la tasse sur la soucoupe, de l'autre elle se prit le côté et dit,
avec un ton qui marquait beaucoup de douleur : « Ah ! quel
point de côté ! Ah ! quel mal ! Je n'en puis plus. »

Elle rougit en prononçant ces paroles, et, dans le
moment d'après, elle pâlit d'une pâleur livide qui nous surprit tous ; elle continua de crier et dit qu'on l'emportât,
comme ne pouvant plus se soutenir. Nous la prîmes sous les
bras ; elle marchait à peine et toute courbée ; je la soutenais
pendant qu'on la délaçait. Elle se plaignait toujours et je
remarquai qu'elle avait les larmes aux yeux ; on la mit au
lit, et sitôt qu'elle y fut, elle cria encore plus qu'elle n'avoit
fait, et se jetta d'un côté et d'un autre comme une personne
qui souffroit infiniment.

On alla en même temps appeller son premier médecin, le
sieur Esprit, qui vint et qui dit que c'était la colique (sic) et
qui ordonna les remèdes ordinaires pour cette maladie ; cependant les douleurs étaient extrêmes ; Madame dit que son
mal était plus considérable « qu'on ne pensoit ; qu'elle alloit
mourir ; qu'on lui allât chercher un confesseur (1) ».

thicaire. Mme de La Fayette, qui nous a transmis des derniers
moments de Madame le récit le plus complet, nous apprend que
cette eau avait été préparée par Mme Desbordes, première femme
de chambre, qui en but après les premiers soupçons manifestés par la malade, afin de la rassurer, et sans en être incommodée. Elle ne nomme même pas Mme de Saint-Martin. On
voit, conclurons-nous avec M. Loiseleur (*Trois Énigmes historiques*), « combien sont diverses et peu concordantes les versions relatives aux personnes chargées de préparer et de garder
la boisson qui aurait été le véhicule du poison administré à
la duchesse d'Orléans ».

(1) *Relation de la mort de Madame Henriette d'Angleterre, première
femme de Monsieur, Frère du Roi* (Extrait de *Mémoires intéressans pour servir à l'Histoire de France*, par M. PONCET DE LA
GRAVE, t. III, p. 392 et suivantes).

Tout à coup, c'est-à-dire une demi-heure environ après les premiers accidents, Madame se prend à crier qu'elle sent des douleurs terribles. Elle prie qu'on regarde à cette eau qu'elle a bue ; que c'était du poison, qu'on avait peut-être pris une bouteille pour l'autre, qu'elle était empoisonnée, qu'elle le sentait bien, et qu'on lui donnât du contre-poison (1).

Monsieur dit qu'il faut donner de cette eau à un chien ; mais pour rassurer Madame, il ordonne qu'on aille quérir du contre-poison. Mme Desbordes, la première femme de chambre, proteste qu'elle a elle-même préparé l'eau et elle en boit pour en montrer l'innocuité. Mme de Meckelbourg achève de boire le reste de la bouteille, pour rassurer **Madame**. Mais Madame persévérait à vouloir de l'huile et du contre-poison.

On lui donna l'une et l'autre. Sainte-Foi, premier valet de chambre de Monsieur, lui apporta de la poudre de vipère ; elle lui dit qu'elle la prenoit de sa main parce qu'elle se fiait à lui. On lui fit prendre plusieurs drogues dans cette pensée de poison, et peut-être plus propres à lui faire du mal qu'à la soulager...

Il semble qu'elle avoit une certitude entière de sa mort, et qu'elle s'y détermina comme à une chose indifférente ; et voyant que les remèdes avoient été inutiles, elle ne songeoit

(1) Récit de Mme de La Fayette, rapporté par LITTRÉ, *Médecine et Médecins*, p. 434.

plus à la vie, et ne pensa qu'à souffrir ses douleurs avec patience...

Monsieur appela Mme de Gamaches, pour tâter son pouls ; les médecins n'y pensoient pas ; elle sortit de la ruelle, épouvantée, et dit qu'elle n'en trouvoit point à Madame, et qu'elle avoit toutes les extrémités froides. Monsieur reparut fort effrayé ; M. Esprit dit que c'étoit un accident ordinaire à la colique (1), et qu'il répondoit de Madame.

Monsieur se mit en colère, et dit qu'il lui avoit répondu de M. de Valois, et qu'il étoit mort, qu'il lui répondoit de Madame, et qu'elle mourroit encore (2)...

Les médecins y perdaient leur latin ; et vraiment le cas était fait pour embarrasser de plus doctes. N'ayant pas de diagnostic à proposer, il ne leur restait d'autre ressource que de se quereller sur le traitement. Et quel traitement ! C'était le beau temps de la saignée, de la « bienheureuse saignée », comme la nomme un de ses enthousiastes coryphées.

On avoit fort parlé de la saignée, poursuit Mme de La Fayette. Mais elle (Madame) souhaitoit que ce fût du pied ; M. Esprit vouloit que ce fût du bras. Monsieur vint le dire à Madame, comme une chose à laquelle elle auroit peut-être de la peine à se résoudre, mais elle répondit qu'elle vouloit

---

(1) « En chemin, écrit Mlle de MONTPENSIER, dans ses *Mémoires* (p. 145), nous trouvâmes M. Valot, qui nous dit que ce n'étoit rien qu'une colique, et que ce mal ne durerait pas et qu'il n'étoit point dangereux. »

(2) PONCET DE LA GRAVE, *op. cit.*

tout ce que l'on souhaiteroit, que tout lui étoit fort indifférent, sentant bien qu'elle ne pouvoit en revenir.

Gueslin, médecin, qu'on avoit envoyé chercher à Paris, arriva avec M. Valot, de Versailles ; sitôt que Madame vit Gueslin, en qui elle avoit beaucoup de confiance, elle lui dit de lui donner ses secours, mais qu'elle mourroit de cette maladie. Cependant, il conféra avec les sieurs Valot et Esprit, ses confrères, et après une conversation assez longue, ils furent tous trois trouver Monsieur, et l'assurèrent, sur leur vie, qu'il n'y avoit pas de danger. Monsieur vint le dire à Madame, qui lui répondit qu'elle connaissoit son mal mieux que les médecins, qu'il n'y avoit point de remèdes ; mais elle fit cette réponse avec la même tranquillité et la même douceur que si elle eût parlé d'une chose indifférente.

M. le Prince vint la voir, et elle lui dit qu'elle se mouroit ; il sembloit, néanmoins, que la saignée l'eût soulagée ; on la crut mieux : M. Valot s'en retourna à Versailles, sur les neuf heures et demie du soir, après avoir ordonné un lavement avec du séné, que Madame prit : Madame avoit des envies continuelles de vomir ; mais elle ne pouvoit y parvenir (1)...

Le remède de séné n'opérant rien, on appella les sieurs Esprit et Gueslin, médecins ; mais ils dirent qu'il falloit attendre. Madame répondit que si on sentoit ses douleurs, on n'attendroit pas si paisiblement. On fut deux heures entières dans l'attente de ce remède, qui furent les dernières où elle pouvoit recevoir du secours.

Madame voulut changer de lit, on lui en fit un petit dans la ruelle : elle y alla sans qu'on l'y portât ; mais à peine y fut-elle, qu'elle parut beaucoup plus mal. On lui donna un

(1) « Elle faisoit des efforts pour vomir et ne pouvoit. Monsieur lui disoit : « Vomissez, Madame, afin que cette bile ne vous étouffe pas. » *Mémoires de Mlle de Montpensier*, loc. cit.

bouillon parce qu'elle n'avoit rien pris depuis son dîner : sitôt qu'elle l'eût avalé, ses douleurs redoublèrent, la mort se peignit sur son visage, et on la voyoit dans des souffrances cruelles, sans néanmoins qu'elle parût agitée.

Entre temps, le Roi avait envoyé plusieurs fois prendre des nouvelles de sa belle-sœur (1). Comme elles étaient de plus en plus mauvaises, il se décida à partir pour Saint-Cloud. Il arriva sur les onze heures, accompagné de la Reine et de la comtesse de Soissons. C'était l'heure où les douleurs de Madame étaient les plus violentes.

Le Roi, s'adressant aux médecins, leur demande ce qu'ils pensaient de l'état de la malade.

Ces mêmes médecins qui, deux heures auparavant, en répondoient sur leur vie, et qui trouvoient que les extrémités froides n'étoient qu'un accident de la colique, avouèrent qu'elle étoit sans espérance, et que cette froideur et ce pouls étoient une marque de gangrène (2).

Tout espoir était désormais perdu.

(1) Si la liaison du roi et de Madame fut très intime, elle fut du moins très courte. Madame, disent les uns, trompait le roi pour le comte de Guiche. Selon d'autres, le roi trompait Madame pour Mlle de La Vallière, qui était du service de Madame. Ce qu'il y a de certain, c'est que quatre mois ou environ après l'arrivée de Madame en France, vers le milieu de la grossesse de la reine, commença l'intimité du roi avec Mlle de La Vallière. (*Mémoires pour servir à l'histoire de la société polie en France*, par ROEDERER, p. 191.)

(2) Mme de LA FAYETTE, *loc. cit.*

III

On venait de remettre Madame dans son grand lit (1). Le hoquet la prit. Elle ne s'y trompa pas : elle dit à son médecin que c'était le hoquet de la mort.

Le roi parti, le confesseur, M. Feuillet, se présenta ; il parla à Madame « avec une austérité digne des apôtres », écrit Mme de La Fayette (2).

(1) Jusque-là, elle avait été sur un petit lit : « Madame étoit sur un petit lit que l'on lui avoit fait dans sa ruelle, quasi échevelée (on n'avoit pas eu le temps de la coiffer de nuit) : sa chemise dénouée au cou et aux bras , de sorte que, maigre comme elle étoit, le visage pâle et le nez retiré, cela avoit un air quasi d'une personne morte, si elle n'eut pas crié. Elle nous dit : « Vous voyez l'état où je suis. « Tout le monde se mit à pleurer, au moins ce qui étoit avec la reine. » *Mémoires de Mlle de Montpensier*, p. 146.

(2) C'est peut-être exagéré, qu'on en juge plutôt : « L'Église demande à Dieu qu'il vous pardonne tous les péchés que vous avez commis par tant de mauvaises paroles, par les plaisirs que vous avez pris aux parfums et aux senteurs, par tant de regards illicites, pour avoir entendu tant de rapports et tant de médisances, par les ardeurs de la concupiscence, par tant de mauvaises envies, par des attouchements qui étaient défendus par la loi de Dieu. » Notre confrère, le docteur Legué, qui cite ce passage (*Médecins et Empoisonneurs*, p. 237), ajoute, non sans ironie : « Faut-il voir là une allusion à la calomnie rapportée en ces termes par la princesse Palatine : « Quelqu'un m'a raconté qu'il (Monsieur) avait surpris Madame et Mme de Monaco se livrant ensemble à la débauche ? » Lettre du 18 octobre 1718.

IV

Puis ce fut le tour de l'ambassadeur d'Angleterre, qui s'entretint quelques instants avec la mourante, dont les forces diminuaient de plus en plus.

On avait fait appel à un médecin très réputé, Brayer, l'ancien médecin de Mazarin.

Brayer n'en désespéra pas d'abord : il consulta avec les autres médecins. Madame les fit appeler; ils allèrent auprès de son lit; on avoit parlé d'une saignée au pied : « Si on veut la faire, dit la princesse, il n'y a pas de temps à perdre; ma tête s'embarrasse et mon estomac se remplit. » On fit la saignée, mais il ne vint point de sang; elle pensa expirer pendant que son pied étoit dans l'eau. Les médecins lui dirent qu'ils alloient faire un remède; mais elle répondit qu'elle vouloit recevoir l'extrême-onction avant que de rien prendre.

M. de Condom arrivait comme elle le recevoit; il lui parla de Dieu conformément à l'état où elle étoit; et avec cette éloquence et cet esprit de religion qui paroissoient dans tous ses discours : il lui fit faire les actes qu'il jugea nécessaires; elle entra dans tout ce qu'il lui dit avec un zèle et une présence d'esprit admirables...

M. Feuillet demeura au chevet de son lit, et presque dans le même moment, Madame lui dit de rappeler M. de Condom, et qu'elle sentoit bien qu'elle allait expirer. M. de Condom se rapprocha et lui donna le crucifix : elle le prit et l'embrassa avec ardeur. M. de Condom lui parlait toujours, et elle lui répondoit avec le même jugement que si elle n'eût pas été malade, tenant toujours le crucifix attaché sur sa bouche; la mort seule le lui fit abandonner. Les forces lui manquèrent; elle le laissa tomber, et perdit la parole et la vie presqu'en même temps. Son agonie n'eut qu'un moment; et après deux ou trois petits mouvements convulsifs dans la bouche, elle expira à deux heures et demie du matin, et neuf heures après avoir commencé à se trouver mal, parmi les larmes et les soupirs de toute la cour, et particulièrement de Monsieur (1).

Le corps resta exposé dans son lit jusqu'au lendemain. Monsieur avait donné ordre à Brayer, le dernier médecin appelé auprès de Madame, d'amener de Paris « six des plus fameux médecins et chirurgiens pour ouvrir le corps et dresser le rapport de la cause de son mal (2). » En même temps, il invitait l'ambassadeur d'Angleterre à venir, de son côté, avec les médecins et chirurgiens qu'il jugerait à propos.

Le corps fut placé dans l'antichambre au grand jour. On avait réglé l'ordre de préséance, tout comme un cérémonial de cour : l'ambassadeur, avec les seigneurs anglais, était aux pieds; le médecin et le chirurgien anglais à la droite, l'abbé Bourdelot à la gauche du corps. Valot, médecin du Roi, se tenait à côté du jeune Félix, ayant derrière lui Daquin, La Chambre et Brayer. Les autres médecins environnaient la table.

(1) PONCET DE LA GRAVE, loc. cit. (*Mémoires de Mme la comtesse de La Fayette*).

(2) Cf. *La Relation de la maladie, mort et ouverture du corps de Madame*, par l'abbé BOURDELOT, médecin, aux *Pièces justificatives*, n° II, p. 275.

Le corps fut découvert et les médecins se mirent à l'œuvre.

Nous n'entrerons pas dans le détail, tant soit peu répugnant, de l'opération ; nous résumerons les points essentiels, les seuls utiles à notre démonstration, des procès-verbaux et rapports rédigés par les hommes de l'art.

Ces rapports sont au nombre de cinq.

Du côté français : la *Relation* de l'abbé Bourdelot (1), le rapport de Vallot (2).

Du côté anglais, *le Mémoire d'un chirurgien du roy d'Angleterre*, nommé Boscher (3); la Relation de Hugh-Chamberlain, médecin ordinaire de ce même souverain (4); enfin le procès-verbal signé des quinze médecins ou chirurgiens, français et anglais, qui assistèrent à l'autopsie (5).

De tous ces documents confus (6), souvent contradictoires, voici ce qu'il importe de retenir.

(1) Nous la donnons *in extenso* aux *Pièces justificatives*, n° II.

(2) V. aux *Pièces justificatives*, n° III, p. 268.

(3) V. aux *Pièces justificatives*, n° IV, p. 269.

(4) et (5) V. aux *Pièces justificatives*, n°ˢ V et VI, pp. 271 et 273.

(6) *La Gazette de France*, du 5 juillet 1670, fournit, seule, des renseignements assez précis sur le sort posthume des viscères de l'infortunée Princesse. (V. aux *Pièces justificatives* le n° VII, p. 273).

IV

La première incision faite au niveau de l'estomac,
et cet organe étant ouvert, il s'en dégagea, dit un
des assistants (1), « une puanteur horrible ». Le

(1) Bourdelot.

« On les questionna fort sur son corps, qu'ils (les médecins)
dirent être effroyable ; que rien au monde n'étoit si contrefait
et si vilain. J'avoue que ce sujet me déplut et qu'il me sembla
que l'on ne devoit point dire comme les gens étoient faits. On
savoit qu'elle étoit bossue. » *Mémoires de Mlle de Montpensier.*
« Elle avoit trouvé, dit encore Mademoiselle, le secret de se
faire louer sur sa belle taille quoiqu'elle fût bossue et Monsieur
même ne s'en apercut qu'après l'avoir épousée. » *Mémoires de
Mlle de Montpensier*, collection Petitot, t. XLIII, p. 157.

Mlle de Montpensier n'est pas la seule à dire que Madame
était bossue. La Fare l'assure également dans ses *Mémoires.*
La Fare dit que Madame, « quoiqu'un peu bossue, avait non
seulement dans l'esprit, mais même dans sa personne, tous les
agréments imaginables. » *Mémoires de La Fare*, collection
Petitot, t. LXV, p. 176.

L'auteur d'une vie d'Henriette d'Angleterre, Mrs Mary-Anne
Everett Green, proteste contre cette assertion. Suivant elle, le
défaut signalé dans la taille de la princesse venait de ce que,
sa croissance ayant été très rapide, elle était légèrement voûtée.

Ce détail, que Madame avait « le dos rond », n'a pas échappé
à la sagacité de M. Anatole France, qui émet, à ce propos, ces
très judicieuses réflexions : « A ce signe, comme à l'éclat particulier de son teint, à sa maigreur et à la toux qui la secouait
constamment, on pouvait reconnaître la maladie que l'autopsie
révéla et qui l'eût emportée si une autre plus rapide ne fût
survenue. » *Introduction à l'Histoire d'Henriette d'Angleterre,
par Mme de La Fayette*, t. XV. Paris. Charavay frères, 1882.

ventre étant très gonflé, s'abaissa beaucoup, ce qui était l'indice qu'il contenait quantité de gaz dus à la putréfaction.

Les intestins étaient gangrenés. La bile était répandue dans la cavité abdominale, sous le diaphragme. Tous ces signes étaient l'indice évident d'une *péritonite suraiguë*.

Le foie était « couleur de ventre de biche, avec une substance mollasse, ce qui fit récrier tout le monde à admirer qu'elle eût pu vivre avec un si méchant foie (*sic*) (1). »

Les poumons étaient engorgés d'un sang noir ; le gauche adhérait aux côtes : cette particularité mérite de n'être point omise ; il s'agit, selon toute probabilité, d'une pleurésie ancienne, qui n'a même pas été soupçonnée du vivant de la princesse, alors que d'autres symptômes auraient pu la révéler : les points de côté, dont Madame se plaignait si fréquemment, sa maigreur (2), son *facies* si caractéristique, tout en elle portait le cachet de la *tuberculose*, et c'est très vraisemblablement une pleurésie tuberculeuse dont elle a été affectée, et qui a été méconnue des médecins. Nous y reviendrons tout à l'heure.

(1) Relation de Bourdelot.

(2) « Son visage trop long et sa maigreur sembloient menacer sa beauté d'une prompte fin. » *Mémoires de Mme de Motteville* collection Petitot, t. XXXVIII, p. 317.

Poursuivons les relations de l'autopsie et notons ce qu'elles nous apprennent d'intéressant.

On regarde l'estomac, « où probablement devait être plus visible la cause de la mort ». On pousse l'incision jusqu'au haut de l'œsophage, qu'on ne trouve rempli que de bile. « L'orifice inférieur de l'estomac et l'intestin duodénum étoient « tout pleins d'une même humeur, et même gorgés de bile épaisse, qu'on eût amassée à la cuiller ».

Madame avait, de son vivant, des nausées : c'était la bile ! Madame se plaignait d'un feu et « d'une douleur cruelle, qui lui remontait de l'estomac à la gorge » : encore la bile ! Nos confrères du dix-septième siècle avaient vite fait de trouver une explication, et Molière, comme on l'a souvent fait observer, n'inventait rien.

On sait que Madame avait souvent des défaillances : « encore cette méchante bile couvée » qui lui cause tout le mal ! d'autant plus, ajoutait-on, « que nul aliment nouveau ne recréait ses forces, car elle vomissait ce qu'on lui donnoit (1). »

On s'attend, après cela, à voir Bourdelot conclure que la mort de Madame est due à « de la bile rentrée »; mais, ô surprise ! il prononce que Madame a succombé... au *choléra-morbus* ! Cette maladie, dit-il, est fort ordinaire l'été et atteint de

____

(1) Relation de Bourdelot.

préférence les corps qui ont beaucoup travaillé et
veillé, « sans aucun régime de vie : ce qui est arrivé
à feue Madame qui, depuis son voyage de Flandre et
d'Angleterre jusqu'à son retour, n'a peut-être dormi
chaque nuit que trois heures ».

Ajoutez à ces causes les chagrins, l'agitation de la
mer (?). « Beaucoup de gens ont été malades très
longtemps par agitation de la bile, pour n'avoir pas
vomi dans la navigation. »

N'est-on pas allé jusqu'à dire que Madame avait
osé prendre du chocolat, en passant la mer, ce qui
l'avait fort échauffée ? Et puis, il y a ce bain, ce bain
intempestif ! Madame « se baigna deux ou trois fois
dans la rivière, quoiqu'on l'en dissuadât : le froid de
l'eau n'a-t-il pas pu empêcher la transpiration et
faire bouillir la bile en dedans ? Tous les médecins et
gens de la profession sont convenus de cette cause de
mort, et M. Bourdelot l'a fait comprendre à M. l'Ambassadeur d'Angleterre ».

Sans nous arrêter à l'explication, tant soit peu
fantaisiste, de Bourdelot, la circonstance qu'il rappelle
doit-elle entrer en ligne de compte dans un exposé de
la mort de Madame ? En d'autres termes, le bain
qu'aurait pris la princesse, la veille ou l'avant-veille
de sa mort, a-t-il pu déterminer, d'une manière directe
ou indirecte, l'accident fatal ?

M. Loiseleur (1), à qui l'on doit maintes études

(1) Cf. *le Temps*, du 3 novembre 1872.

d'une très pénétrante critique, reconnaît que Madame a bien pu succomber à une *péritonite*; mais là où son avis ne concorde plus avec le nôtre, c'est sur le point de départ, sur la pathogénie de cette péritonite : sommes-nous en présence d'un état morbide symptomatique, ou d'une maladie essentielle ? Dès ce moment, nous entrons en plein cœur du sujet. M. Loiseleur, *qui n'est point médecin*, se prononce pour une *péritonite primitive*, ne reconnaissant d'autre cause que le froid : ce que nous nommons la péritonite *a frigore*.

Littré exprime une opinion toute différente : pour le savant philologue *et médecin*, il n'y a pas de doute que la péritonite soit, dans le cas de Madame, le dernier stade de la maladie dont Cruveilhier a, le premier, donné un tableau magistral : l'*ulcère rond* ou *ulcère de l'estomac*.

Enfin, dans ces derniers temps, notre érudit confrère et ami, le docteur Legué, dont le livre sur *les Médecins et Empoisonneurs* est, par endroits, si captivant, ne nie pas plus que Loiseleur et Littré la péritonite ; il l'explique seulement d'une façon différente : « Il s'agit bien là, dit-il, d'une *péritonite suraiguë*, avec production de sérosité, comme il arrive fréquemment dans l'*empoisonnement par le sublimé* (1). »

____

(1) *Médecins et empoisonneurs au dix-septième siècle*, par le docteur LEGUÉ, p. 261.

Les termes du problème peuvent dès lors être nettement posés : la mort de Madame fut-elle le résultat d'une imprudence ? A-t-elle été un crime ? ou n'est-elle imputable qu'à une lésion naturelle ; et, dans ce cas, comment caractériser cette dernière ?

V

« Un bain froid pris à contre-temps aurait-il suffi à déterminer une péritonite rapidement mortelle ? Aujourd'hui il paraît démontré qu'il faut un microbe pour constituer la péritonite aiguë ; cependant il convient de dire qu'on a décrit des péritonites sans micro-organismes : un médecin allemand, dont les travaux sont des plus estimables, Fraënkel, a constaté, dans 3 cas sur 20, que l'exsudat examiné ne lui donnait aucune culture. Il admet donc des *péritonites toxiques*, dues à *l'action de la bile en particulier* (1). Serait-ce que Bourdelot, que Vallot, que Boscher auraient eu raison de faire remonter la cause de tous les phénomènes qu'ils observaient au liquide biliaire ? En tout cas, l'opinion de Fraënkel valait qu'on la signalât.

Quant au froid, et surtout le froid humide, il peut

(1) S. Bernheim et Émile Laurent, *Traité pratique de médecine*, t. V, 1895, p. 377.

bien prédisposer à l'inflammation du péritoine ; mais il ne saurait à lui seul déterminer autre chose qu'une péritonite à allure chronique, comme la péritonite décrite sous le nom de *péritonite rhumatismale*, dont la réalité clinique, longtemps discutée, paraît aujourd'hui hors de tout conteste (1).

Donc, impossibilité à peu près absolue, dans l'état actuel de la science, à se rallier aux conclusions de Loiseleur. Comme l'écrivait le docteur Legendre à M. Funck-Brentano, qui s'est inquiété du problème qui nous occupe, « les derniers cas que l'on a cru pouvoir citer (de péritonite *a frigore*) (2) étaient des perforations de l'appendice ».

Dans le cas de Madame, y a-t-il eu *perforation de l'appendice* ? C'est bien peu probable, étant donné les lésions constatées à l'autopsie. Les médecins ont parlé de *gangrène de l'intestin*, et non pas de *gangrène et perforation de l'appendice*. Il est vrai que la gangrène de l'intestin, comme celle de l'appendice, peut être produite par des ulcérations tuberculeuses ; or, Madame avait une tuberculose généralisée : à part le cœur, l'estomac et les reins, tous ses organes, et plus spécialement le foie, les poumons et les intestins, avaient « leur substance gâtée

(1) *Traité de Médecine*, loc. cit., t. V, p. 381.

(2) « La péritonite primitive *a frigore* est excessivement rare. » DIEULAFOY, *Manuel de pathologie interne*, t. II, p. 273 Édition de 1884).

et remplie d'une matière sanieuse et purulente (1). »
Il ne serait pas irrationnel, après tout, d'émettre
l'hypothèse d'une péritonite provoquée par une ulcération tuberculeuse de l'intestin ou de l'appendice.
Mais ce sont des raretés cliniques, et quand on est
en quête d'une explication plausible, il ne faut pas
porter son choix de préférence sur les exceptions.

Gardons-nous, de même, de nous rallier, sans discussion, aux hypothèses qui se présentent le plus
immédiatement à l'esprit, celles qu'une mode transitoire — car il est une mode pour les maladies, nul
ne l'ignore — qu'une mode transitoire, disons-nous,
suggère à nos réflexions. En un temps où l'appendicite était « bien portée », on crut devoir reviser le
procès que nous avions instruit (2), et que nous
reprenons avec pièces additionnelles ; et l'on déclara
ex cathedra (3) que nous avions méconnu la lésion
appendiculaire et que notre travail, mal étayé,
s'écroulait comme un fragile échafaudage. « Qu'on ne
voie que les cas cliniques, écrivait, il y a environ deux
ans, M. Laignel-Lavastine, et l'on ne pourra s'empêcher de penser aujourd'hui d'abord à l'appendicite.
Quand Littré a rapporté la mort de Madame à une
péritonite suraiguë, par perforation d'un ulcère simple
de l'estomac, la description de Cruveilhier était

(1) Rapport de Vallot.
(2) V. *La Revue hebdomadaire*, 1ᵉʳ juillet 1899.
(3) Cf. *La Presse médicale*, 10 décembre 1901.

encore récente et *l'on ignorait l'appendicite.* » Sans doute, reconnaît notre contradicteur, nous avons sous les yeux une description parfaite de la péritonite suraiguë; « mais la clinique n'offre pas d'arguments en faveur d'une lésion causale stomacale plutôt qu'appendiculaire. On peut difficilement voir la symptomatologie de l'ulcère simple de l'estomac dans cette seule notation : « Le 24 juin, Madame se plaignit d'un mal de côté et d'une douleur d'estomac à laquelle elle était sujette. » Les douleurs de côté existent dans l'*ulcus*, mais sont rares et accompagnées d'autres symptômes, vomissements, hématémèses, mélæna, douleur en broche, etc.

« D'autre part, l'*ulcus* peut être tout à fait latent; les cas en sont nombreux, dont le premier symptôme fut la perforation. Mais chez Madame, la douleur de la perforation ne fut pas le premier signe du mal, ne survint pas « comme un coup de poignard » en pleine santé. Il y eut plus que des prodromes, un véritable état de malaise, qui commença le mardi 24 juin *par un point de côté* et qui ne fit que s'accroître avec des alternatives de rémissions et d'exacerbations et participation de l'état général, asthénie, pâleur, facies grippé, jusqu'à la catastrophe du dimanche 29. *La péritonite suraiguë éclata donc au cinquième jour de la crise,* comme l'on dit maintenant, et se caractérisa par une *atroce douleur dans le côté* et non sur la ligne médiane. « *Ah ! quel point de côté !* » dit Madame. On peut y reconnaître le point de Mac Burney. Il est vrai que personne ne note s'il fut à droite ou à gauche. »

Cette constatation pouvait avoir, en effet, son importance, bien qu'aujourd'hui on ait noté maintes fois l'existence de l'appendicite à gauche comme à droite. Mais passons et reprenons l'argumentation de notre confrère. « Cette interprétation (l'hypothèse de l'appendicite) basée sur la clinique n'est pas, ajoute-t-il, infirmée par l'anatomie pathologique... Les médecins qui ouvrirent le corps trouvèrent que l'estomac était percé d'un petit trou et qu'il existait dans le bas-ventre une matière « grasse comme de l'huile ». Littré, après avoir écarté l'hypothèse d'un empoisonnement, qui n'est plus soutenable, arrive à cette conclusion, que la péritonite est consécutive à cette perforation de l'estomac. Il pense que la matière « grasse comme de l'huile », trouvée dans le bas-ventre, est cette même huile qui fut ingérée par Madame avec le contre-poison qu'elle prit quand elle eut peur d'avoir été empoisonnée, et cette interprétation de Littré confirme le diagnostic qu'il posa. »

Ici, nous sommes d'accord avec notre confrère. L'empoisonnement est plus qu'improbable et nous allons en donner les raisons.

Il n'y a pas lieu, assurément, d'être surpris, qu'en présence de la soudaineté des accidents, de l'évolution rapide, foudroyante des symptômes, on se soit arrêté avec une certaine complaisance à l'idée d'un empoisonnement.

« Les accidents rapidement mortels qui sont la suite de la perforation de l'estomac, écrivait naguère Cruveilhier, surviennent brusquement et quelquefois immédiatement après l'ingestion d'aliments ou de boissons, *la question d'empoisonnement a été soulevée un assez grand nombre de fois* (1). » On s'explique donc, dans une certaine mesure, l'erreur dans laquelle est tombé notre ami Legué, d'ordinaire plus avisé.

Le docteur Legué estime que Henriette d'Angleterre a été victime d'un empoisonnement par le sublimé, toxique violent, même à petites doses. Il s'appuie principalement sur la description que donne Tardieu de cette forme d'intoxication. Or, voici comment Tardieu décrit la marche des accidents dans l'empoisonnement suraigu, le seul qui nous doive occuper. Nous transcrivons le passage d'un *Manuel de médecine légale* (2), qui porte la date de 1892 :

Forme suraiguë. — Accidents rapides et violents, analogues à ceux qu'on observe dans l'empoisonnement par les irritants. Vomissements et évacuations alvines bilieuses, accompagnées de violentes douleurs avec tension du ventre.

(1) *Archives générales de Médecine*, 1856, 1ʳᵉ partie, p. 155-156.
(2) *Manuel de médecine légale*, de Lutaud, p. 496.

Face rouge et vultueuse, gonflement des lèvres, des gencives et de la langue ; peau froide, haleine fétide, salivation abondante ; mort à la fin du premier jour.

La citation que rapporte M. Legué n'est pas tout à fait celle que l'on vient de lire, mais le fond n'en diffère pas. M. Legué n'indiquant pas ses sources, force nous a été de puiser ailleurs. Eh bien ! retrouve-t-on, dans les symptômes observés du vivant de la princesse, les signes que relate Tardieu ? M. Legué fait surtout ressortir que Bourdelot et Mlle de Montpensier ont parlé, tous deux, « du feu » que Madame disait ressentir dans l'estomac et lui remonter jusqu'à la gorge. Il relève encore ce détail, que Bourdelot avait signalé : « qu'elle avait les joues et les lèvres enflées » ; et il croit avoir démontré qu'il y a des présomptions assez fortes en faveur de l'empoisonnement par le sublimé. C'est décider promptément ; car nous ne retrouvons, dans les symptômes observés, ni « les vomissements très abondants », ni « les fréquentes évacuations alvines (1) » dont parle M. Legué.

M. Legué omet encore de nous dire, et pour cause, si les médecins de Madame ont noté, dans leurs relations, « des arborisations, des ecchymoses, des ulcérations (2) » sur la muqueuse stomacale.

(1) Legué, *loc. cit.*, p. 257.
(2) Lutaud, *op. cit.*, p. 496.

Mais il y a plus : le sublimé attaque la bouche, le pharynx, l'œsophage, « dont la muqueuse est gonflée, *ramollie*, colorée en blanc ou gris bleuâtre ». M. Legué a prévu l'objection, car il dit : « *Il nous paraît* que l'on peut interpréter la lésion œsophagienne décrite comme un boursouflement et un ramollissement de la muqueuse. »

Or, le chirurgien anglais a écrit simplement « que le ventricule (lisez : l'estomac) était en dedans tout fourré et teint d'une bile aduste (c'est-à-dire brûlée), presque jusqu'en haut de l'œsophage, laquelle se nettoyait aisément avec le doigt, *sans que l'on y eût trouvé aucune excoriation.* » Nous ne voyons pas qu'il soit ici parlé de ramollissement de la muqueuse.

Il y a, du reste, d'autres impossibilités à un empoisonnement par le sublimé, que M. Brouardel a fait connaître à M. Funck-Brentano, lequel les a rapportées dans sa conciencieuse étude (1) :

« Si l'eau de chicorée, écrit M. Brouardel, avait contenu une dose même minime de sublimé, Madame aurait repoussé le verre après la première gorgée. Le sublimé a un goût révoltant. A dose médicamenteuse (1 gramme pour 1 litre), le goût est atroce. »

« Pour tuer une personne, poursuit le professeur Brouardel, il faut au moins 10 ou 15 centigrammes. Cette dose correspond à une quantité de solution

______

(1) *Revue Encyclopédique*, 25 septembre 1897.

représentant environ 200 grammes de liquide. Il semble impossible de l'ingérer sans être arrêté par une vive répugnance. »

Les chiffres de M. Brouardel sont exacts, à très peu près. Chapuis, dans son *Manuel de Toxicologie*, indique 2, 4 et 5 décigrammes comme dose toxique, mais Lutaud, 1 à 2 seulement. Un décigramme exigeant 100 grammes de liquide pour être solubilisé, il eut fallu que Madame bût 100 à 200 grammes environ de son eau de chicorée pour être empoisonnée. Or, le goût de la liqueur de Van Swieten, qui est une solution de sublimé à 1 p. 1000 seulement, est déjà très âcre, à tel point qu'on est obligé, pour administrer le sublimé à dose médicamenteuse, de le donner dans du lait qui en masque la saveur, ou mieux sous forme de pilules, enroulées dans du gluten. Madame, comme le fait justement observer M. Funck-Brentano, ne but certainement pas 200 grammes de son eau de chicorée ; elle en prit à peine quelques gorgées.

Mais de ce qu'il n'y a pas eu empoisonnement par le sublimé, faut-il émettre l'affirmation qu'il n'y a pas eu empoisonnement par une autre substance ? C'est un point à examiner. Il ne faut pas oublier que la légende de l'empoisonnement a eu cours pendant tout le dix-septième et le dix-huitième siècle, et qu'aujourd'hui il en est qui lui accordent encore créance.

Saint-Simon (1) est peut-être celui qui a le plus
contribué à répandre cette légende (2) : après avoir
écrit que « Monsieur (3) en fut toujours cru l'au-

(1) Voyez les *Mémoires de Saint-Simon*. Nous donnons son récit
à l'Appendice, n° VIII. M. Walckenaër (*Mémoires sur Mme de
Sévigné*, t. III, pp. 223 et 461) a adopté et soutenu l'opinion de
Saint-Simon. « La Brinvilliers, écrivait Mme de Sévigné, le 26 juin
1676, met bien du monde en jeu. On nomme le chevalier de B...,
mesdames de Cl... et de G... *pour avoir empoisonné Madame*,
pas davantage. Je crois que cela est très faux ; mais il est fâcheux
d'avoir à se justifier de pareilles choses. Cette diablesse accuse
vivement Penautier, qui est en prison par avance. Cette affaire
occupe tout Paris, au préjudice des affaires de la guerre... »
La Police sous Louis XIV, par P. Clément, p. 98.

(2) *Mémoires de Saint-Simon*, t. VIII, p. 637 et suiv. (Appendice
de M. de Boislisle).

(3) On sait que Monsieur mourut, à l'âge de soixante ans,
d'une attaque d'apoplexie, à la suite d'une conversation des
plus vives avec Louis XIV, au sujet du duc de Chartres et des
mécomptes de son mariage. « C'étoit, dit Saint-Simon, un petit
homme ventru, monté sur des échasses, tant ses souliers
étoient hauts, toujours paré comme une femme, plein de
bagues, de bracelets, de pierreries partout où il pouvoit en
mettre, plein de toutes sortes de parfums, et en toutes
choses la propreté même. On l'accuse de mettre impercep-
tiblement du rouge... » Saint-Simon, édition Chéruel, t. III,
p. 173. Une lettre de la Princesse Palatine à Mme de Maintenon, du 15 juin 1701 (six jours après la mort du duc), confirme certains des dires de Saint-Simon : « Si je n'avois eu la
fièvre et de grandes vapeurs, écrit la princesse, du triste
emploi que j'eus avant-hier d'ouvrir les cassettes de Monsieur,
toutes parfumées des plus violentes senteurs, vous auriez eu
de mes nouvelles. » *Correspondance générale de Mme de Maintenon*, publiée par M. Lavallée.

teur » (1), il n'osa répéter depuis l'accusation ; mais, pour égarer les soupçons, il désigna trois coupables au lieu d'un : le chevalier de Lorraine, d'une moralité à la vérité plus que douteuse ; le marquis d'Effiat, l'âme damnée du chevalier ; enfin, le comte de Beuvron, dont la réputation n'était pas meilleure que celle de ses acolytes (2).

Depuis Saint-Simon, la liste des inculpés a grossi. François Ravaisson, que son étude des *Archives de la Bastille* avait mis en goût d'approfondir les arcanes de la toxicologie, a fait de M. de Mersan un

---

(1) *Mémoires de Saint-Simon*, t. VIII, p. 639. Un trait nous a été signalé par M. J. LEMOINE, bibliothécaire à la Nationale, qui a particulièrement étudié le grand siècle ; il mérite d'être rapporté, pour ce qu'il nous révèle de la mentalité de Monsieur : celui-ci, quinze jours ou trois semaines après la mort de sa femme, jouant à Saint-Germain, mettait au jeu et perdait la robe que la princesse, sa femme, portait à Douvres, et qui échut à... Mme de Montespan !

(2) « Ce qui est donc certain et bien établi, mais absolument incontestable avec des soupçons aussi forts de culpabilité, c'est que, jusqu'à la fin de leur vie, nos trois personnages principaux, le chevalier de Lorraine, d'Effiat, Beuvron, surtout les deux premiers, eurent toute la confiance d'un prince qui n'oubliait ni le bien ni le mal, qu'à chaque instant il usait de leur influence sur Monsieur et qu'il les en récompensait hautement, publiquement. Il paraît impossible d'admettre que le passé des uns et des autres fût chargé d'un crime énorme que Louis XIV n'aurait jamais pu leur pardonner ; ce n'est pas le moindre des arguments qui infirment presque sur tous les points le récit de Saint-Simon et, par conséquent, ceux des historiens trop empressés à le suivre. » DE BOISLISLE, *loc. cit.*

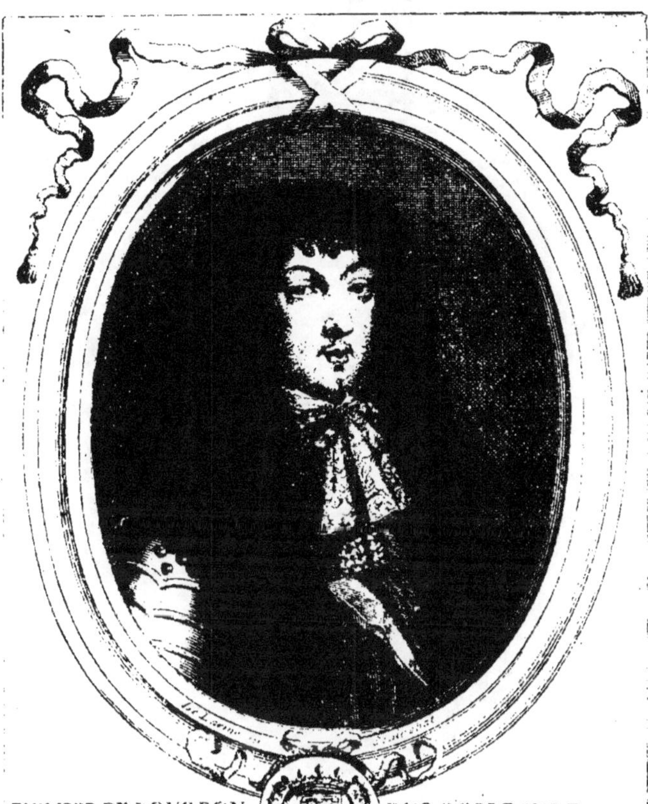

PHILIPPE DE BOVRBON   DVC DORLEANS. Frere.
Vnique du Roy, Fils de Louis XIII   Roy de France et de Nauarre, et
d'Anne d'Austruche Nacquit à S.   Germain en Laye le 21. Sept.bre 1640
et a Espousé Henriette Stuard   Fille de Charles Stuard Roy d'An=
gleterre le 31. mars 1661. Laqu.   ... à S. Cloud le 29. Iuin 1670.

A Paris Chez I.B. Bertrand Rue S. Ia...   Auec Priuil. du Roy.

complice de la mort de Madame. M. de Boislisle n'a
pas eu de peine à justifier M. de Mersan, qui a pu
essuyer une disgrâce momentanée; mais celle-ci
n'avait aucun rapport avec le triste événement qui
avait tant affligé le Roi et la Cour. Pour les agents
secondaires, la preuve n'est pas davantage faite.

Saint-Simon n'a pas nommé l'exprès qui avait
apporté d'Italie « un poison sûr et prompt »; la
lacune a été comblée par la princesse Palatine et
par Gaignières : il s'agit d'un certain Morel de
Volonne, qui aurait succédé, sur la fin de 1674, à
Claude Bonneau, sieur de Purnon, comme premier
maître d'hôtel de Madame.

Dans ses *Essais* (1), le marquis d'Argenson a bien
parlé d'un chef d'office de la bouche ou du gobelet
de Madame, qui aurait été seul congédié de toute la
maison, lors du second mariage de Monsieur avec la
princesse Palatine de Bavière, mère du Régent.
Comme la princesse demandait la raison de cette
exclusion à son époux : « Pour celui-là, Madame, lui
aurait répondu Monsieur, il se porte bien, mais je
compte qu'il ne vous servira jamais. » *Madame n'osa
pas approfondir ce que cela voulait dire*, ajoute
mystérieusement d'Argenson, qui prétend avoir su
son nom, mais l'avoir depuis oublié.

« Il ne parlait jamais le premier, poursuit le narra-

(1) *Essais dans le goût de ceux de Montaigne* Amsterdam, 1785),
p. 291.

teur, de la cour de Monsieur ni de Madame, et quoiqu'il demeurât à Paris, il n'alloit jamais au Palais-Royal, à Saint-Cloud, ni à Versailles ; l'on prétend même qu'il se troubloit quand on nommoit devant lui le nom de son ancienne maîtresse (1). »

Voltaire a réédité, aux termes près, le même récit, qu'il tenait, prétend-il, d'un ancien domestique de Monsieur. Selon l'auteur du *Siècle de Louis XIV* (2), l'empoisonneur de Madame se serait retiré en Normandie après fortune rapidement faite, tandis que, dans le récit de d'Argenson, le même avait acheté une maison à Paris où il vécut « très tranquille sur son sort ». Dans les deux versions, il s'agit, ainsi que l'a établi sans conteste M. de Boislisle, de Morel de Volonne.

Mais si on a prouvé l'identité du personnage, il s'en faut qu'on ait démontré sa culpabilité. Tout concourt, au contraire, à établir qu'il n'était pour rien dans la préparation du crime, si crime il y a eu.

(1) D'Argenson, *loc. cit.*

(2) « Un des anciens domestiques de la maison de son mari, écrit Voltaire, m'a nommé celui qui, selon lui, donna le poison. Cet homme, me disait-il, qui n'était pas riche, se retira immédiatement après en Normandie, où il acheta de la terre dans laquelle il vécut fort longtemps avec opulence. Ce poison, ajoutait-il, était de la poudre de diamants, mise au lieu de sucre dans des fraises. » Voltaire, qui ne croyait d'ailleurs pas à la version de l'empoisonnement, ne cite le fait que pour en mieux faire ressortir l'invraisemblance. « La poudre de diamants, ajoute-t-il, n'est pas plus un venin que la poudre de corail. »

Outre le chevalier de Lorraine, d'Effiat, Beuvron, Morel de Volonne, on a considéré comme suspect un autre personnage, une femme, Olympe de Mancini, comtesse de Soissons, sous-intendante de la maison de la Reine (1). La comtesse, impliquée plus tard dans l'affaire des poisons, prendra la fuite; on la retrouvera mêlée, en 1689, à l'histoire de l'empoisonnement de la reine d'Espagne, fille de Madame. Il n'y a, dans tout cela, tout au plus que des présomptions.

Si la croyance au poison semble avoir été générale sous le règne de Louis XIV, elle ne fut pourtant pas unanime. Louis XIV, le fait est certain, avait été très sensiblement affecté par la mort de sa belle-sœur (2). Dans les cours étrangères où la princesse avait des attaches, en Angleterre, en Hollande, en Espagne, on se refusait à croire à la mort naturelle de Madame.

La population de Londres faillit se livrer à des excès violents contre les Français qui y résidaient. On criait dans les rues : *A bas les Français!* L'ambassade de France dut être protégée (3).

Trois heures environ après le fatal dénouement, un des Anglais que Madame avait honoré de son amitié, sir Thomas Armstrong, arrivait à Saint-Cloud, et,

(1) Brunetière, article de *la Revue des Deux Mondes*, janvier-février 1886, p. 699.

(2) Voir aux *Pièces justificatives* (n° IX) la lettre de M. de Lionne à M. de Pomponne.

(3) Funck-Brentano, *loc. cit.*

à peine arrivé, en repartait à toute bride pour un port d'embarquement, afin de retourner en Angleterre ; ce fut lui qui, le premier, annonça au roi Charles II la perte irréparable qu'il venait de faire, sans lui dissimuler les bruits d'empoisonnement qui circulaient à la cour de France (1).

Dès le lendemain, Louis XIV écrivait à Charles II une lettre des plus affectueuses, bientôt suivie d'une dépêche de M. de Lionne à Colbert de Croissy, et dans laquelle il lui annonçait le départ pour Londres du maréchal de Bellefonds. Le maréchal devait remettre au roi d'Angleterre la relation de l'autopsie du corps de Madame, destinée à faire tomber le bruit de poison qui avait circulé en Angleterre, peut-être plus encore qu'en France (2). Charles II accueillit avec une bienveillante courtoisie l'ambassadeur du roi de France, ainsi que le maréchal de Bellefonds, et le souverain parut satisfait de leurs explications, comme de la teneur des procès-verbaux d'autopsie, dont il prit connaissance.

Le 7 juillet, Colbert de Croissy put écrire à Louis XIV :

> Tous les soupçons qu'on avoit voulu donner en Angleterre et aux principaux de la cour sur la mort de Madame sont à présent entièrement dissipés ; il ne leur reste plus que la juste douleur d'avoir perdu cette grande princesse (3).

(1) De Baillon, *Henriette Anne d'Angleterre* ; Paris, 1886, p. 427.
(2) *Revue des Deux Mondes*, janvier-février 1886, p. 703.
(3) De Baillon, *op. cit.*, p. 431.

Lord Montaigu, ambassadeur de Charles II,
apprenant que le chevalier de Loraine avait obtenu
l'autorisation de reparaître à la cour, laissa éclater
son indignation, dans une lettre à son ministre, le
comte d'Arlington, dont nous extrayons ce fragment,
qui se trouvait en chiffres :

Je n'écris présentement que pour rendre compte à votre
Grandeur d'une chose que je crois pourtant que vous savez
déjà : c'est qu'on a permis au chevalier de Lorraine de
venir à la cour et de servir à l'armée en qualité de maréchal de camp.

Si Madame a été empoisonnée, comme la plus grande
partie du monde le croit, toute la France le regarde comme
son empoisonneur, et s'étonne avec raison que le roi de
France ait si peu de considération pour le roi notre maître,
que de lui permettre de revenir à la cour, vu la manière
insolente dont il en a toujours usé avec cette princesse pendant sa vie... (1)

La reine d'Espagne, qui devait succomber dans
des circonstances ayant une certaine analogie avec
celles de la mort d'Henriette d'Angleterre, ne se laissa
jamais dissuader que sa mère eût péri par le poison.

Lorsque son mariage fut arrêté, écrit le duc de Luynes
dans ses *Mémoires*, la reine d'Espagne voulut savoir qui

(1) Voir aux *Pièces justificatives* (n° X) les lettres du comte
d'Arlington au chevalier Temple.

était alors celui sur qui Monsieur avait jeté les yeux pour la conduire en Espagne. Elle le demanda à Monsieur qui lui nomma le chevalier de Lorraine : « Ah! Monsieur ! s'écria-t-elle, *celui qui a empoisonné ma mère* (1)! »

M. Funck-Brentano et le docteur Legué ont groupé d'autres témoignages, que nous croyons inutile de reproduire après eux. Nous avons tenu seulement à montrer que l'opinion publique, si facile à égarer, n'avait guère varié sur ce point, en dépit des versions et des procès-verbaux officiels.

« Comment le doute serait-il permis après un groupement d'indices aussi précis! » s'écrie victorieusement le docteur Legué (2).

Certes, il y a de quoi être ébranlé par cette série de témoignages ; mais ce ne sont que ragots, qui ne sauraient nous en imposer. Et puis, M. Legué nous permettra-t-il de lui dire, qu'il nous a éloigné de sa thèse, en la voulant établir trop précise. « Qui veut trop prouver... », dit le proverbe. Notre collègue eût été mieux inspiré de ne pas se rallier à l'opinion de l'empoisonnement, puisqu'il se reconnaissait incapable de déterminer la nature du poison.

(1) V. *Mémoires de Saint-Simon*. édit. de Boislisle, t. IV, pp. 286-287.
(2) Docteur Legué, *Médecins et empoisonneurs*. pp. 274-275.

VI

Rejetons donc cette version de l'empoisonnement, en faveur de laquelle on ne nous apporte que de vagues indices, et revenons à l'hypothèse si savamment, si magistralement développée par Littré; hypothèse reprise et commentée avec ingéniosité par M. Funck-Brentano, fort de l'appui que lui ont prêté en la circonstance deux maîtres éminents : le professeur Brouardel et M. le docteur Legendre, médecin des hôpitaux de Paris.

Littré a résumé ainsi son argumentation :

En somme, le diagnostic se pose ainsi : *ulcère simple de l'estomac*, dont les premiers symptômes se sont fait sentir par les troubles de digestion et par les douleurs gastriques, durant un certain nombre de jours, avant le 29 juin; déchirure de l'ulcération par l'effet de l'ingestion d'un verre de liquide; et *péritonite suraiguë*, suite de la perforation.

L'*ulcère de l'estomac*, n'étant encore ni décrit ni reconnu sur le vivant ou sur le mort, au temps où vivait Madame, rien de surprenant qu'on l'ait méconnu. Ce n'est que bien plus tard, il y a une cinquantaine d'années tout au plus (1), qu'on a décrit l'*ulcère de l'estomac*. Quant à la *péritonite*, « elle n'était point

(1) V. *Archives générales de médecine*, 1856.

distinguée du groupe des souffrances abdominales, et ce n'est que longtemps après qu'on a commencé d'en assigner les caractères et les symptômes (1) ».

Les signes de la *péritonite*, nous l'avons dit, sont manifestes dans le cas de Madame; en peut-on dire autant de la *perforation* ?

Dans son *Mémoire,* le chirurgien anglais dit qu'il a vu un petit trou « dans la partie moyenne et antérieure » de l'estomac, mais il ajoute qu'il « était arrivé par mégarde du chirurgien qui l'avait coupé ». L'abbé Bourdelot, dans sa *Relation,* écrit pareillement que, « lors de la dissection, il arriva que la pointe du ciseau fit une ouverture à la partie supérieure du ventricule, sur laquelle ouverture beaucoup de gens se récrièrent demandant d'où elle venait. Le chirurgien dit qu'il l'avait faite par mégarde ; et M. Vallot dit avoir vu quand le coup avait été donné. »

M. Anatole France explique à merveille quel fut, en cette occasion, l'état d'âme des médecins chargés de rédiger les procès-verbaux d'autopsie : « Les médecins français, écrit le savoureux ironiste, tremblaient de trouver dans les entrailles de la princesse les indices d'un crime dont le soupçon eût atteint la famille du roi. Ils craignaient même tout ce qui prêtait au doute et, par cela même, à la malveillance. Sachant que la moindre incertitude sur la

(1) LITTRÉ, *Médecine et Médecins,* p. 462.

cause de la mort ou l'état du cadavre serait inter-
prétée par le public dans un sens qui les perdrait,
ils avaient pour tout expliquer la raison de l'intérêt
et le zèle de la peur. Or, dans l'impossibilité où ils
étaient de rapporter à un type pathologique normal
une lésion inconnue à tous et suspecte peut-être à
quelques-uns, ils avaient grand avantage à expliquer
par un accident d'autopsie cette plaie énigmatique.
*Et l'on comprend qu'ils crurent naturellement ce
qu'ils désiraient croire.* Les chirurgiens anglais,
aussi ignorants qu'eux, acceptèrent leur raison, faute
d'en trouver de meilleure (1). »

Qu'on suppose, à la rigueur, que les ciseaux employés par l'opérateur fussent plus ou moins tran-
chants, et qu'ils aient réussi à perforer un organe
d'ailleurs fortement tendu par les gaz de la putréfaction, nous n'en persisterons pas moins à croire, avec
Littré, qu'il existait une *perforation*, soit à la
partie antérieure où les médecins l'ont signalée (2),
soit en tout autre point où ils ne l'auraient pas vue.

Ce qui donne, selon nous, toute sa force au diagnostic de Littré, c'est qu'il est le plus vraisemblable,
et pour d'autres raisons que celles développées par

____

(1) *Histoire d'Henriette d'Angleterre*, édition Charavay.

(2) La perforation eut lieu à la partie antérieure, c'est-à-dire
au point le plus proche de la paroi abdominale, par suite le
plus facile à atteindre par l'instrument : M. Loiseleur n'a pas
manqué de mettre en relief l'argument.

Littré lui-même. Ces raisons, **M. Funck-Brentano**, guidé par Brouardel et Legendre, les a entrevues ; il ne leur a pas, à notre sens, donné un suffisant développement.

Le problème a été repris avec plus d'ampleur, il y a quelques mois, dans un de nos grands périodiques médicaux. Répondant à M. Laignel-Lavastine, qui avait tenté de démontrer, sans y réussir, que Madame était morte d'appendicite, un de nos distingués confrères, le docteur de Rouville (de Montpellier) (1), revenait à l'opinion « classique » d'une mort par perforation d'un ulcère de l'estomac. Il faisait justement remarquer que Madame était sujette à « la douleur d'estomac », qu'elle ressentit le jour de la crise mortelle. Passant à l'histoire clinique proprement dite, il note les symptômes les plus frappants : « elle pâlit d'une pâleur livide, qui nous surprit tous... La nature tendait à sa fin par en haut ; elle avait des envies continuelles de vomir »..... Elle me dit : « Madame de La Fayette, mon nez s'est déjà retiré... Mme de Gamaches nous dit qu'elle ne trouvait point de pouls à Madame et qu'elle avait toutes les extrémités froides... Le hoquet lui prit... » La description est magistrale : Madame a succombé à une péritonite par perforation. Et la perforation s'est produite dès après l'ingestion de l'eau de chicorée : « Elle la but,

(1) Cf. *La Presse Médicale*, 21 janvier 1905.

et en remettant d'une main la tasse sur la soucoupe,
de l'autre, elle se prit le côté et dit, avec un ton qui
marquait beaucoup de douleur : « Ah ! quel point de
côté ! Ah ! quel mal ! je n'en puis plus ! »

Notre confrère conclut : « Madame a succombé à
une péritonite suraiguë ; aucun doute n'est possible. »

Dans quel organe la perforation siégeait-elle ?
« Tout, dans le récit de Mme de La Fayette, semble
désigner l'estomac ; la notion d'un ulcère gastrique
perforé paraît ressortir de ce récit avec toute la netteté
qu'il est permis d'attendre des éléments d'information, toujours un peu incertains, dont on dispose,
quand il s'agit d'un diagnostic rétrospectif. »

Le professeur Dieulafoy a mis remarquablement en
lumière la valeur, au point de vue du diagnostic de
la perforation de *l'ulcus simplex*, de la coexistence
des trois caractères suivants : *intensité, soudaineté,
localisation sous-hépato-gastrique.*

Examinons à ce point de vue l'observation de
« Madame » :

L'intensité de la douleur ne saurait être mise en
doute : « ... Elle dit, avec un ton qui marquait beaucoup de douleur... Elle continua de crier, et dit
qu'on l'emportât comme ne pouvant plus se soutenir... Nous la prîmes sous les bras ; elle marchait
à peine et toute courbée... Elle me dit que sa douleur était inconcevable ».

Cette douleur atroce est-elle survenue *brusque-*

ment ? M. de Rouville croit devoir répondre par l'affirmative et nous partageons son sentiment ; sans doute, dit-il, « peut-on objecter que, contrairement à un grand nombre de malades, brusquement terrassés, en pleine santé, par la perforation de leur ulcère, Madame était souffrante depuis six jours, quand cette perforation se produisit. Le fait n'est pas contestable ; mais il ne me paraît pas de nature à faire rejeter le diagnostic d'ulcus gastrique perforé, et tirer argument de cette constatation en faveur de l'appendicite ne me paraît pas légitime ; car, s'il est vrai que la perforation de l'ulcus gastrique peut se produire sans avoir été précédée d'aucun symptôme, il n'est pas moins vrai que la latence symptomatique absolue de l'ulcère, qui est la règle au duodénum, est relativement rare au niveau de l'estomac. Dans la grande majorité des cas, l'attention a pu être attirée, avant la perforation, du côté de l'estomac, soit, et le plus souvent, par les signes classiques de l'ulcère (douleur en broche, vomissements, hématémèses) ; soit, et plus rarement, par des troubles gastriques légers et nullement caractéristiques (gastralgie, dyspepsie...) « Madame se plaignit d'un mal de côté et d'une douleur dans l'estomac à laquelle elle était sujette. » Rien ne s'oppose dès lors à ce que la perforation se produise chez une malade actuellement en crise douloureuse, et les caractères de la douleur symptomatique de la perforation n'en seront pas pour cela modifiés. Cette douleur apparaîtra soudaine, tant elle tranchera par son intensité, d'emblée excessive, avec la douleur antérieurement ressentie ; cette dernière, si vive qu'on la suppose, ne rappelle en rien le « coup de poignard péritonéal » de Dieulafoy, et la distinction sera facile à faire entre les deux périodes, celle qui a précédé la perforation et celle que la perforation inaugure... Il y a donc eu douleur *atroce et brusque*, vrai « coup de poignard », et ces caractères de la douleur suffiraient, à mon avis, à faire écarter le diagnostic d'appendicite.

Mais il y a plus et mieux, et le *siège* même de la douleur n'est nullement favorable au diagnostic d'appendicite. « Elle la but, et, en remettant d'une main la tasse sur la soucoupe, de l'autre *elle se prit le côté*, et dit, avec un ton qui marquait beaucoup de douleur : « Ah ! *quel point de côté* ! Ah ! quel mal ! je n'en puis plus ! » Il me paraît vraiment bien difficile, même avec la meilleure volonté du monde, « de reconnaître, dans ce *point de côté*, le point de Mac Burney ».

Cette expression « point de côté » a un sens bien défini, consacré par un long usage : « C'est une douleur pongitive dans un lieu fixe et très circonscrit des parois thoraciques (Littré). » Il me paraît donc évident que la douleur, atroce et soudaine, ressentie par « Madame », ne siégeait pas au niveau de l'appendice, et, quelle que soit l'interprétation de cette douleur à laquelle on s'arrête, on ne saurait en localiser le siège que beaucoup plus haut, peut-être, et fort probablement, à mon avis, dans la région thoraco-abdominale. On lit, en effet, quelques lignes plus loin : « Madame criait toujours qu'elle sentait des douleurs terribles dans le *creux de l'estomac*. » La douleur n'était-elle pas *sous-hépato-gastrique* ? Je me garderais de rien affirmer à cet égard, mais cette supposition est légitime. »

Pour ce qui est de la *perforation stomacale*, il est évidemment malaisé de déterminer si elle fut le fait d'une maladresse ou d'une lésion préexistante ; mais nous croyons, avec M. de Rouville, que la perforation est plutôt pathologique, parce que, seule, une perforation de cette nature peut nous donner la clef des phénomènes cliniques observés.

Ce qui, pour notre part, nous fortifie dans la conviction que Madame n'a pas succombé à une appendicite, mais bien à un *ulcère de l'estomac*, c'est que cette affection — et cette remarque, nul ne l'a mise en lumière, avant nous, dans le cas historique de Madame — coïncide chez elle avec la tuberculose.

VII

L'ulcération simple de l'estomac est loin d'être rare chez les tuberculeux. Cette coïncidence a été signalée de tout temps. Non seulement l'ulcère conduit à la tuberculose, mais la phtisie semble aussi conduire à l'ulcération (1).

« La lésion tuberculeuse de l'estomac, écrit le docteur Moussous, conduit à l'ulcération; l'ulcération produit tous les dangers connus de l'ulcère de l'estomac : hématémèses (vomissements de sang), perforation et péritonite suraiguë. » Les perforations (2) sont généralement précédées d'hématémèse : il n'y en a pas eu chez Henriette d'Angleterre.

Une dernière proposition nous reste à démontrer pour corroborer la thèse de Littré : c'est que *Madame était atteinte de tuberculose.*

Sans vouloir reconstituer une observation clinique complète, fixons-en les linéaments principaux, pour qui serait tenté de les accentuer après nous.

Les *antécédents héréditaires* d'Henriette d'Angleterre étaient plutôt suspects. Marie-Henriette (3),

(1) Moussous, *De la mort chez les phtisiques.* Thèse d'agrégation ; Paris, 1886, p. 151.

(2) La mort par perforation stomacale a été observée six fois seulement dans la phtisie (V. la thèse de doctorat de Marfan : *Troubles et lésions gastriques de la tuberculose*; Paris, 1887, p. 143).

(3) Au mois de janvier 1663, l'ambassadeur Comminge écrivait à Louis XIV: « La reyne-mère (Henriette-Marie d'Angleterre) ne se porte pas bien : elle est extrêmement maigrie et a une toux qui tire à la consomption. Son médecin lui a

reine d'Angleterre, mère de Madame, était décédée le 9 ou 10 septembre 1669, en sa soixantième année, « d'une langueur qui lui restoit d'une *pleurésie* dont elle avait été attaquée, il y a environ six mois (1). »

N'oublions pas que *la pleurésie est*, comme on l'a dit, *proche parente de la tuberculose*, et que *tout pleurétique est*, selon la pittoresque expression du professeur Landouzy, *un candidat à la phtisie*.

Madame avait été, de tout temps, sujette aux gros rhumes (2). Dès le 26 septembre 1664, c'est-à-dire six ans avant la mort d'Henriette d'Angleterre, Gui Patin écrivait à son ami Falconet (3) :

déclaré qu'il n'y avoit point de sûreté pour sa vie, si elle ne retournoit en France, puisque l'air d'Angleterre lui estoit mortel... » Après l'accouchement prématuré de sa fille, elle alla s'établir à Colombes, où elle resta jusqu'au milieu d'août; après quoi, elle se rendit à Bourbon, dont les eaux lui avaient été déjà salutaires.

(1) *Mémoires de Daniel de Cosnac*, t. I, p. 385 (note).

(2) *Mémoires de Mlle de Montpensier*, t. IV; Paris, 1859, p. 151.

(3) Extrait des *Lettres choisies de feu M. Guy Patin*, t. III, édition de 1725 : « On parle encore de la mort de Mme la duchesse d'Orléans. Il y en a qui prétendent, par une fausse opinion, qu'elle a été empoisonnée; mais la cause de sa mort ne vient que d'un mauvais régime de vivre et de la mauvaise constitution de ses entrailles; l'épiploon était si fort corrompu que sa seule puanteur était capable de lui causer une mort subite. Il est certain que le peuple qui aime à se plaindre et à juger de ce qu'il ne connoît pas, ne doit pas être cru en telle rencontre. Elle est morte, comme je vous ai dit, par sa mauvaise conduite et faute de s'être bien purgée, selon le bon conseil de son médecin, auquel elle ne croyait guère, ne fai-

Madame la duchesse d'Orléans est fluette, délicate et au nombre de ceux qu'Hippocrate dit avoir du *penchant à la phtisie*. Les Anglais sont sujets à leur maladie de consomption, qui en est une espèce, une phtisie sèche ou un flétrissement du poumon.

Mlle de Montpensier, racontant une visite de Madame à Versailles, peu de temps avant sa mort, rapportait ainsi l'impression que produisit sur elle l'auguste malade.

Elle entra chez la-reyne comme une morte habillée, à qui on auroit mis du rouge, et, comme elle fut partie, tout le monde le dit, et la reyne et moi nous nous souvinsmes que nous avions dit : *Madame a la mort peinte sur le visage*, et Monsieur avoit raison de dire qu'elle ne vivroit pas au visage qu'elle a. Elle dit pourtant à la reine qu'elle se portoit assez bien ce jour-là ; qu'elle étoit résolue de changer sa manière de vivre, croyant que sa santé seroit meilleure ; qu'elle vouloit manger de toutes sortes de choses, à toute heure et ne garder plus aucun régime. Elle pria la reine de vouloir faire une collation plus tôt, parce qu'elle avoit peur que Monsieur s'en voulût aller ; qu'elle n'avoit pas mangé de tout le jour ; aussi elle mangea furieusement (1).

sant rien qu'à sa tête. C'est ainsi que vivent les Grands à la Cour. Ils donnent tout à leur fortune et à leurs plaisirs, et presque rien à leur santé. Aussi meurent-ils comme les autres et bien souvent avant que d'être vieux. Le feu roi n'avoit que 41 ans. Le cardinal de Richelieu 57, et son successeur que 58. Mais il faut que Martial ait dit vrai, *Immodicis brevis est ætas et rara senectus*. De Paris, 30 juillet 1670. »

(1) V. *Les Mémoires de Mlle de Montpensier*, éd. Charpentier (t. IV, p. 144). Ce passage ne se trouve pas dans les anciennes éditions.

L'appétit peut, en effet, être conservé pendant un assez long temps chez les phtisiques ; mais c'est l'assimilation qui ne se fait pas. Nous n'avons pas relevé cependant, dans les diverses biographies de Madame, qu'elle ait jamais eu des nausées ou autres troubles gastriques.

Peu de temps avant sa mort, *Madame avait eu la rougeole* : nous ne saurions omettre d'en parler, aujourd'hui surtout que *certains pathologistes veulent établir un lien entre cette fièvre éruptive et la tuberculose.*

Cette rougeole lui était survenue dans les circonstances suivantes. Au cours d'une traversée de Portsmouth à Calais, le vent ayant été contraire, le navire qui portait Henriette d'Angleterre fut ensablé, et elle fut quelques heures en grand péril. Enfin, on parvint à remettre le bateau à flot ; mais l'émotion communiqua à la princesse une fièvre violente et, quelques heures après, une éruption de rougeole très caractérisée. Madame dut s'arrêter quelques jours au Havre et elle ne reprit la route de Paris que quand elle fut complètement rétablie.

Au cours de sa rougeole, elle refusa de se laisser saigner et elle guérit ainsi, contre toutes les règles, en dépit de la Faculté !

Autre symptôme, qu'il importe de noter : Madame était *sujette aux insomnies.* Pâle et nerveuse, souffrant d'une toux fréquente qui allait parfois jusqu'à la suffocation, elle ne pouvait trouver le sommeil qu'en recourant à l'opium (1).

On sait que Madame eut *plusieurs couches successives*, qui ne laissèrent pas de l'éprouver fortement. Lors de sa première grossesse, les médecins décidèrent qu'il lui était indispensable de prendre un repos absolu et même de garder le lit. On la transporta à Paris dans une litière, puis on l'emmena de là à Saint-Cloud.

En 1661, elle eut une indisposition assez grave : le 16 décembre de cette année, Charles II lui écrivait :

J'ai été fort en peine au sujet de votre indisposition, non pas tant que je l'ai cru dangereuse, mais par peur d'une fausse couche. J'espère que vous êtes aussi à présent délivrée de cette crainte; mais, mon Dieu, ma chère sœur, prenez soin de vous-même et croyez bien que j'ai plus de souci de votre santé que je n'en ai de la mienne...

Un repos forcé et les tendres attentions de sa mère finirent par triompher du mal : après quelques jours passés au lit, elle put se lever, s'étendre sur une chaise longue et recevoir des visites.

Après son accouchement, elle retomba de nouveau malade : elle fit une saison à Villers-Cotterets pendant un mois, pour y suivre un traitement au lait d'ânesse (2).

(1) V. De Baillon, *Histoire de la vie d'Henriette d'Angleterre*, pp. 81, 83, 85, etc.

(2) Cf. *Lettres de Gui Patin à Falconet*, t. III, p. 2.

Les médecins lui permirent de retourner à Versailles au commencement d'octobre.

Charles II écrivait à Madame, le 9 février 1665 :

J'ai été fort satisfait d'apprendre que votre indisposition de santé s'est tournée en une enflure de ventre. Vous aurez avec cela, j'espère, meilleure chance que la duchesse (d'York), qui est accouchée ici lundi dernier d'une fille : je vous souhaite pourtant une partie de ce qui lui est arrivé, c'est-à-dire d'avoir un travail aussi facile qu'elle, car elle a dépêché l'affaire en un peu plus d'une heure. Je crains que votre personne ne soit pas aussi avantageusement disposée que la sienne, pour une semblable occurrence; mais un garçon compensera deux gémissements de plus... (1).

Madame accoucha prématurément d'un enfant mort, le 9 juillet 1665. Cet enfant était une fille (2).

A peine parti pour la campagne de Flandre (juillet 1667), Monsieur avait été rappelé précipitamment à Saint-Cloud, par l'issue prématurée de la grossesse de Madame. Les nouvelles qui lui étaient parvenues étaient alarmantes (3). Pendant plus de deux mois, on conçut les plus vives inquiétudes sur l'état de la malade.

En décembre 1668, nouvelle grossesse : Madame était enceinte de son quatrième enfant (celle qui devait être Anne-Marie d'Orléans, née le 27 août

(1) DE BAILLON, *op. cit.*, pp. 218-219.
(2) *Id.*, p. 241.
(3) DE BAILLON, *op. cit.*, pp. 288-289.

1669, et qui épousa, en 1684, Victor-Amédée,
duc de Savoie).

Au mois d'avril précédent, Madame avait fait une
chute, qui avait fort alarmé Charles II, mais qui n'eut
pas de conséquence fâcheuse.

La santé de la princesse ne s'améliorait toujours
pas.

Au mois de mai 1670, quand elle se rendait à Boulogne
pour s'embarquer, Monsieur s'étudiait à lui être désa-
gréable. Un jour, en carrosse, il dit en sa présence : « On
m'a prédit que j'aurois plusieurs femmes, et je le crois, car,
en l'état où est Madame, on peut croire qu'elle ne vivra
pas, et on lui a prédit qu'elle mourroit bientôt (1).

Le dénouement ne pouvait être longtemps différé,
et il est à présumer que *la constitution profondément délabrée de la princesse ne pouvait lui assurer
de longs jours.* Doit-on cependant accuser de négligence ou d'impéritie les médecins qui étaient chargés
de lui donner des soins ? Étant données les notions
médicales très imparfaites de l'époque, on ne pouvait exiger plus.

Devons-nous dire, avec Littré, que la lésion était
au-dessus des ressources de l'art, « non seulement
du leur, mais du nôtre » ? Sans doute aujourd'hui,
on peut prévenir les accidents terminaux de l'ulcère

(1) *Mémoires de Mlle de Montpensier*, t. IV, p. 128.

de l'estomac, par un régime et une thérapeutique appropriés ; mais il y a, en dehors des cas de la pratique habituelle, et qui se déroulent selon toutes les règles classiques, les *cas imprévus*, terrifiants, *qui désarment la science*, et devant qui le praticien le plus expérimenté, le plus avisé, ne peut que confesser son impuissance.

Le cas de Madame paraît avoir été un de ces cas d'exception ; et c'est ce qui, outre son intérêt historique, nous a rendu son étude si profondément attachante.

I. — COLBERT.

L'anecdote est connue, mais il est nécessaire de
la rééditer, pour ce qu'elle nous dévoile des circonstances qui auraient entraîné la disgrâce du ministre
de Louis XIV.

Un jour, Colbert rendait compte au roi de ce
qu'avait coûté la grande grille du château de Versailles ; sévèrement le maître répliqua : « Il y a là
de la friponnerie.

— Sire, répondit Colbert, je me flatte que ce mot ne
s'étend pas jusqu'à moi.

— Non, riposta le roi, mais il faut avoir plus d'attention. Si vous voulez savoir ce que c'est que l'économie, allez en Flandre ; vous verrez combien les fortifications des places conquises ont peu coûté. »

Cette comparaison avec Louvois, le ton de brus-
querie employé par le souverain, à l'égard de celui
qui avait le plus contribué à l'éclat de son règne, au-

raient porté un coup funeste à Colbert, qui ne s'en serait jamais relevé : sa mort, survenue peu après, ne reconnaîtrait pas, au dire de certains historiens, d'autre cause.

Voilà une accusation nette ; nous ne l'accepterons toutefois que sous bénéfice d'inventaire.

Rétablissons les faits et les dates.

Colbert succombe en 1683 ; depuis 1670, son influence a baissé. Louis XIV n'a manifestement d'yeux que pour Louvois, l'âme damnée de la Maintenon, qui s'est montré plus docile aux ordres de la favorite que le premier ministre.

Au début, le roi garde à Colbert toute son estime, et même il ne se défend pas à son endroit d'une certaine sollicitude. Le billet suivant qu'il lui adressait de Versailles, le 25 avril 1671, en témoigne :

Mme Colbert m'a dit que votre santé n'est pas très bonne et que la diligence avec laquelle vous prétendés revenir vous peut estre préjudiciable. Je vous escris ce billet pour vous ordonner de ne rien faire qui vous mette hors d'estat de me servir, en arrivant à tous les emplois que je vous confie. Enfin, vostre santé m'est nécessaire ; je veux que vous la conserviez, et que vous croyiès que c'est la confiance et l'amitié que j'ai en vous et pour vous qui me font parler comme je fais.

Pour Colbert (1).

(1) Documents inédits sur l'histoire de France, par M. Champollion-Figeac, t. III ; reproduit par P. Clément, dans son Histoire de Colbert, p. 400.

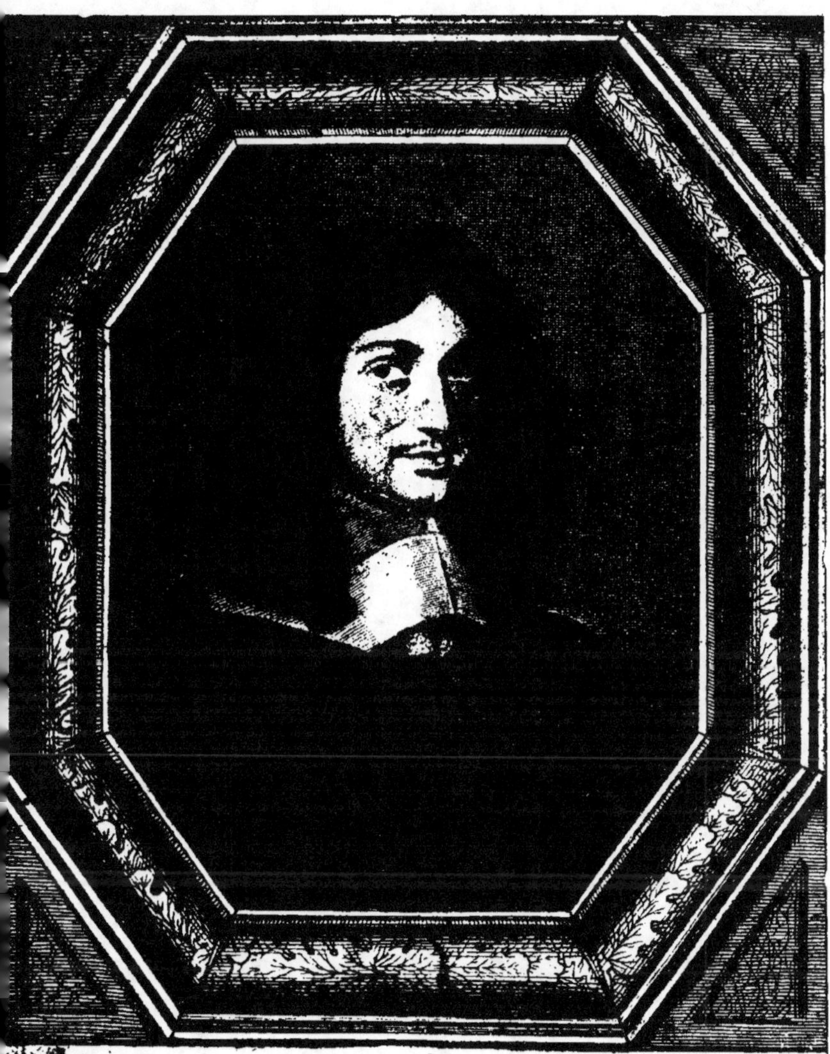

AN BAPTISTE COLBERT Conseiller du Roy en ses Conseils, et Secretai
Commandemens de la Reyne, Baron de seignelay &c.
et Iean saueé excudez auec Priuilege du Roy.

Trompé par l'expression bienveillante de cette lettre, Colbert avait repris confiance.

Cependant, sous l'influence d'un surmenage dont on a de rares exemples à cette époque — il ne travaillait pas moins de quinze heures par jour — sa santé s'était gravement altérée.

Un auteur du temps nous le présente comme un homme « d'une taille médiocre, plutôt maigre que gras... infatigable dans le travail... dormant peu et sobre. »

Sobre, l'a-t-il toujours été? Il est permis d'en douter, s'il est vrai que les satiriques n'exagèrent point; mais défions-nous des fabricants de couplets; ils servent selon le prix qu'on paye leurs services. Prêtons l'oreille à leurs propos, sauf à en contrôler la véracité.

On attribue à un chansonnier du dix-septième siècle une pasquinade qui, sous ce titre : l'*Attelage du soleil*, met en scène les deux cavales, Mlle de La Vallière et Mme de Montespan, conduisant le char du roi, que renforcent quatre vieux chevaux, « bien meilleurs qu'ils ne sont beaux » : Le Tellier, Louvois, Colbert et Lionne.

Le troisième (c'est de Colbert qu'il s'agit) *cheval*
Dont on ne voit pas la fin,   [fin
Porta plus d'un faux Dauphin (1).

(1) L'allusion est transparente, pour qui n'a pas oublié le

Et quoi qu'il soit fort goutteux,
Ne pensant qu'à sa pitance,
Pressé de boire il s'avance :
Et quoi qu'il soit fort goutteux,
Il passe les autres deux.

Colbert fut-il plus porté sur la feuillette que sur la fillette ? Cette allusion inclinerait à le croire (1).

Comment accorder cette allégation avec le certificat de sobriété que lui décerne un de ses biographes ? C'est que, vraisemblablement, il s'est guéri de sa passion ; « de toute passion, depuis qu'il a quitté le vin », nous assure l'abbé de Choisy (2).

L'inventaire de son décès, une pièce officielle, le confirme : à la mort de Colbert, on ne trouve dans sa cave qu'un foudre de vin blanc du Rhin. Pour un personnage de cette qualité, et qui devait recevoir nombreuse compagnie, c'est bien peu, en vérité.

Pour s'être ainsi sevré de son péché mignon, il y a un motif; nous n'aurons pas à le chercher bien loin : *Colbert était goutteux.*

rôle joué par Colbert dans les accouchements successifs de Mlle de la Vallière (Cf. le *Cabinet secret*, nouvelle édition, t. I).

(1) En 1679, il mandait à un sieur Dupré, résidant en Allemagne, de lui « choisir le meilleur vin qui soit sur la Moselle et Hocheim », et de lui faire envoyer « trois demy pièces de chaque sorte. » *Colbert et son temps*, par A. NEYMARCK (Paris, 1877), cité par le docteur Pol GOSSET (*Union médicale et scientifique du Nord-Est*, 1906, n° 3).

(2) *Mémoires* (1888), t. I, p. 90.

Goutteux et descendant de goutteux, comme l'a établi, à grand renfort de textes, un de nos laborieux confrères rémois (1), il aurait bu son mal dans chaque verre ; comme il était la raison même, il préféra s'abstenir. Il était vertueux par hygiène ; combien qui ne le sont pas, même avec ce compromis ! Dès lors, plus besoin de chercher un mobile mystérieux à une mort qui n'est que l'aboutissant d'une évolution morbide se déroulant selon les lois naturelles.

Colbert est de souche arthritique : les Colbert de Reims ont tous été sujets à la goutte (2). Ils sont Champenois : c'est un peu leur excuse.

Jean-Baptiste Colbert hérite de ces dispositions fâcheuses. Il n'a pas atteint la quarantaine, qu'il éprouve une première attaque de goutte.

Les crises se succèdent, plus ou moins violentes : à cinquante et un ans, il paraît en avoir eu une des plus sérieuses, qui a mis la cour et la ville en grand émoi. Le roi est allé lui rendre visite, et le bruit s'est répandu que la vie du ministre était en péril. L'on parle d'une « hydropisie de poitrine », le mal dont serait mort, dit-on, le cardinal Mazarin.

---

(1) Le docteur Pol GOSSET, qui a publié, dans la *Bibliothèque Colbertine*, une très intéressante conférence, sur la maladie des Colbert, faite par lui devant le comité rémois de l'Union des femmes de France, le 2 février 1906.

(2) *Œuvres inédites de P.-J. Grosley*, t. I. (Paris, 1812).

Colbert entre enfin en convalescence, mais pour retomber malade deux ans plus tard.

En 1671, il offre les symptômes d'une « colique bilieuse » : comme le fait judicieusement observer M. Gosset, les troubles fonctionnels du foie ne sont pas rares chez les goutteux.

L'année d'après, Colbert écrit à son frère, ambassadeur à Londres, qu'il a l'estomac mauvais et qu'il suit un régime fort réglé, mangeant en son particulier, à dîner, un seul poulet avec du potage, et soir et matin un morceau de pain avec un bouillon et choses équivalentes. Colbert ajoute qu'il se trouve très bien de ce régime ; que sa santé revient et que déjà il dort mieux qu'auparavant.

Huit ans plus tard, accompagnant le roi dans un voyage aux Pays-Bas, il est saisi d'accès répétés de fièvre maligne, qui ne cèdent qu'à des prises de quinquina, ordonnées par un médecin anglais : ce serait même de là, assure-t-on, que daterait la vogue du précieux médicament (1).

Bientôt Colbert commence à souffrir de la *néphré-tique*, cette maladie que nous appelons, plus scientifiquement aujourd'hui, la gravelle ou la pierre.

---

(1) Jean-Baptiste Colbert, ayant accompagné le roi à son voyage des Païs-Bas, fut attaqué d'une fièvre maligne dont les accès étaient de quinze heures, et guéri par le quinquina que le médecin anglais avait préparé, ce qui mit ce remède en vogue (*Archives curieuses de l'Histoire de France*, 2ᵉ série, t. IX, p. 131).

On sait quelles atroces douleurs cause la présence
d'une pierre dans la vessie. On se fait l'idée des tortures de ce malheureux, homme de devoir avant tout,
qui ne désertera son poste que lorsque la mort lui
en fera sommation.

On conte qu'en apprenant la maladie de Colbert,
le roi lui a envoyé une lettre par un de ses gentils-
hommes, pour lui exprimer ses vœux de prompt réta-
blissement. Colbert a reçu le gentilhomme dans sa
chambre, mais a feint de dormir, pour ne pas avoir
à lui parler. Quant à la lettre, il aurait refusé d'en
prendre connaissance, disant : « Je ne veux plus
entendre parler du roi ; qu'au moins à présent, il me
laisse tranquille. » Pour l'excuser de ce manque de
respect, ajoute celui qui relate le fait, sa famille fut
obligée de prétexter qu'il n'avait plus voulu penser
qu'à son salut (1).

Quatre jours après la mort de Colbert, Mme de

(1) Une page de Racine, donnée par M. P. Clément (*Histoire
de Colbert*, t. II, Paris, 1874, p. 487), confirme en partie ces
détails : « On prétend que M. Colbert est mort mal content,
que le roi lui ayant écrit, peu de jours avant sa mort, pour lui
commander de manger et de prendre soin de lui, il ne dit pas
un mot après qu'on lui eut lu cette lettre. On lui apporta un
bouillon là-dessus, et il refusa. Mme Colbert lui dit : « Ne
voulez-vous pas répondre au roi ? » Il lui dit : « Il est bien
temps de cela ; c'est au roi des rois qu'il faut que je songe à
répondre. » Comme elle lui disoit une autre fois quelque
chose de cette nature, il lui dit : « Madame, quand j'étois dans
ce cabinet à travailler pour les affaires du roi, ni vous ni les

Maintenon aurait écrit à M. de Saint-Géran cette lettre (1) qui semblerait témoigner que, Louis XIV avait daigné accorder quelques regrets à son ancien ministre :

Le roi se porte bien et ne sent plus qu'une légère douleur. La mort de M. Colbert l'a affligé, et bien des gens se sont réjouis de cette affliction. C'est un sot discours que les desseins pernicieux qu'il avait, et le roi lui a pardonné de très bon cœur d'avoir voulu mourir sans lire sa lettre pour mieux penser à Dieu... (2)

Colbert était mort le 6 septembre 1683, à 3 heures du matin, après une courte maladie (3) ; il fut moins regretté encore du peuple que de son roi. On dut

autres n'osiez y entrer; et maintenant qu'il faut que je travaille aux affaires de mon salut, vous ne me laissez point en repos. »

(1) *Correspondance de Mme de Maintenon*, édition Léopold COLLIN, t. II, p. 141 (10 septembre 1683). On a prétendu que cette lettre était apocryphe et de la fabrication du faussaire La Beaumelle. Le fait reste à prouver.

(2) « Ce que dit Mme de Maintenon des regrets du roi dément le bruit qui courut dans le temps qu'il (Colbert) allait être disgracié. » *Note de l'éditeur.*

(3) Il serait tombé malade entre le 20 et le 21 août 1683, d'après la *Gazette de Leyde*. « On s'inquiéta, écrit le correspondant à Paris de ce journal, puis le mieux revint ; mais, dans la nuit du 1er au 2 septembre, on dut lui porter le viatique. La nuit s'acheva plus calme, et il put prendre deux bouillons. Il souffrait de douleurs intolérables de la pierre et ne trouvait de soulagement que dans des bains d'huile. »

faire escorter le corps par des archers du guet, de la maison mortuaire à l'église Saint-Eustache (1).

Le cadavre n'était pas encore froid, qu'épigrammes et couplets circulaient en tous lieux ; nous ne citerons que cette épitaphe (2), une des plus modérées de ton, qui permettra de juger des autres :

Vous l'avez fait mourir, ignorants médecins,
Ce ministre fameux, cet homme d'importance ;
Vous croyez qu'il avait la pierre dans les reins,
Il l'avait dans le cœur, au malheur de la France.

(1) Sébastien Foscarini, ambassadeur de Venise à Paris, au moment où mourut Colbert, dit, entre autres choses, que, pour prévenir les démonstrations injurieuses de la populace (*della plebe*), irritée de l'aggravation des impôts, les gardes durent protéger l'enterrement. (*Le Relazione lette degli ambasciatori Veneti*, publié par Berchet et Barrozzi; série II, Francia, t. III, p. 380.)

(2) Sablier, dans ses *Variétés sérieuses* (édition de 1765, Iʳᵉ partie, t. II, p. 123), rapporte, comme étant de La Fontaine, l'épigramme suivante, sur la mort de Colbert, qui arriva peu de temps après une grande maladie qu'eut le chancelier Le Tellier, en 1683 :

> *Colbert jouissait par avance*
> *De la place de chancelier,*
> *Et sur cela, pour Le Tellier,*
> *On vit gémir toute la France.*
> *L'un revint, l'autre s'en alla :*
> *Enfin ce fut une scène nouvelle.*
> *Car la France, sur ce pied-là,*
> *Devait rire... Aussi fit-elle.*

Ces vers ne sont guère de la manière de La Fontaine qui, du reste, candidat à l'Académie, ne se serait pas diverti à ce badinage indigne de lui.

C'était bien, en effet, à une *néphrite calculeuse* que succombait ce descendant de toute une lignée de goutteux.

Une grosse pierre dans le rein gauche, noyée dans le pus ; deux autres pierres dans les uretères ; quelques calculs dans la vésicule biliaire, autorisent pleinement le diagnostic de *double pyélonéphrite calculeuse*, qui ressort des termes mêmes du procès-verbal d'autopsie (1).

Pourquoi dramatiser à plaisir une fin si normalement explicable ? Un regard, fût-il du Roi-soleil, ne foudroie pas un homme, eût-il été le plus humble des sujets ; une pierre dans les reins est une arme autrement sûre.

Le procès nous paraît donc jugé : n'en déplaise aux fabricants de légendes, Louis XIV doit être déchargé d'une accusation aussi absurde qu'invrai-semblable.

*
* *

Des neuf enfants laissés par Colbert, un seul nous occupera, parce que sur celui-là seul nous avons quelques informations relatives aux causes de sa mort.

(1) Il a été, pour la première fois, publié par M. de Boislisle (tirage à part du *Bulletin de la Société de l'Histoire de France* ; Nogent-le-Rotrou, 1874).

Aucun renseignement ne nous est parvenu sur la santé de Colbert de Seignelay avant 1690 : il est alors âgé de trente-neuf ans. Cette même année, au mois de février, il a une attaque de goutte, comme son père et en même temps que son oncle : la coïncidence est notable !

L'oncle guérit, tandis que l'état du neveu s'aggrave. Cette mauvaise langue de Bussy, le cousin de Mme de Sévigné, écrit à son confident, l'abbé de Choisy, le 21 août :

La fortune de M. de Seignelai lui coupe la gorge ; s'il n'avoit pas pu tout ce qu'il a voulu, il auroit vécu plus long-temps qu'il ne fera. Il meurt d'une maladie que les médecins appellent *ab exhausto.*

Vous avez compris : une maladie d'*épuisement.* On le confie aux soins du médecin hollandais Helvétius, que ses cures ont mis à la mode, et qui n'en désespère pas tout d'abord. Il lui administre, sans résultat, son baume de soufre.

On recourt alors aux empiriques : on fait appel à un médecin fameux du Languedoc, un M. Pallieux, à qui on envoie, suivant la coutume du temps, un précis de la maladie du marquis.

Par la réponse qu'il fit, — si nous en croyons Dionis (1), qui narre l'aventure, —il rendait la cure de cette maladie si aisée,

____

(1) *Dissertation sur la mort subite* (Paris, 1709).

et il en fit un projet si facile à exécuter, que toute la famille prit la résolution de le faire venir, pour la traiter lui-même, et d'autant plus que les médecins de la cour en avaient fait un pronostic tout opposé. Il partit dans l'espérance de le guérir, et son remède pour y parvenir était l'usage du lait de femme, qu'il lui conseilla aussitôt qu'il fut arrivé. M. Fagon, qui eut quelques conférences avec lui, commença de lui faire le plan de la maladie telle quelle étoit, et des questions qui ne l'embarrassoient pas peu. M. Pallieux répondit seulement qu'il avait vu de bons effets du lait de femme et qu'il croyoit qu'il en seroit de même ici. Il ne s'avança pas davantage ; et c'est ce qu'il fit de mieux, car il connut bien qu'il avoit affaire à des médecins éclairés. Enfin le lait n'ayant pas réussi, il ne dit jamais autre chose, sinon que cela manquant, il ne sçavoit point d'autre remède. Il demanda son congé quelques jours après, et l'ayant obtenu, il partit le plus tôt qu'il put, dans la résolution de ne plus s'exposer à une si rude épreuve.

En dépit du baume de soufre et du lait de femme, le malade ne se relevait plus : le 3 novembre il avait cessé de vivre.

On attribua sa mort à ses débauches et principalement aux excès qu'il avait faits avec les femmes. Quand on sut qu'il laissait une infinité de meubles précieux, et entre autres deux cents lits, un plaisant de s'écrier : « M. de Seignelay n'avait que trop de lits, il ne s'est que trop couché (1). »

Cela ne l'empêchait point de vaquer à sa rude besogne. L'abbé de Fénelon lui avait annoncé qu'il lui

(1) Lettre de Bussy à l'abbé de Choisy (février 1691).

restait peu de temps à vivre ; cela le surprit d'autant plus que, deux jours auparavant, il avait travaillé huit heures avec ses commis. En digne fils de Colbert, il n'entendait se reposer que couché dans le lit du tombeau.

Le marquis de Seignelay étant mort à Versailles, on le rapporta des appartements du château où il expira, dans son hôtel de la rue de l'Orangerie.

Ce fut là que Dionis, le premier chirurgien des Enfants de France, vint faire l'ouverture de son corps et l'embaumer (1).

Son corps ayant été ouvert, on lui trouva une douzaine de petites glandes extrêmement dures dans la poitrine, et quelques autres qui commençaient de se former dans les reins ; il avait le poulmon attaché aux côtes et tout son sang était coagulé ; son estomac était si dur qu'on eut peine à l'entamer (2).

Ce document manque évidemment de précision.

Les glandes dures qu'on a trouvées dans la poitrine étaient-elles des ganglions plus ou moins dégénérés, des ganglions cancéreux par exemple ; cette hypothèse n'a rien d'improbable.

Quant aux glandes qu'on a rencontrées dans les reins, n'étaient-ce pas des calculs ? Il ne se présente à l'esprit aucune hypothèse plus plausible.

(1) Cf. Le Roi, *Histoire de Versailles*, t. II, p. 301.
(2) *Archives curieuses*, 2ᵉ série, t. IX, p. 196.

La mort du fils confirmerait donc la nature du mal qui a fait périr le père. *Goutte*, *gravelle*, *cancer*, ne sont-ils pas trois rameaux d'une même souche ?

II. — Louvois.

Bussy écrivait à l'abbé de Choisy, le 27 novembre 1690 :

La cause des fatigues de M. de Louvois est plus honorable que celle de M. de Seignelai. Celui-ci est mort pour ses maîtresses ; l'autre se tue pour son maître.

Encore quelques mois et l'on chuchotera que Louvois ne se tue pas, mais vient d'être empoisonné, par ordre de son maître.

Louis XIV aurait répondu à l'officier que le roi d'Angleterre lui avait envoyé de Saint-Germain, pour lui présenter ses condoléances, à l'occasion de la mort de Louvois :

Monsieur, dites au roi d'Angleterre que j'ai perdu un bon ministre, mais que ses affaires et les miennes n'en iront pas plus mal pour cela (1).

(1) *Mémoires de Dangeau* (17 juillet 1691).

Le roi mandait, d'autre part, le 16 juillet, au maréchal de Luxembourg :

Mon cousin, je ne puis qu'avec déplaisir vous donner part du décès inopinément arrivé du marquis de Louvois.

Et quelques jours après, au même :

Je suis bien persuadé de la part que vous prenez à la perte que j'ai faite.

Au marquis de Boufflers, il écrivait pareillement :

Je ne doute point qu'étant aussi zélé pour mon service, vous ne soyez fâché de la mort d'un homme qui nous servait bien.

Sans attacher à ces marques officielles de sympathie plus d'importance qu'elles ne comportent, il faut bien y voir cependant une expression de regrets caractérisée.

Que des dissentiments aient éclaté entre le roi et son ministre, le fait n'est pas niable. Le siège de Mons avait été le premier coup porté au crédit de Louvois.

Le roi s'était montré fort mécontent de l'imprévoyance du ministre, qui avait failli l'exposer à un échec. Louis XIV n'avait entrepris le siège de Mons que sur l'assurance, donnée par Louvois, que le prince d'Orange n'était'pas en état de venir au secours

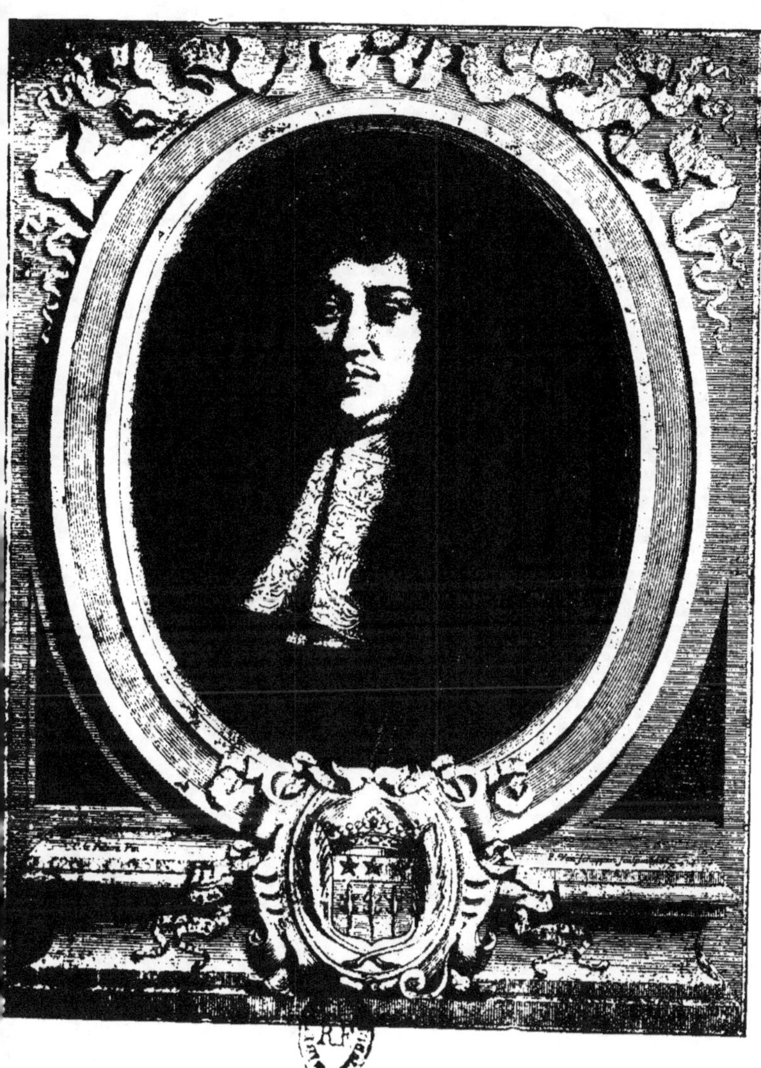

LOUVOIS

de cette place ; or, le prince marchait sur Mons, quand la ville se rendit (1).

On prétendit encore que le roi imputait à grief à son ministre la levée du siège de Coni (2), ainsi que le bombardement de Liège, auquel Louis XIV s'était toujours opposé.

A ce sujet une explication des plus vives eut lieu chez Mme de Maintenon. L'épouse morganatique du Grand Roi était devenue l'ennemie jurée de Louvois, du jour où elle avait appris que Louvois avait cherché à dissuader le roi de l'épouser.

Le monarque avait fait part au ministre de son intention de légitimer, par un mariage secret, ses relations avec sa maîtresse :

— « Sire, s'écrie Louvois, Votre Majesté songe-t-elle bien à ce qu'elle me dit ? Le plus grand roi du monde, couvert de gloire, épouser la veuve Scarron ! Voulez-vous nous déshonorer ? » Se jetant ensuite aux pieds du roi et fondant en larmes : « Pardonnez-moi, Sire, la liberté que je prends ; ôtez-moi

---

(1) Note sur le Journal de Dangeau, dans les *Mémoires du duc de Luynes*, 21 mars 1691.

(2) Lorsque Louvois sut la levée du siège de Coni, il alla chez le roi, pleurant et désespéré, lui porter cette nouvelle, dont il ne pouvait se consoler. Le roi dit alors sagement et fort bien : *Vous êtes abattu pour peu de chose ; on voit bien que vous êtes trop accoutumé à de bons succès. Pour moi qui me souviens d'avoir vu les troupes espagnoles dans Paris, je ne m'abats pas si aisément.* (*Mémoires de la Fare*, édition RAUNIÉ, p. 270).

toutes mes charges ; mettez-moi dans une prison et je ne verrai point une pareille indignité. » Mais le roi, coupant court à l'entretien, vivement l'apostropha : « Levez-vous, êtes-vous fou ? » Louvois se lève et sort sans ajouter un mot. Le lendemain, ajoute l'abbé de Choisy (1), dont nous transposons le récit, Louvois crut voir, à l'air embarrassé et cérémonieux de Mme de Maintenon, que le roi avait eu la faiblesse de lui tout conter.

Le bruit s'étant répandu que la faveur du ministre commence à baisser, c'est à qui le desservira auprès de Mme de Maintenon comme auprès du Roi.

L'incendie du Palatinat et, se succédant coup sur coup, les incidents de Mons et de Liège, avaient porté au comble l'exaspération du monarque, jusque-là contenue. Un tête-à-tête entre le Roi et son ministre va précipiter la crise.

Comme ni l'un ni l'autre n'avaient le caractère à céder, la scène fut d'une violence dont les mémorialistes nous ont transmis l'écho.

Louvois s'emporte, jusqu'à jeter ses papiers sur la table du Conseil, disant qu'il ne veut plus se mêler des affaires. Le Roi, se levant, a saisi sa canne. Mme de Maintenon, craignant qu'ils ne se laissent emporter à des excès regrettables, s'interpose entre les deux hommes.

(1) L'abbé de Choisy, *Mémoires pour servir à l'histoire de Louis XIV*, dans les *Mémoires et Réflexions du Marquis de la Fare*, édition F. Raunié (Paris, 1884), note de la p. 250.

Mais Louis XIV la rassure, lui disant qu'il n'a pas eu l'intention qu'elle supposait.

Louvois rentre chez lui profondément remué. Le lendemain, il se rend, à son ordinaire, chez le roi, pour travailler avec lui ; mais à peine a-t-il commencé la lecture d'une dépêche, qu'il se sent indisposé ; il se retire dans son appartement et meurt au bout de quelques instants, en dépit des soins rapides qui lui sont administrés.

*
* *

Cette fin subite appelle quelques réflexions.

Louvois est-il mort du saisissement produit par l'émotion qu'il a ressentie, en entendant les reproches du roi ?

A-t-il, comme en a couru le bruit au lendemain de l'événement, succombé au poison ?

Sa mort ne peut-elle reconnaître une autre cause ?

On rapporte que, quinze jours avant de mourir, il sentait déjà la foudre prête à éclater et ne conservait plus aucune illusion sur les sentiments du roi à son endroit.

« Je ne sais, disait-il à un de ses amis, si le Roi se contentera de m'ôter mes charges, ou s'il me mettra dans une prison ; tout m'est assez indifférent quand je ne serai plus le maître. »

Comme son ami s'efforçait à le rassurer, le faisant

souvenir que, depuis dix ans, il a tenu vingt fois le même propos : « Tout est changé, répliqua tristement Louvois; nous avons eu cent fois des disputes fort aigres ; je sortais de son cabinet et le laissais fort en colère ; le lendemain, quand il fallait travailler, il reprenait son air gracieux. Or, depuis quinze jours, il a toujours le front ridé ; il a pris son parti contre moi (1). »

La famille de Louvois restait persuadée que le roi avait eu quelque part à sa mort. Comme le dit un contemporain, ces manières n'étaient point de Louis XIV, qui, depuis plusieurs années, ne s'occupait que de son salut.

Mais, s'il ne s'en est pas personnellement mêlé, quelque courtisan n'aurait-il pas songé à le débarrasser d'un fardeau devenu pour lui trop pesant; n'aurait-il pas hâté la solution d'une affaire qui était dans les secrets désirs du prince? Pures hypothèses, que rien ne vient confirmer.

N'a-t-on pas prétendu encore que le poison aurait été administré à Louvois par son médecin, à l'instigation d'un prince de la maison de Savoie, Victor-Amédée, que Louvois avait irrité et même maltraité? La famille de Louvois, conte-t-on, fit mettre en prison un Savoyard, qui frottait dans la maison ; mais on eut bientôt reconnu l'innocence du pauvre

(1) *Mémoires de l'abbé de Choisy*, cités par RAUNIÉ, *loc. cit.*

diable qui, sans plus tarder, fut remis en liberté.

Jusqu'alors, rien que des racontars. Saint-Simon, avec sa malveillance coutumière, va se charger de leur donner corps. Dangeau, la Palatine, qui a pris en grippe cette « guenippe » de Maintenon, renchériront sur les bavardages du noble duc.

*
* *

L'appartement occupé par Louvois, au moment de l'événement, était situé au premier étage de l'Hôtel de la Surintendance des bâtiments du roi. Cet appartement avait vue sur le Parc, du côté de la Petite Orangerie ; cette topographie est utile à fixer, pour faire comprendre le drame dont Saint-Simon s'est fait le complaisant narrateur.

Notons d'abord ce détail, qu'à l'époque où les événements se sont passés, Saint-Simon était bien jeune pour être déjà doué de tant de perspicacité ; il n'a, de plus, écrit son récit que bien longtemps plus tard ; sa mémoire a bien pu le desservir.

Quoique je n'eusse guère que quinze ans, — l'aveu est à retenir. — je voulus voir la contenance du roi à un événement de cette qualité. J'allai l'attendre, et le suivis toute sa promenade. Il me parut avec sa majesté accoutumée, mais avec je ne sais quoi de leste et de délivré, qui me surprit assez pour en parler après, d'autant plus que j'ignorais alors, et longtemps depuis, les choses que je viens d'écrire. Je remarquai encore qu'au lieu d'aller voir ses fontaines et de diversifier sa promenade, comme il faisait toujours, dans ces jardins, il ne fit qu'aller et venir le long de la balustrade de l'Orangerie, d'où il voyait, en revenant vers le château, le logement de la Surintendance, où Louvois venait de mourir, qui continuait l'ancienne aile (1) du château sur le flanc de l'Orangerie et vers lequel il regarda sans cesse toutes les fois qu'il revenait vers le château.

Le 16 juillet (1691), Saint-Simon est à Versailles.

Sortant le même jour du dîner du roi, je le rencontrai (Louvois) au fond d'une très petite pièce qui est entre la grande salle des gardes et le grand salon qui donne sur la petite cour des Princes ; M. de Marsan lui parlait, et il allait travailler chez Mme de Maintenon avec le roi, qui devait se promener après dans les jardins de Versailles, à pied, où les gens de la cour avaient la liberté de le suivre.

Sur les quatre heures après midi du même jour, j'allais chez Mme de Châteauneuf, où j'appris qu'il s'était trouvé un peu mal chez Mme de Maintenon, que le roi l'avait forcé de s'en aller, qu'il était retourné à pied chez lui, où le mal avait subitement augmenté ; qu'on s'était hâté de lui donner un lavement, qu'il l'avait rendu aussitôt et qu'il était mort en le rendant et demandant son fils Barbezieux, qu'il n'eut pas le temps de voir, quoique celui-ci accourût de sa chambre.

La soudaineté du mal et de la mort de Louvois fit tenir bien des discours, bien plus encore, quand on sut, par l'ouverture de son corps, qu'il avait été empoisonné.

Il était grand buveur d'eau, et en avait toujours un pot sur la cheminée de son cabinet, à même duquel il buvait.

(1) L'aile du Midi, construite en 1679, s'appelait l'*Ancienne Aile*, et celle du Nord, élevée en 1685, l'*Aile Neuve*.

On sut qu'il en avait bu ainsi en sortant pour aller travailler avec le roi, et qu'entre sa sortie de dîner, avec bien du monde, et son entrée dans son cabinet pour prendre les papiers qu'il voulait porter à son travail avec le roi, un frotteur du logis était entré dans ce cabinet et y était resté quelque moment seul. Il fut arrêté et mis en prison. Mais à peine y eut-il demeuré quatre jours, et la procédure commencée, qu'il fut élargi par ordre du roi, ce qui avait déjà été fait, jeté au feu, et défense de faire aucune recherche. Il devint même dangereux de parler là-dessus, et la famille Louvois étouffa tous ces bruits, d'une manière à ne laisser aucun doute que l'ordre très précis n'en eût été donné.

Comme si ce n'était pas assez de ces insinuations, tout imprégnées ˙de perfidie, Saint-Simon ajoute l'histoire suivante, qu'à son dire il tient d'un gentilhomme attaché à la maison de Louvois :

Il m'a conté, dit Saint-Simon, étant toujours à Mme de Louvois depuis la mort de son mari, que Séron, médecin domestique de ce ministre, et qui l'était de M. de Barbezieux, logé dans sa même chambre au château de Versailles, dans la Surintendance que Barbezieux avait conservée, quoiqu'il n'eût pas succédé aux bâtiments, s'était un jour barricadé dans cette chambre, seul, quatre ou cinq mois après la mort de Louvois; qu'aux cris qu'il y fit on était accouru à sa porte, qu'il ne voulut jamais ouvrir ; que ces cris durèrent presque toute la journée, sans qu'il voulût ouïr parler d'aucun secours temporel ni spirituel, ni qu'on pût venir à bout d'entrer dans sa chambre ; que sur la fin on l'entendit s'écrier qu'il n'avait que ce qu'il méritait par ce qu'il avait fait à son maître, qu'il était un misérable indigne de tout secours ; et qu'il mourut de la sorte en désespéré, au bout de

huit ou dix heures, sans avoir jamais parlé de personne ni prononcé un seul nom. A cet événement les discours se réveil-
lèrent à l'oreille : il n'était pas sûr d'en parler. *Qui a fait le
coup ?* C'est ce qui est demeuré dans les plus épaisses ténèbres.

Tout enveloppée qu'elle soit d'habiles réticences,
l'articulation d'empoisonnement s'accompagne d'un
tel luxe de détails, qu'on en est malgré tout impres-
sionné. Mais ce ne sont, hâtons-nous de le dire,
qu'allégations dont il est aisé de faire justice.

On sut, affirme Saint-Simon avec sa belle assurance, par l'ouverture du corps de Louvois, qu'il
avait été empoisonné. Si cela est, nous n'avons qu'à
contresigner l'affirmation, notre tâche est finie. *Mais
cela n'est pas*, et un document précis dément sans
réplique cette assertion.

*
* *

Après les ouvertures des corps des personnages
de qualité, il était d'usage de faire une relation des
particularités observées au cours de ces macabres
opérations. La coutume avait été suivie pour Louvois.
La relation de son autopsie fut portée au roi, après
avoir été signée par quatre des médecins présents :
DAQUIN, FAGON, DUCHESNE et SÉRON, et par quatre
chirurgiens (1), savoir : FÉLIX, GERVAIS, DUTERTRE
et DIONIS, ce dernier désigné par la famille.

____

(1) Les apothicaires, bien que présents à ces « ouvertures »,
ne signaient pas au procès-verbal.

Dionis était premier chirurgien de la Dauphine,
plus tard de la duchesse de Bourgogne. Il s'intitulait
juré de Paris, comme membre de la corporation des
chirurgiens, vivant à une époque où les chirurgiens
étaient encore rangés dans la catégorie des barbiers.

C'est dans un des ouvrages de Dionis (1), écrit
d'après ses propres observations, que se trouve le
récit des dernières heures de Louvois et les détails
sur son autopsie.

Voici comment est contée la mort du ministre :

Le 16 juillet 1691. M. le marquis de Louvois, après avoir
diné chez lui et en bonne compagnie, alla au conseil. En
lisant une lettre au roi, il fut obligé d'en cesser la lecture,
parce *qu'il se sentait fort oppressé* ; il voulut en reprendre la
lecture, mais ne pouvant pas la continuer, il sortit du cabinet du roi, et s'appuyant sur le bras d'un gentilhomme à
lui, il prit le chemin de la Surintendance où il était logé.

En passant par la galerie de chez le roi à son appartement,
il dit à un de ses gens de venir me chercher au plus tôt.
J'arrivai dans sa chambre comme on le déshabillait. Il me
dit : « Saignez-moi vite, car *j'étouffe*. » Je lui demandai s'il
sentait de la douleur plus dans un des côtés de la poitrine
que dans l'autre ; il me montra *la région du cœur*, me disant :
« *Voilà où est mon mal*. » Je lui fis une grande saignée en
présence de M. Séron, son médecin.

(1) *Dissertation sur la mort subite, avec l'Histoire d'une fille
cataleptique*, par Dionis, premier chirurgien de feue Madame
la Dauphine, à présent de Madame la duchesse de Bourgogne,
et juré de Paris. Laurent d'Houry, 1709, in-12.

Un moment après il me dit : « Saignez-moi encore, car je ne suis point soulagé. » M. d'Acquin et M. Fagon arrivèrent, qui examinèrent l'état fâcheux où il était, le voyant souffrir avec des *angoisses* épouvantables ; il sentit un mouvement dans le ventre comme s'il voulait s'ouvrir ; il demanda la chaise, et peu de temps après s'y être mis, il dit : « *Je me sens évanouir.* » Il se jeta en arrière, appuyé sur le bras, d'un côté de M. Séron, et de l'autre d'un de ses valets de chambre. Il eut des râlements qui durèrent quelques minutes et il mourut.

On voulut que je lui appliquasse des ventouses avec scarifications ; ce que je fis ; on lui apporta et on lui envoya de l'eau apoplectique, des gouttes d'Angleterre, des eaux divines et générales ; on lui fit avaler tous ces remèdes, qui furent inutiles, puisqu'il était mort, et en peu de temps ; car il ne se passa p s une demi-heure depuis le moment qu'il fut attaqué de son mal jusqu'à sa mort.

Le lendemai M. Séron vint chez moi me dire que la famille souhaitait que ce fût moi qui en fit l'ouverture. Je la fis en présenc de MM. d'Acquin, Fagon, Duchesne et Séron.

En faisant prendre le corps pour le porter dans l'antichambre, je vis son matelas baigné de sang ; il y en avait plus d'une pinte qui avait distillé pendant vingt-quatre heures par les scarifications que je lui avais faites aux épaules ; et ce qui est de particulier, c'est qu'étant sur la table, je voulus lui ôter la bande qui était encore à son bras de la saignée du jour précédent, et que je fus obligé de la remettre, parce que le sang en coulait, et qui gâtait le drap sur lequel il était.

Le cerveau était dans son état naturel et très bien disposé ; l'estomac était plein de tout ce qu'il avait mangé à son dîner ; il y avait *plusieurs petites pierres dans la vésicule du fiel ; les poumons étaient gonflés et pleins de sang ; le cœur était gros, flétri, mollasse et semblable à du linge mouillé, n'ayant pas une goutte de sang dans ses ventricules.*

On fit une relation de tout ce qu'on avait trouvé, qui fut portée au roi, après avoir été signée par les quatre médecins que je viens de nommer, et par quatre chirurgiens, qui étaient MM. Félix, Gervais, Dutertre et moi.

Le jugement certain qu'on peut faire de la cause de cette mort est l'interception de la circulation du sang ; les poumons en étaient pleins, parce qu'il y était retenu et il n'y en a point dans le cœur, parce qu'il n'y en pouvait point entrer ; il fallait donc que ses mouvements cessassent, ne recevant point de sang pour les continuer ; c'est ce qui s'est fait aussi, et ce qui a causé une mort si subite.

Dionis fait ailleurs observer (1) que, peu avant sa mort, Louvois prenait, tous les matins, des eaux de Forges dans les jardins de Versailles; et que ses commis l'accompagnaient, afin que le travail ne fût pas interrompu; les quatre jours qui avaient précédé sa mort, Louvois, au rapport de ses valets de chambre, avait rendu trois à quatre verres de moins qu'il n'en avait bu, et Dionis en inférait que c'était sans doute « cette eau retenue, qui avait rendu son sang trop fluide ». L'explication est pour le moins ingénue.

D'aucuns ont soupçonné le médecin de Louvois, Séron (2), d'avoir glissé du poison dans une bouteille

(1) Dionis, *Dissertation sur la mort subite*, p. 123-124.
(2) Séron et non Serca, comme l'écrit La Place (*Pièces intéressantes*, etc., t. I. p. 118).

des eaux qu'il prenait ; des eaux de Balaruc, disent-ils, que celui-ci avait ordonnées au ministre, et que son chirurgien La Ligerie lui faisait boire. La Ligerie, ayant ouvert le corps de Louvois, n'aurait pas trouvé d'autre cause de cette mort subite (1), que celle qu'il avait prédite. Il ne doutait pas que Louvois eût succombé au poison.

Deux erreurs sont, de suite, à relever : Louvois ne prenait pas des eaux de Balaruc, mais des eaux

(1) Il convient de dire que Louvois était malade depuis plusieurs années déjà. En 1688, il était allé faire une saison à Forges-les-Eaux, ainsi que le relate son apothicaire, Mathieu-François Geoffroy, dans son curieux journal, récemment publié par le docteur Dorveaux, bibliothécaire à l'École Supérieure de Pharmacie de Paris.

Le dit apothicaire avait livré, en 1690, « en plusieurs fois, à M. de Louvois, 20 livres de peaux de lièvres calcinez. » A cette date, Louvois était à Chaville, consumé par la fièvre (*Histoire de Louvois*, par C. ROUSSET, t. IV, p. 304 ; Paris, 1863). La poudre de peaux de lièvres était excellente, parait-il, pour dissoudre les pierres de la vessie (Louvois était graveleux : on lui trouva, nous apprend le procès-verbal d'autopsie, « plusieurs petites pierres dans la vésicule du fiel. »)

Dans cette année 1690, au mois de juin, l'apothicaire porte à Meudon, à M. de Louvois, trois livres de racines de mauve, de chicorée sauvage et de persil. « Le persil, dit une Pharmacopée du temps, atténue la pierre du rein et de la vessie. »

En septembre, Louvois se fait livrer un livre de « poudre de crânes humains calcinez ; plus une boëte de poudre de liège bruslé (très bonne pour les hémorroïdes), de huit onces ; deux de poudre de gland (astringent) ; enfin, trois de poudre d'os de mouton calcinez, qui ne figure, selon Dorveaux, ni dans les traités de matière médicale ni dans les pharmacopées.

de Forges; le nom de La Ligerie ne figure pas parmi les signataires du procès-verbal qu'on vient de lire.

Quant à l'anecdote tragique du médecin Séron qui, au dire de Saint-Simon, serait mort fou et n'aurait cessé de répéter qu'il avait empoisonné Louvois, elle est criante d'invraisemblance. Séron assistait à l'ouverture du corps et à aucun moment il ne fut inquiété pour un crime qu'on ne songea à lui imputer qu'après sa mort (1). La Palatine (2), qu'une calomnie de plus n'aurait pas arrêtée, en convient elle-même : « On a traité les propos de ce médecin, nommé Séron, de délire et de fable. »

*
* *

Nombre d'historiens, tout en admettant avec circonspection les allégations passionnées de Saint-Simon, n'ont pas répugné cependant à l'hypothèse d'un empoisonnement. Bien que le procès ait été déjà instruit par nous (3), nous croyons devoir le reprendre avec quelques arguments nouveaux, qui dissiperont, nous en avons l'espoir, les dernières hésitations.

(1) Séron mourut le 7 mars 1692. Il avait soigné, en 1684, Mme de Chaulnes et Mme de Grignan. (Cf. *Lettres de Mme de Sévigné*, nouvelle édition, publiée par Monmerqué, t. VII, p. 303 ; Paris, 1882).

(2) Lettre du 14 avril 1716.

(3) Cf. *Poisons et Sortilèges*, par les docteurs CABANÈS et L. NASS, t. II, p. 174-177.

Il ne fait point doute un instant que la mort de
Louvois reconnaisse une cause naturelle.

Apoplexie pulmonaire, tel est le diagnostic exprimé par le docteur Le Roi (1), qui nous a devancé
dans l'étude de ce problème d'ordre médico-historique.

Embolie pulmonaire, avons-nous conclu avec le
docteur Nass.

Congestion pulmonaire, prononce le docteur Dorveaux.

Mais voici une opinion nouvelle, nullement incon-
ciliable avec celles qui viennent d'être exprimées.

En analysant le compte-rendu de Dionis — écrit le
docteur Gélineau (2) — nous remarquons d'abord que
la plupart des causes ordinaires de *l'angine de poitrine*
étaient réunies chez Louvois.

Il était bilioso-sanguin, replet, gros mangeur, emporté ;
il travaillait beaucoup, dormait peu, aimait les femmes et
la bonne chère, en un mot, tout ce qui accélère la circula-
ion et active les mouvements du cœur, qui devait être vraisemblablement son organe faible.

Depuis quelque temps, il était subitement oppressé.

Pendant les dernières années de sa vie, il vit la confiance
du roi l'abandonner ; bientôt il en reçut des reproches, lui si
hautain et devant qui tout le monde pliait ; son mal dut augmenter. Enfin survint cette scène terrible où le ministre se

____

(1) Dans son *Journal de la Santé du roi Louis XIV*, ses *Curio-
sités historiques*, et son *Histoire des rues de Versailles*.

(2) *Traité de l'angine de poitrine* (Paris, 1887), p. 13.

vit ou se crut menacé par son maître. Son saisissement dut être extrême, car de ce cabinet où il venait d'entrer le front haut et altier, comme un ministre tout-puissant, Louvois sortit abattu, chancelant, terrassé par une douleur vive au côté gauche : *l'angine de poitrine* éclatait pour ne plus l'abandonner.

Son chirurgien, par deux saignées faites coup sur coup, ne fit qu'enrayer davantage les mouvements du cœur et favoriser le spasme du myocarde ; s'il s'était agi d'une *apoplexie pulmonaire*, ces saignées l'auraient soulagé en donnant de l'air au tonneau (*sic*) ; d'ailleurs, on eût trouvé à l'autopsie un foyer sanguin, un épanchement consécutif à la rupture des vaisseaux ; quelques crachats sanglants se seraient fait jour au dehors ; il y aurait eu de la cyanose, des étouffements, une asphyxie progressive ; tandis qu'on n'observe chez lui qu'une douleur angoissante, localisée à gauche ; une congestion générale des poumons ; enfin, la mort arrive, subitement. Si les poumons étaient partout gorgés de sang, si « le cœur mollasse était aplati comme un linge mouillé », c'est que l'organe s'était complètement vidé dans un dernier mouvement, dans une contraction suprême, et avait été impuissant à s'ouvrir pour recommencer ses mouvements.

Ajoutons que l'attitude de Louvois resté debout, anxieux, inquiet, demandant avec instance à voir son fils de Barbezieux, et expirant avec des *angoisses* épouvantables en faisant un mouvement, en s'asseyant sur sa chaise, offre bien l'aspect classique de l'homme atteint d'*angine de poitrine*.

Aussi nous croyons-nous autorisé à dire, d'après ce que nous venons d'exposer, que c'est bien à un accès de *sternalgie* que doit raisonnablement être attribuée la mort du ministre.

Entre les quatre diagnostics (1) émis, nos lecteurs n'auront que l'embarras du choix.

(1) Nous devons en signaler un cinquième : en raison de sa soif inextinguible, on a émis l'idée que Louvois a bien pu être *diabélique*. En ce cas, une violente émotion aurait pu produire un choc mortel (Cf. les *Nouvelles de l'Intermédiaire*, 28 février 1897).

Où se trouve le corps de Louvois?

Voici l'acte de décès de Louvois, tel qu'il est inscrit sur les registres de la paroisse Notre-Dame de Versailles (1) :

Le seizième jour de juillet. mil six–cent-quatre-vingt-onze, est décédé au château, dans l'appartement de la Surintendance, très haut et puissant seigneur, Mgr Michel-François Le Tellier. marquis de Louvois, ministre et secrétaire d'État, surintendant des bâtiments, des fortifications, des arts et manufactures de France, grand maître des postes, vicaire-général de l'Ordre de Saint-Lazare, commandeur et chancelier des Ordres du Roi, âgé de cinquante-deux ans, dont le corps ayant d'abord été apporté en cette église paroissiale, a été ensuite transporté à Paris, dans l'hôtel royal des Invalides, pour être inhumé dans l'église ; ses entrailles laissées à Meudon aux RR. PP. Capucins, et son cœur porté aux Capucines de la rue Saint-Honoré, par moi, soussigné. supérieur de la maison de la Congrégation de la Mission de Versailles et curé de la même ville, en présence de MM. Henry Moreau et François Maricourt, qui ont signé.

Moreau, de Maricourt,
Prêtres de la Congrégation de la Mission.
Hébert, curé.

Ainsi qu'il résulte de cet acte, le corps de Louvois aurait été porté aux Invalides, où il fut inhumé, le 20 juillet 1691, dans le chœur de l'église.

(1) Cf. *Histoire des rues de Versailles*, par Le Roi.

Huit ans plus tard, le 22 janvier 1699, on l'enlevait, de nuit, pour le transporter, sans aucune pompe, aux Capucines, dont la maison s'était élevée sous la surintendance du défunt ministre et par ses soins.

Que s'était-il passé ? Le roi avait-il retiré sa concession première et l'autorisation donnée, en 1691, de « faire inhumer le corps dans le lieu qui serait tenu le plus convenable à cet effet, et d'y poser et faire construire un tombeau », avait-elle été révoquée? La question, ainsi posée (1), n'a pas encore reçu de réponse. Les historiens de Louis XIV et de Louvois n'ont pu arriver à expliquer ces deux ordres contradictoires du monarque, autorisant les parents de Louvois à le faire enterrer en 1691, aux Invalides, et le faisant enlever, en 1699, du tombeau qu'il lui avait accordé.

Quoi qu'il en soit, le tombeau de Louvois fut transféré, après la Révolution, dans le *Musée des Monuments français* créé par Alex. Lenoir. Quand le Musée fut supprimé, en 1819, le mausolée de Louvois fut transporté à Tonnerre et placé dans la chapelle de l'hôpital fondé, en 1293, par Marguerite de Bourgogne, femme de Charles, frère de saint Louis (2).

Quant au sarcophage de Louvois, en marbre vert d'Égypte, il aurait servi à faire une baignoire pour Napoléon (3).

(1) *Intermédiaire des Chercheurs*, 1889, p. 612.

(2) *Les Tombeaux des rois sous la Terreur*, par le docteur M. BILLARD (Perrin, éditeur), p. 107.

(3) *A travers la France*, par André HALLAYS, p. 190.

III. — Racine.

« En dépit de toutes les contraintes, de tous les
dégoûts, de toutes les humiliations, la Cour et le
pouvoir ressemblent à l'abîme qui attire et donne le
vertige. On ne peut les quitter dès qu'on les a connus. Louvois, chassé du cabinet de Louis XIV, que
révoltaient son arrogance et sa dureté, fut pris d'un
accès de fièvre aiguë qui l'enleva si rapidement qu'on
le crut empoisonné. Racine mourut également de
chagrin, de ce que Louis XIV était passé à côté de
lui sans le saluer (1). »

Et voilà comment on écrit l'histoire, quand on
s'en tient à une information superficielle !

Ce n'est pas que nous prétendions mettre en doute
la compétence ou la bonne foi de qui a écrit ces lignes ; mais nous estimons que ce n'est point parler
le langage de l'homme de science, que de s'en tenir

____

(1) *Hygiène de l'Ame,* par le docteur Foissac (1863), p. 104-105.

à une simple affirmation, qui n'est étayée d'aucune argumentation justificative.

Convenons que la maladie qui emporta Racine, de même que celle, toute différente, à laquelle succomba Louvois, ont peut-être eu pour point de départ une émotion violente (1) ; encore qu'il nous semble téméraire d'affirmer qu'il y ait eu, en la circonstance, relation de cause à effet.

Les diverses phases de la dernière maladie de Racine, grâce au récit qui nous en a été laissé par les témoins de sa vie, nous sont aujourd'hui connues (2). Nous n'aurons qu'à suivre les péripéties de l'événe-

(1) Sans doute, un chagrin violent, une émotion forte, peuvent faire éclore, à l'égal de tout traumatisme, une maladie latente, ou même déterminer une mort brusque ; mais il faut de telles prédispositions morbides que les cas en sont, pour ainsi dire, exceptionnels.

Ainsi, on a cité l'exemple d'ORFILA, qui « précipité du char des honneurs, par un de ces revers qu'il n'est pas rare de rencontrer sur le chemin glissant des grandeurs », ne survécut guère à sa chute ; on peut se rappeler l'exemple plus récent d'un autre de nos doyens, qui ressentit cruellement, à coup sûr, les effets de sa disgrâce. Mais qui déterminera la part du choc moral dans la pathogénèse de la maladie à laquelle ont succombé ces deux personnages ?

(2) Si nous avions voulu rédiger l'observation clinique complète de Racine, nous aurions dû chercher à déterminer ses antécédents héréditaires et personnels ; ce travail a été fait aussi consciencieusement qu'il pouvait l'être, par notre distingué collaborateur, M. le docteur Binet-Sanglé, dans la *Chronique médicale* du 1ᵉʳ juillet 1905, à laquelle nous nous contenterons de renvoyer.

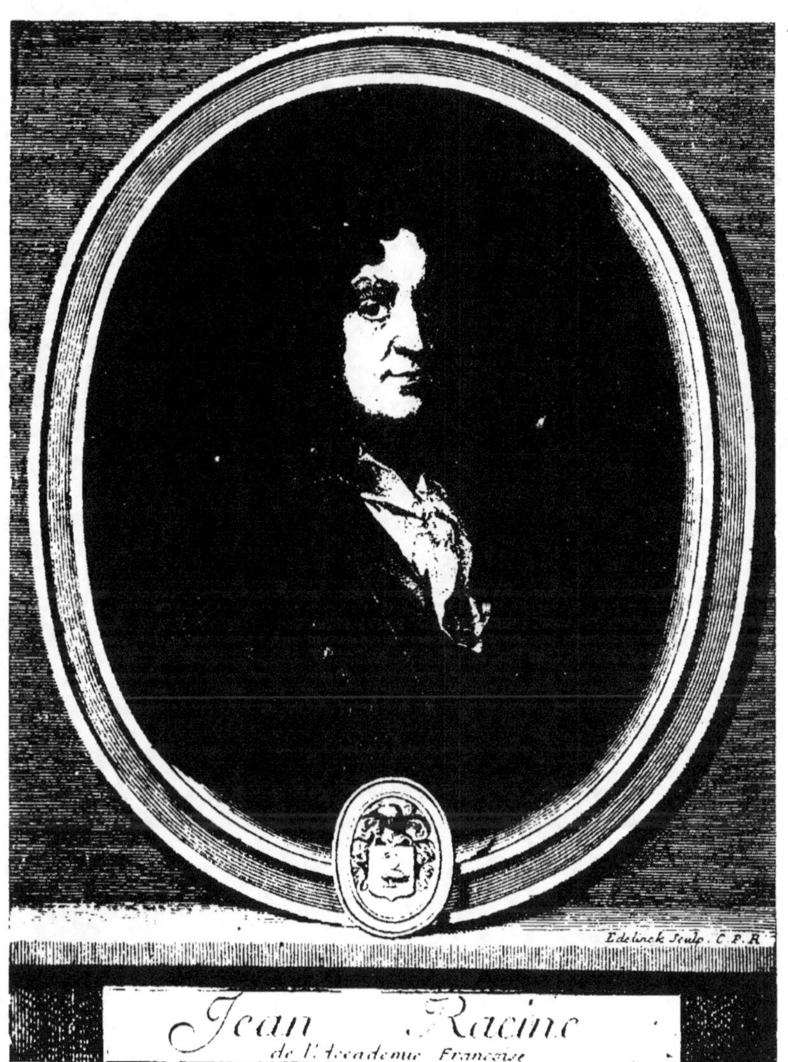

Edelinck Sculp. C.P.R.
Jean Racine
de l'Académie Française

ment dans la narration même du fils et d'un des amis du poète.

Enquérons-nous d'abord auprès du fils des motifs qui auraient entraîné pour son illustre père la perte de la faveur royale.

Mme de Maintenon, qui aimait et estimait beaucoup Racine, frappée, un jour, de réflexions qu'il avait faites devant elle sur la misère du peuple, le pria de réfléchir un peu plus encore sur ce sujet et de mettre ses idées en écrit. Racine obéit. Dans le moment où Mme de Maintenon lisait cet écrit, le roi entra, prit et parcourut le mémoire, et contraignit Mme de Maintenon à lui en nommer l'auteur.

Tout en louant le zèle du poète, Louis XIV parut mécontent qu'un homme de lettres traitât de pareilles questions. « Parce qu'il sait parfaitement les vers, ajouta-t-il, croit-il tout savoir? et parce qu'il est grand poète, veut-il être ministre? » Mme de Maintenon fit connaître cet incident à Racine, en lui recommandant de ne pas la venir voir avant un nouvel avis. Racine fut très affecté de cet événement; il craignit d'avoir déplu au roi, et ne s'occupa plus que d'idées tristes. Peu après, il fut attaqué d'une fièvre assez violente dont il guérit, mais que suivit, un peu plus tard, un abcès au foie. Il alla néanmoins encore à Versailles, qui ne lui parut plus le même séjour, parce qu'il n'y pouvait plus voir Mme de Maintenon.

Vers le même temps, embarrassé pour le paiement d'une taxe nouvelle, Racine adressa au roi un placet où il demandait à être dispensé de ce payement : « Cela ne se peut pas, répondit d'abord le roi; » puis il ajouta : « S'il se trouve dans la suite quelque occasion de le dédommager, j'en serai fort aise. » Racine ne fit attention qu'aux premiers mots de la réponse royale, crut que Louis XIV était changé à son égard, et se tourmenta pour en trouver la raison. Il n'attribuait pas sa disgrâce supposée au mémoire écrit pour Mme de Maintenon ; il imagina que le roi était mécontent de ses relations avec Port-Royal, et il écrivit à Mme de Maintenon pour les expliquer. Il retourna cependant quelquefois à la cour, et il avait toujours l'honneur d'approcher le roi. La maladie qu'il avait au foie s'aggrava, et enfin amena sa mort. Pendant ses derniers jours, Louis XIV demanda souvent de ses nouvelles et envoya au mourant des témoignages de son intérêt.

Nous tenant à la lettre même de cette relation, et sans torturer le texte pour en tirer de vains commentaires, il nous apparaît que Racine a été péniblement affecté de l'attitude du roi à son égard ; qu'il en aurait conçu un véritable chagrin. *Il n'en a pas moins continué à fréquenter la cour* : il n'est donc pas exact de dire que « l'âme, si facile à émouvoir, de Racine, compatissant aux malheurs du peuple, trouva dans sa pitié et sa charité le courage de dire un jour la vérité à Louis XIV et s'éteignit *au premier souffle de la disgrâce* (1). »

On a beaucoup joué de la *sensibilité* de Racine.

Dans l'éloge, couronné par l'Académie française, qu'en a fait le critique La Harpe, celui-ci n'a pas manqué de mettre en relief la *sensibilité* de son héros : Racine a été trop *sensible* aux injustices de la

---

(1) Article de V. Cousin, dans la *Revue des Deux-Mondes*, 1er juin 1853.

critique. Il est *sensible* aux malheurs publics, *sensible*
à la colère du roi ; il y a près de deux pages de varia-
tions sur ce thème. Voyons dans quelles circonstances
cette sensibilité a pu être mise à l'épreuve et nous
pourrons juger alors de quelles vibrations était capable la corde sentimentale, qu'on nous dit si flexible,
du plus doux (?) des poètes.

D'après le passage de Louis Racine que nous
avons rapporté, Mme de Maintenon avait demandé
à l'auteur d'*Esther* un mémoire sur la misère publique
et ce sont les termes de ce mémoire qui auraient
déplu au souverain, sous les yeux duquel on l'avait
fait passer. Or, il paraîtrait, et nous allons commencer par exposer les faits avant d'en tirer argument,
il paraîtrait que Racine n'a pas fait de mémoire sur
la misère du temps ; qu'il n'a pas éprouvé de disgrâce pour ce motif, et que celle « qu'il a pu craindre »
se rattache à une cause toute différente (1). Laissons,
pour le surplus, parler M. James GORDON, qui
se fait fort de donner la preuve d'une assertion
allant à l'encontre de ce qui est généralement tenu
pour véridique.

La guerre que Louis XIV avait soutenue pendant huit ans
contre presque toute l'Europe, et qui se termina par la
paix de Ryswick, avait bouleversé les finances ; le génie de
Colbert n'était plus là pour les rétablir, et l'on avait eu

______

(1) *Athenæum français*, 1853, t. II, p. 751 et suivantes.

recours à ces expédients qui sont la ressource précaire et illusoire des trésors aux abois. On avait augmenté la finance de différentes charges, comme nous l'avons vu faire pour les cautionnements. Racine était titulaire de celle de trésorier de France à la généralité de Moulins ; l'augmentation dont il fut frappé jetait le désordre et l'embarras dans sa modeste fortune. « Je porterai demain matin, écrit-il à son fils aîné, le 13 février 1698, les 10.000 francs qui me restent à payer de ma taxe, et ces 10.000 francs me sont prêtés par M. Galloys ;... vous jugez bien que cela nous resserre beaucoup dans nos affaires et qu'il faut que nous vivions d'économie pour quelque temps.

Confiant dans la bonté du roi, Racine, en cette conjoncture, songe à recourir à son bienfaiteur : il s'en ouvre à son intermédiaire habituel, Mme de Maintenon. Voici le texte même de la lettre qu'il écrit à la marquise, le 5 mars 1698, soit une vingtaine de jours après celle que l'on vient de lire.

J'avais pris la liberté de vous écrire, Madame, au sujet de la taxe qui a si fort dérangé mes petites affaires ; mais n'étant pas content de ma lettre, j'avais simplement dressé un mémoire, dans le dessein de vous faire supplier de le présenter à Sa Majesté. M. le maréchal de Noailles s'offrit généreusement de vous le remettre entre les mains, et n'ayant pu trouver l'occasion de vous parler, le donna à M. l'archevêque qui peut vous dire si je lui en avois jamais ouvert la bouche, et si, depuis deux mois, j'avois même eu l'honneur de le voir.

Au bout de quelques jours, comme je n'avois aucune nouvelle de ce mémoire, je priai Mme la comtesse de Gramont

qui alloit avec vous à Saint-Germain, de vous demander si
le roi l'avoit lu et si vous aviez eu quelque réponse favorable. Voilà, madame, tout naturellement comme je me suis
conduit dans cette affaire. *Mais j'apprends que j'en ai une
autre bien plus terrible sur les bras et qu'on m'a fait passer
pour janséniste dans l'esprit du roi.*

Je vous avoue que, lorsque je faisois tant chanter dans
Esther :

> *Rois, chassez la calomnie,*

Je ne m'attendais guère que je serois moi-même un jour
attaqué par la calomnie. *Je sais que, dans l'idée du roi, un
janséniste est un homme de cabale* et un homme rebelle à
l'Église, etc.

« Nous ne pousserons pas plus loin cette citation,
poursuit M. J. Gordon. Racine se défend ensuite
très longuement de l'accusation de jansénisme, et
cela avec trop de chaleur et un soin très minutieux,
pour qu'il ne soit pas évident que c'était là la seule
et unique cause du mécontentement passager du roi. »
Oserons-nous dire que nous ne trouvons pas ces
conclusions en accord avec les prémisses ? De ce
que le roi ait témoigné de l'humeur que Racine se fût
compromis avec les jansénistes, s'en suit-il que
celui-ci n'ait pas rédigé le mémoire demandé par
Mme de Maintenon ? Pourquoi, d'ailleurs, Louis
Racine nous eût-il fait connaître ce détail ? Heureusement la logique reprend ses droits : comme le fait, un
peu plus loin, remarquer le même critique, mieux

avisé, il est assez singulier que ce chagrin si violent, qui, dit-on, a conduit Racine au tombeau, n'ait
laissé aucune trace dans ses lettres à son fils, bien
qu'elles soient très nombreuses, pleines des épanche-
ments les plus confidentiels, des faits les plus insi-
gnifiants.

Bien au contraire, Racine mande à son fils, le
27 février 1698, étant à Marly, qu'il revient de Versailles solliciter la faveur d'être du voyage du roi et
qu'il l'a obtenue. Or, à en croire Saint-Simon,
c'était là une grande affaire. On n'a qu'à se repor-
ter à la peinture si piquante, que nous a laissée le
caustique historien, des courtisans attendant le roi
dans la galerie, s'inclinant profondément sur son passage, en se bornant à dire : *Sire, Marly*, sans obtenir ni une réponse ni même un signe du maitre, qui ne
daignait faire connaitre que plus tard ses volontés.

Comme l'a fait observer un de ses biographes (1),
si le coup qui frappa Racine fut aussi rude qu'on le
dit, on s'étonne que, dans ses lettres de 1698 à son
fils, pas un mot de plainte ne révèle son chagrin ni ses
inquiétudes. A peine découvrirait-on quelque indice
de découragement dans ces paroles : « Je ne négli-
gerai point les occasions *(de vous proposer pour
quelque chose)* lorsqu'elles arriveront, n'y ayant plus
rien qui me retienne à la cour que la pensée de vous

____

(1) *Œuvres de Racine*, édition MESNARD, t. I, p. 151.

mettre en état de n'y avoir plus besoin de moi... Je sens bien que le temps approche où il faut un peu songer à la retraite. » A part ce passage, qu'on peut interpréter de bien des manières, rien dans ses lettres ne ferait soupçonner une disgrâce (1).

Mais, outre les lettres à son fils, il y a les lettres écrites par Racine à Mme de Maintenon, qui nous confirment dans l'idée que le roi conservait à son historiographe toute son estime.

Le 16 mars (1698), Racine fait connaître à la favorite qu'aussitôt après Pâques, qui tombait cette année le 31, il ne manquerait pas d'aller à Versailles, pour aller de là coucher à Marly.

On a une autre preuve que la disgrâce, si jamais disgrâce il y eut (2), ne fut que de courte durée, une

----

(1) On a donné de sa disgrâce une autre version qu'il nous faut signaler, toute invraisemblable qu'elle nous paraisse.

« Le grand poète était distrait comme le bon La Fontaine. Un jour que le roi parlait théâtre avec lui et demandait pourquoi la comédie n'attirait plus la foule, « cela tient, répondit-il, à ce qu'à défaut de nouveautés, on ne donne au public que des ouvrages sans valeur, entre autres les pièces de Scarron, qui sont détestables. » On se figure l'effet que produisit ce nom si malencontreusement jeté dans la conversation. Le roi ne répondit rien, mais congédia brusquement Racine, qui comprit trop tard la faute qu'il venait de commettre et sortit désespéré. Il ne put, quoi qu'il fît, rentrer en grâce, et la veuve de Scarron ne lui pardonna jamais son étourderie.» *Les Femmes bibliophiles de France*, par M. Quextin-Bauchart, t. I, p. 274.

(2) Cf. *Bulletin de la Société archéologique*, etc., *de Soissons*, t. VIII (1877), pp. 245-266.

« éclipse passagère », selon l'expression de Sainte-Beuve.

Quand on forma la maison du duc de Bourgogne, il avait été question de nommer un fils de Racine, Jean-Baptiste, gentilhomme de la manche. Cette idée fut abandonnée, parce qu'on ne voulut placer auprès du jeune prince que des hommes d'une expérience consommée et des militaires : Racine le fils avait à peine une vingtaine d'années et était apprenti diplomate. Il est évident qu'on n'eût pas pensé à lui, si son père eût été disgracié à en mourir de chagrin.

Il l'était si peu, qu'il fut convié au voyage de Compiègne, à ce camp de plaisance qui a laissé dans l'histoire de si fastueux souvenirs. Racine déclina cet honneur, quelque envié qu'il fût. Il en donna la raison à son fils, dans ses lettres du 24 juillet et du 1er août ; ce qu'il mande dans la dernière est bien significatif, pour ce qui concerne sa position à la cour :

« J'ai résolu, dit-il, de ne point aller à Compiègne, où je n'aurois guère le temps de faire ma cour. Le roi sera toujours à cheval et je n'y serois jamais. »

Est-ce là le langage d'un homme qui meurt d'avoir encouru le déplaisir du prince ? Il se réservait pour le voyage de Fontainebleau, qui devait succéder à celui de Compiègne ; seul, le mauvais état de sa santé lui fit abandonner ce projet.

*
* *

Celle-ci était, en effet, ébranlée depuis quelques mois, mais pour des causes différentes de celles qu'on a invoquées.

Le jour de Pâques (31 mars), Racine avait éprouvé une secousse terrible. Sa jeune fille, Françoise, légèrement indisposée, s'était jetée sur son lit ; étant entré dans sa chambre pour s'assurer de son état, il la trouve évanouie. Pendant près d'une heure il la tient presque inanimée dans ses bras, sans que les secours qu'on lui prodigue paraissent la ranimer. Elle revient enfin à elle, mais on imagine par quelles angoisses le malheureux père a passé.

Il ne se plaint pas cependant encore des troubles de sa santé ; ce n'est que dans les derniers jours du mois d'avril que retentiront ses premières doléances.

J'ai été, écrit-il à son fils, fort incommodé depuis la dernière lettre que je vous ai écrite (le 14), ayant eu plusieurs petits maux dont il n'y avoit pas un seul de dangereux, mais qui étoient tous assez douloureux pour m'empêcher de dormir la nuit et de m'appliquer durant le jour. Ces maux étoient premièrement un fort grand rhume dans le cerveau, un rhumatisme dans le dos et une petite *érysipèle* ou érésipèle sur le ventre, que j'ai encore et qui m'inquiète beaucoup de temps en temps par les cuissons qu'elle me cause. Cela a donné occasion à votre mère et à mes meilleurs amis de m'insulter sur la paresse que j'avois depuis si longtemps à me faire des remèdes.

Sa santé paraît s'être améliorée pendant quelques mois ; mais il ne tarde pas à retomber malade et cette fois le mal sera sans remède.

Dans une lettre de Mme Racine à son fils (du 30 octobre 1698), se trouve la première mention d'une « douleur au côté droit », signe avant-coureur d'une affection hépatique, qui ne tardera pas à s'aggraver.

Le 5 novembre, un des amis du poète (1) écrit que celui-ci relève de maladie. Le 9 novembre de cette même année, le poète parle à sa tante d'une *dureté qui lui est restée au côté droit.*

Cependant, la convalescence survient et se confirme de jour en jour. Racine, écrivant à son fils, alors à Versailles, lui parle peu de la tumeur qu'il a toujours au côté : il ne ressent, dit-il, presque aucune incommodité.

J'ai même été, ajoute-t-il, promener cette après-dînée aux Tuileries avec votre mère, croyant que l'air me fortifierait ;

____

(1) M. Vuillart, « ce cher M. Vuillart », comme l'appelait Racine. M. Germain Vuillart, nous apprend Sainte-Beuve (dans son *Port-Royal*), était « un homme lettré, des plus lettrés, et un saint homme. Il avait servi de secrétaire, pendant vingt-quatre ans et plus, à M. Le Roi, abbé de Haute-Fontaine. Il va rendre compte, dans ses lettres à M. de Préfontaine, du mal et du mieux, de la guérison que d'abord on croyait complète et des rechutes, de tout ce dont il est témoin. »

mais à peine j'y ai été une demi-heure qu'il m'a pris dans le dos un point insupportable qui m'a obligé de revenir au logis. Je vois bien qu'il faut prendre patience sur cela en attendant le beau temps.

Racine écrivait ces lignes le 30 janvier 1699. Environ six semaines plus tard, il annonce à un de ses correspondants qu'il a été « malade à mourir. Il revient des portes de la mort ». C'était une rechute.

Le mardi suivant, 24, un de ses amis (1) assiste à une opération qui a été faite au malade : il avait tenu à voir lever « le premier appareil d'une incision qu'on lui avait faite la veille au côté droit, un peu au dessous de la mamelle ». C'était « une incision cruciale... Il en sortit une demi-poilette (palette) de pus bien cuit. Il n'en est point sorti depuis, mais il lui faut quelques jours pour se former. On ne sait s'il n'y a point d'abcès au poumon ou au foie... »

Vers la même époque, l'abbé de Vaubrun écrit que Racine « a une grosse fièvre continue avec des redoublements, causée vraisemblablement par un abcès dans le foie (2) ».

Malgré des symptômes aussi alarmants, on se reprend à l'espérance.

Le mercredi 8 avril 1699, « Racine a toujours de la fièvre. Elle est petite à la vérité, mais il y a plus

(1) Le même M. Vuillart, dont nous suivons la relation.

(2) Lettre de l'abbé de Vaubrun au cardinal de Bouillon (mars 1699) in *Œuvres de Racine*, édition cit., t. VII, p. 328.

d'un mois qu'elle dure. On ne peut découvrir quelle
est la source d'un abcès qu'il a dans le corps, si elle
est au concave ou au convexe du foie, ou dans sa
région. Il se vide bien, et ce qui en sort est bien conditionné. On craint que le cours des humeurs ne se
prenne par là. Si la nature s'y accoutumait, on serait
réduit à la canule, peut-être pour toujours (1) ».

On prétend que les douleurs éprouvées par le
malade étaient si vives, qu'il demandait instamment
aux médecins de mettre un terme à ses souffrances,
en lui administrant un remède violent. Son fils dément,
il est vrai, cette allégation.

Quoi qu'il en soit, on se résolut à une opération.
Il s'y prépara avec une grande fermeté, bien qu'il
ne se fît aucune illusion sur son issue.

L'opération venait trop tard : trois jours après, le
poète expirait, entre trois et quatre heures du matin,
le 21 avril 1699, âgé de cinquante-neuf ans et quatre
mois.

*
* *

Le roi se montra, dit-on, très affecté de la maladie et
de la mort de Racine. « Sa Majesté, écrit Perrault (2),
envoya très souvent savoir de ses nouvelles pendant
sa maladie, et témoigna du déplaisir de sa mort, qui
fut regrettée de toute la cour et de toute la ville. »

(1) Lettre de M. Vuillart à M. de Préfontaine.
(2) Dans ses *Hommes illustres*.

Ayant appris que Racine laissait à sa famille plus de gloire que d'argent, le Roi accorda une pension de deux mille livres, pour être partagée entre la veuve et les enfants du poète, jusqu'au dernier survivant. Ce dernier trait est tout à l'honneur de Louis XIV; il met à néant les bruits qui se sont accrédités et que dément, du reste, suffisamment la relation de la maladie qui a provoqué la mort de Racine.

Cette maladie, comment la devrons-nous désigner ?

Dans les *Mémoires sur la vie de Jean Racine,* laissés par son fils Louis, il est dit que l'auteur d'*Esther* serait mort « d'une hydropisie de poitrine ». D'après les documents que nous venons de citer, ne sommes-nous pas autorisé à conclure qu'il s'agissait soit d'une collection purulente du foie, ouverte dans la cavité abdominale; soit d'un abcès hépatique, qui, après avoir perforé le diaphragme et la face inférieure du poumon droit, se serait donné issue dans la cavité thoracique; à moins que ce ne fut un abcès de la plèvre, une pleurésie purulente primitive ?

En tout cas, que le point de départ de la suppuration ait été le foie ou l'enveloppe du poumon, on ne saurait invoquer une cause morale dans l'un ou l'autre de ces cas : nous ne sachions pas qu'on ait jamais présenté comme possible ce mécanisme pathogénique des collections purulentes.

Nous serions plus près d'être d'accord avec ceux qui ont prétendu que Racine a prématurément succombé par la faute d'une médication intempestive; non pas, comme on l'a écrit, que Racine soit mort d'un abus de saignées et de purgations, mais parce qu'il a eu le malheur de venir au monde deux siècles trop tôt.

Eût-il vécu de notre temps, il aurait pu bénéficier des méthodes pastoriennes, et son abcès (1), largement incisé, vidé et antiseptiquement nettoyé, aurait *probablement* guéri. Encore que la guérison soit la règle, elle comporte néanmoins assez d'exceptions, pour que nous restions prudemment dans le domaine des probabilités.

(1) « Son abcès du foie était sans doute un de ces abcès streptococciques, si fréquents avant la découverte de l'antisepsie. Ces abcès, plus fréquents chez l'homme que chez la femme, se manifestent tout d'abord par des signes de pyohémie avec localisation inflammatoire aux téguments (érysipèle et rhinite d'avril 1698), aux viscères (coliques), aux jointures (rhumatisme). Puis la localisation hépatique se produit, et le foie devient gros, ferme, rénitent, douloureux... Le processus traine pendant des mois, avant que l'abcès hépatique soit constaté. La marche est paroxystique, procède par poussées congestives, accompagnées de fièvre et de rémissions trompeuses (rémission d'octobre 1698 . Mais le foie est gros et douloureux. Parfois l'abcès s'ouvre à l'extérieur, se vide et se cicatrise. Cette heureuse terminaison n'eut pas lieu pour Jean Racine... » *Chronique médicale*, 1905, p. 419, article du docteur BINET-SANGLÉ.

IV. — Vauban.

Il est acquis à l'histoire que Vauban n'a pas sur-
vécu au chagrin que lui aurait causé sa disgrâce ;
l'examen impartial des faits nous autorise à reviser
dans quelque mesure ce jugement sommaire.

Bornons-nous à rappeler les circonstances du
drame.

En présence des misères du peuple, à la suite des
guerres qui avaient désolé le royaume, des abus dont
les pauvres gens étaient victimes, la pitié du grand
homme s'était émue. L'année qui précéda la mort de
Louvois, Vauban s'était ouvert au ministre de ses
projets : il avait l'intention de remédier au mal, en
établissant un système d'impôt plus équitable.

Bien que fâcheusement accueilli en haut lieu dès
les premières ouvertures, il fit une nouvelle tentative ; et, en 1699, Vauban envoyait au Roi, en même
temps qu'au contrôle général, le manuscrit où ses
réformes étaient exposées.

Dans les trois ans qui suivent, il ne s'occupe que d'en
modifier la forme, sans toucher au fond, et ce n'est

qu'en 1706 qu'il se décide à mettre au jour l'ouvrage qu'il considère comme le couronnement de sa glorieuse carrière.

Cette même année, il sollicite un congé que nécessitait l'état de sa santé. Il s'installe à Paris dans son hôtel de la rue Saint-Vincent (aujourd'hui rue du Dauphin (1).

Le *Projet de dîme royale* paraît en 1707. Dès son apparition, les financiers réclament la Bastille pour le maréchal, le bourreau pour son livre. Le roi, cédant aux suggestions de l'entourage, sans aller jusqu'à satisfaire ses exigences impérieuses, se montre fort irrité ; au lieu de porter l'affaire au Conseil des finances ou au Conseil des dépêches, où Vauban avait chance d'être jugé avec équité, il évoque l'affaire devant le conseil privé, « qui avait pour mission ordinaire de juger les appels contre les intendants, les contestations entre Compagnies ou entre parties, les difficultés d'exécution des édits, arrêts ou ordonnances, mais non point les questions de police et d'administration ».

Sans même qu'il y eût eu délibération, interdiction fut faite d'imprimer et de mettre en vente le livre portant pour titre : *Projet de dîme royale*, « distribué sans permission ni privilège, et dans lequel

----

(1) *La Proscription du projet de dîme royale et la mort de Vauban,* par M. de BOISLISLE (Paris, 1875).

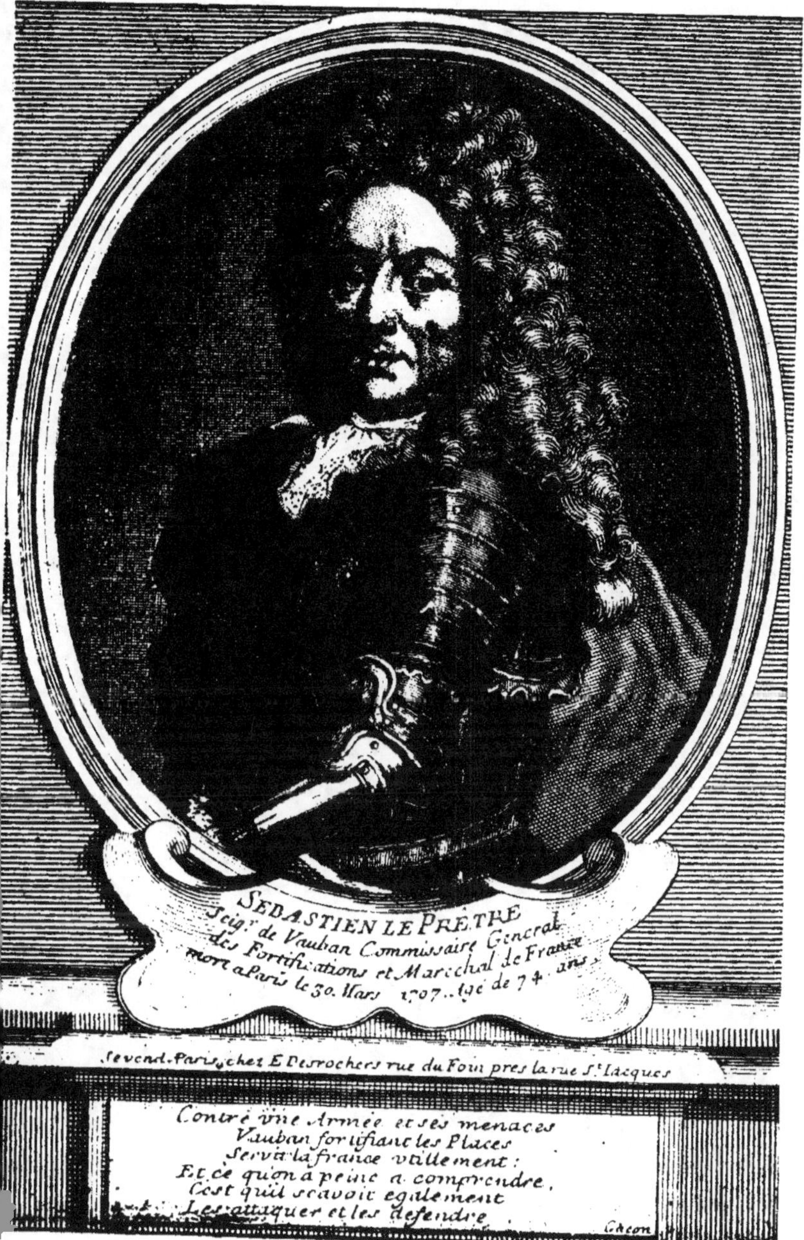

SEBASTIEN LE PRETRE
Seigr de Vauban Commissaire General
des Fortifications et Marechal de France
mort a Paris le 30. Mars 1707. agé de 74 ans.
Se vend. Paris, chez E Desrochers rue du Foin pres la rue St Iacques
Contre une Armée et ses menaces
Vauban fortifiant les Places
Servit la France utillement:
Et ce qu'on a peine a comprendre,
Cest qu'il scavoit egalement
Les attiquer et les defendre
Greon

se trouvent plusieurs choses contraires à l'ordre
et à l'usage du royaume... Le roi, en son Conseil,
ordonne qu'il sera fait recherche dudit livre et que
tous. les exemplaires qui s'en trouveront seront
saisis et confisqués et mis au pilon. Fait Sa Majesté
défense à tous les libraires d'en garder ni vendre
aucun, à peine d'interdiction et de 1000 livres
d'amende. »

Le nom de Vauban n'était pas prononcé, mais nul
ne pouvait s'y méprendre : la disgrâce était formelle, définitive.

« Le roi, dit Saint-Simon, ne vit plus en lui qu'un
insensé pour l'amour du public et qu'un criminel qui
attentait à l'autorité de ses ministres, par conséquent
à la sienne. Le malheureux maréchal, porté dans tous
les cœurs français, ne put survivre aux bonnes grâces
de son maître, pour qui il avait tout fait. Il mourut
peu de mois après, ne voyant plus personne, consumé
de douleur et d'une affliction que rien ne put adoucir,
et à laquelle le roi fut insensible, jusqu'à ne pas faire
semblant qu'il eût perdu un serviteur si illustre. »

En présence du témoignage positif de Saint-Simon,
d'ordinaire indulgent aux fautes des grands et plus
encore à celles du Roi, on se sent presque disposé à
partager tout d'abord son sentiment. Le mémorialiste
n'aurait pas à plaisir chargé d'imputations aussi
graves la mémoire de Louis XIV, si ce n'avait été son
intime conviction; d'autant qu'en manière d'atténua-

tion, certainement voulue, il recule la date de la mort de Vauban à *quelques mois*, alors qu'elle est survenue *quelques jours* à peine après l'arrêt de proscription. Instruit, en effet, le 24 mars, au soir, des recherches de la police et des arrêts rendus contre son livre, le maréchal avait envoyé l'un après l'autre ses deux valets de chambre retirer le reste des exemplaires dont la reliure était terminée. Le même jour, après avoir mis sous clef ces volumes, il ressentait les premières atteintes du mal qui devait le terrasser en moins d'une semaine (1).

Il s'attendait, cependant, depuis longtemps, à la coalition des puissants financiers dont il dénonçait les malversations ; la preuve en est qu'il avait fait imprimer son livre en secret et qu'il avait eu soin d'en distribuer lui-même nombre d'exemplaires à ses amis.

Le coup n'en fut pas moins rude, si nous en croyons la déposition d'un témoin familier, son propre valet de chambre, dont l'interrogatoire nous a été conservé (2).

Toute l'après-midi du 24 mars, le maréchal avait paru fort chagrin de la nouvelle qu'il avait apprise que M. le chancelier faisait chercher son livre, et sur le soir la fièvre le prit. Il se mit au lit et fut fort mal le vendredi et le samedi suivants.

(1) DE BOISLISLE, *br. cit.*
(2) Par M. de Boislisle, d'après le ms fr. 21.746, f° 254.

Le dimanche matin, la fièvre ayant diminué, il donna ordre au valet de chambre de prendre dans son cabinet deux de ses livres, de les porter au sieur abbé de Camps, rue de Grenelle, faubourg Saint-Germain, et de le prier de les examiner et de lui en dire son sentiment. C'était l'évêque démissionnaire de Pamiers, bien connu pour ses travaux littéraires et ses collections historiques : il répondit qu'il parcourrait le volume et rendrait compte de cet examen au maréchal.

Pendant la maladie du maréchal, *qui ne dura que six jours*, le valet de chambre donna par son ordre l'un de ses livres au sieur Chemineau, son chirurgien, et un autre à un frère jacobin, son confesseur, qui prêchait au couvent de l'ordre, rue Saint-Honoré, et en donnant ledit livre audit confesseur, le maréchal lui dit qu'il le prioit de le lire et de lui dire si, en le composant, il avait rien fait contre sa conscience. Le valet de chambre en donna aussi un au P. Labat, aussi Jacobin dudit couvent.

Le mercredi 30e du mois de mars, sur les neuf heures trois quarts du matin, ledit maréchal décéda.

A la lecture de ce récit, on ne peut se défendre de noter une coïncidence qui éclate à tous les yeux : il est certain que la maladie du maréchal n'a pu qu'être aggravée par l'arrêt qui le frappait. On voit qu'il en a la hantise sur son lit de douleur ; c'est, on peut le dire, sa préoccupation, son souci constant.

Mais les origines de son mal ne remontent-elles pas plus haut ? Déjà plusieurs mois avant sa mort, à la date du 15 février 1706, il écrivait au ministre de la guerre cette lettre, que nous a fait connaître M. de

Rochas, et qu'il n'est pas superflu de produire pour éclairer le débat en cours :

Je suis présentement dans la soixante-treizième année de mon âge, chargé de cinquante-deux ans de services et surchargé de cinquante sièges considérables et de près de quarante années de voyages et de visites continuelles à l'occasion des places et de la frontière, ce qui m'a attiré beaucoup de peines et de fatigues de l'esprit et du corps ; car il n'y a eu ni été, ni hiver pour moi. Or, il est impossible que la vie d'un homme qui a soutenu tout cela *ne soit fort usée* ; et c'est ce que je ne sens que trop, notamment depuis que le *mauvais rhume qui me tourmente depuis quarante ans* s'est accru et devient, de jour en jour, plus fâcheux par sa continuité. D'ailleurs, la vue me baisse et l'oreille me devient dure, bien que j'aie la tête aussi bonne que jamais.

Le 24 mars 1707, Vauban s'alitait à Paris et, six jours après, il rendait le dernier soupir.

A quelle maladie succombait-il ? A une fluxion de poitrine, nous dit Fontenelle, qui a vécu assez près de l'événement pour être sûrement informé. Voilà donc la véritable cause de la mort de Vauban : une *fluxion de poitrine*.

Convenons, à la rigueur, que le dénouement a été précipité par la sentence de disgrâce, « par les cruelles anxiétés et l'amer désespoir que Vauban dut ressentir en voyant son livre condamné et son patriotisme méconnu » ; mais n'allons pas jusqu'à charger la mémoire de Louis XIV (1) d'un crime, alors que la mort de Vauban est la conséquence naturelle d'une maladie toujours grave chez un homme d'un âge avancé, et usé par les fatigues d'une vie consacrée sans trêve au bien public (2).

(1) On a dit que le roi ne s'était pas montré ému de la maladie et de la mort de son illustre serviteur; ce n'est peut-être pas tout à fait exact. Le lundi 28 mars (1707), quand on vient l'aviser que le maréchal est à toute extrémité et a demandé qu'on lui dépêchât le premier médecin de Monseigneur, il donne des ordres pour que Boudin partît sur l'heure et, ajoute Dangeau, le roi « parla de M. de Vauban avec beaucoup d'estime et d'amitié. Il le loua sur beaucoup de chapitres et dit : « Je perds un homme fort affectionné à ma personne et à l'État. »
Pour un monarque aussi insensible que le fut toujours Louis XIV, que la reconnaissance des services rendus n'incommodait guère, ce témoignage manifeste d'estime est de ceux qui comptent. N'est-ce pas Colbert qui disait de lui : « Si j'avais fait pour Dieu ce que j'ai fait pour cet homme-là (le roi), je serais sauvé deux fois et je ne sais pas ce que je vais devenir. »
(2) Après une simple présentation à l'église Saint-Roch, sa paroisse, son corps et son cœur, enfermés séparément dans des châsses de plomb, furent transportés à Bazoches, dans le caveau de sa famille. Son corps y est demeuré, mais le cœur est aujourd'hui aux Invalides, où Napoléon le fit apporter en 1808, pour le placer, en grande pompe, sous un mausolée, en face de celui de Turenne. (Communication de M. A. de Rochas).

UN PRÉTENDU CRIME DE BONAPARTE

A QUEL MAL A SUCCOMBÉ HOCHE ?

I

La mort de Hoche est un de ces problèmes qui soulèvent, toutes les fois qu'on les agite, des polémiques d'autant plus ardentes, qu'on ne sait pas ou que l'on ne veut pas discuter, abstraction faite de toutes considérations politiques.

Parce que Hoche a succombé en pleine jeunesse, alors que ses destinées n'étaient pas accomplies, on s'est refusé à adopter la version la plus probable, parce qu'elle était la moins étrange.

C'est dans une *Vie de Hoche*, publiée par un admirateur et ami du général, qu'on trouve rapportés, pour la première fois, les bruits d'empoisonnement qui coururent à la mort du pacificateur de la Vendée.

Différentes versions, écrit Rousselin, ont été données sur la mort de Hoche. Toutes s'accordent à reconnaître que la

vraie cause en fut le poison. Les différents examens des
officiers de santé paraissent démontrer que ce poison était
un de ceux qui, provoquant dans les sens une irritation
impossible à calmer, lorsqu'on en ignore le principe, abrègent
les jours des malheureux qu'ils portent sans cesse à la
volupté (1).

Dix ans plus tard, Alphonse de Beauchamps, dans
son *Histoire des guerres de la Vendée* (2), affirme,
lui aussi, mais d'une façon plus positive encore, que
Hoche est mort victime d'un empoisonnement. Il va
jusqu'à indiquer en quel lieu le poison fut versé,
quelle fut la main qui le versa, quelle était sa nature ;
mais, comme c'est une autorité contestable, nous ne
nous arrêterons pas à la discuter.

Nous arrivons à plus de précision avec Thibaudeau, qui relate tout ce qui se dit autour de lui, donne
corps aux vagues rumeurs qui circulent, sans y
attacher personnellement aucune créance.

Le général Hoche, écrit-il, mourut moins d'un mois après
le 18 fructidor. Cet événement ne parut pas naturel et donna
lieu à toutes sortes de conjectures : *on accusa hautement
le Directoire* de l'avoir fait empoisonner. Par sa lettre du
12 vendémiaire à Bonaparte (3), *le Directoire en accusait les*

(1) Rousselin, *Vie de L. Hoche*, p. 423.

(2) V. *Intermédiaire des Chercheurs et Curieux*, 1866, p. 199.

(3) Craignez (écrivait le Directoire, à la date du 12 vendémiaire, au général Bonaparte, répondant à ses reproches de
défiance et d'ingratitude), craignez que les conspirateurs
royaux, au moment peut-être où ils empoisonnaient Hoche,

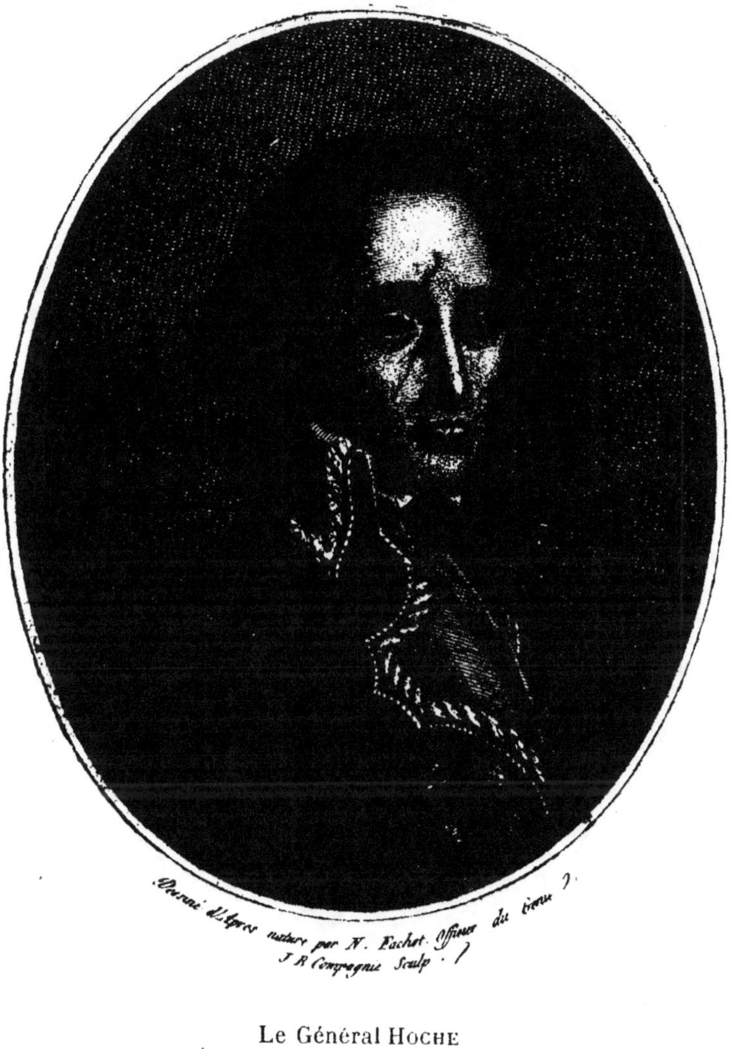

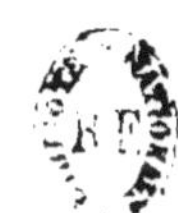

Le Général HOCHE

conspirateurs royaux... Cependant on ne croit pas que le Directoire ait commis ce crime : il n'était pas dans les mœurs du temps. On guillotinait, on déportait, mais l'on n'empoisonnait pas. Quoique à la fleur de l'âge, Hoche portait en lui-même des germes de mort, suites d'une vie usée par le plaisir et par la guerre (1).

Cette opinion d'un homme mêlé de près à bien des événements, nous aimons à la retrouver chez un autre contemporain, également bien placé pour donner une appréciation motivée. La Reveillère-Lépaux (2), membre du Directoire exécutif, ne s'exprime pas en termes moins mesurés que son collègue Thibaudeau. Le passage est d'autant plus intéressant à reproduire, qu'il n'a pas, que nous sachions, encore été cité.

Hoche est-il mort empoisonné ? Je n'ai pu me faire là-dessus une opinion bien arrêtée. Je vais recueillir les faits qui sont à ma connaissance, le lecteur jugera.

Lorsque Hoche partit pour prendre le commandement de l'armée d'expédition en Irlande, il paraissait jouir de la

aient essayé de jeter dans votre âme des dégoûts et des défiances capables de priver votre patrie des efforts de votre génie. (*Notice historique sur Lazare Hoche*, par Pierre de CHAMPROBERT (Nevers, 1840), p. 91.

(1) THIBAUDEAU, *Mémoires sur la Convention et le Directoire*, t. II, p. 316.

(2) *Mémoires de La Reveillère-Lépaux, membre du Directoire exécutif de la République française et de l'Institut national*, publiés par son fils, sur le manuscrit autographe de l'auteur, etc, (Paris, Hetzel, 1873), t. II, p. 180-183.

meilleure santé. A son retour, il était attaqué d'une petite toux sèche et fréquente, qui ne l'a quitté qu'à la mort. Quelques-uns ont prétendu qu'il avait été empoisonné par des femmes de la plus haute distinction attachées au parti aristocratique, dans un banquet (1) où il avait réuni des gens de tous les partis, afin, en partant pour l'Irlande, d'assurer la concorde dans un pays qui lui devait la pacification. Un médecin distingué d'Angers, qui avait été chirurgien-major d'un régiment à cheval en garnison à Rennes, où il avait beaucoup fréquenté le général, m'a dit bien des fois que, dans son opinion, Hoche avait, en effet, été empoisonné par ces dames, mais non pas de la façon qu'on supposait. Il ajoutait que des remèdes mal employés, surtout pendant que Hoche battait la mer avec l'amiral Morard de Galles, dans la première expédition d'Irlande, avaient pu, joints au mal en lui-même, occasionner l'érosion que les gens de l'art observèrent dans les conduits de l'estomac et dans les intestins. Ces faits et ces suppositions méritent-ils toute confiance ? Je le répète, je n'ose l'assurer.

Quant à l'accusation portée par quelques personnes contre Schérer, elle me paraît absurde. A l'époque où se manifestèrent les signes de la maladie qui conduisit Hoche au tombeau, Schérer n'était pas ministre, il ne le

(1) A Brest, tandis qu'il s'occupait des préparatifs de l'expédition d'Irlande, Hoche, plusieurs fois averti de « prendre des précautions contre l'empoisonnement », se trouva saisi de douleurs intestinales très aiguës, à la suite d'un souper d'amis, suivant les uns, ou, selon les autres, d'un grand dîner officiel, auquel il avait convié des royalistes pacifiés avec leurs femmes. Les médecins demeurèrent incapables de déterminer la cause de l'indisposition et, au bout de quelques jours de traitement au lait, le mal s'apaisa (Cf. Ch. L. CHASSIN, *les Pacificateurs de l'Ouest*, t. II ; Paris, P. Dupont, éditeur.)

fut qu'assez longtemps après, et jusque-là, ces deux généraux n'avaient eu ensemble aucune rivalité, aucun démêlé. D'ailleurs, quoique Schérer n'eût, je suis tenté de le croire, que la morale du monde qui, certes, n'est pas un très bon guide pour conduire les hommes à la vertu, cependant il était tout à fait incapable d'un crime aussi atroce.

En peut-on dire autant de Bonaparte? Beaucoup de gens l'ont chargé de cet empoisonnement et de l'assassinat de Kléber.

Hoche, fait pour remporter sur lui des triomphes de plus d'un genre, était l'objet de sa jalousie. Orgueilleux comme Satan, il ne devait pas surtout supporter cette idée que Hoche fût allé au delà des mers pour conquérir un grand pays, lui porter des lois et qu'ainsi le vainqueur de l'Irlande pût être mis en regard avec le vainqueur de l'Italie.

Bonaparte a-t-il pu se débarrasser, par deux crimes aussi lâches, de deux hommes (Hoche et Kléber), dont les noms auraient pu rivaliser avec le sien, et qui, par leur caractère et leurs talents, auraient été un obstacle à ses desseins? Ses crimes publics permettent de l'envisager comme capable de tout. Cependant, la justice ne permet pas d'attribuer, sans preuves, à qui que ce soit, de pareils forfaits.

On envoya au Directoire exécutif, dans l'esprit-de-vin, les viscères de l'infortuné Hoche, avec un procès-verbal de l'ouverture faite par les gens de l'art, qui écartait tout soupçon d'empoisonnement. Pour moi, totalement étranger aux connaissances médicales, je suis resté, après la lecture de ce procès-verbal, dans la même incertitude qu'auparavant.

Si nous avons bien lu le passage des Mémoires que nous venons de reproduire, les arguments invoqués en faveur du poison peuvent se réduire à trois.

Hoche aurait été victime d'une tentative d'empoisonnement de la part de femmes (1) appartenant à un rang élevé ; empoisonnement ou maladie infectante, d'un caractère spécial ou plutôt spécifique : les médecins nous comprendront à demi-mot.

La Reveillère met encore en cause deux prétendus coupables : Schérer, qu'il n'hésite pas à disculper ; et Bonaparte, sur qui il n'ose passer condamnation. Il fait enfin une allusion, très discrète, à l'examen qui fut pratiqué après la mort de Hoche, excipant de son ignorance pour n'en point discuter les termes.

Un point demeure acquis à l'histoire, c'est que, ramené dans l'Ouest par son projet d'expédition en Irlande, Hoche, avant de s'embarquer, avait voulu réunir dans un banquet des personnes de tous les partis pour les rapprocher ; et d'après la remarque d'un médecin, les premiers symptômes de l'altération de sa santé auraient coïncidé avec cette circonstance (2).

---

(1) « Il était d'une figure trop agréable ; elle portait des caractères trop marqués de son goût pour le plaisir et la galanterie, pour qu'on puisse se dispenser d'avouer qu'il eut, pendant sa vie, plus d'une amoureuse relation ; mais l'ascendant de la plus aimable femme, le doux empire que la nature a voulu que ce sexe charmant exerçât sur nous, ne l'empêchèrent jamais de se livrer à sa passion première, à l'étude et au travail. » *Notes historiques sur la vie de Hoche*, par PRIVAT, p. 13 ; Cf. *Hoche et la lutte pour l'Alsace* (1793-1794), par Arthur CHUQUET.

(2) *Notice sur Hoche*, par P. de CHAMPROBERT, p. 92.

Rousselin (1) parle, de son côté, d'un souper qui aurait eu lieu à Brest. Serait-ce le banquet dont fait mention La Reveillère, à la suite duquel Hoche aurait éprouvé de violents déchirements d'entrailles, avec des vomissements et tous les symptômes d'une intoxication véritable ? Nous ne croyons pas, en tout cas, qu'il s'agisse ici de rien autre chose que d'une indisposition passagère, une indigestion vulgaire, qui disparut sans laisser de traces durables (2).

L'hypothèse d'après laquelle « quelque partisan breton d'entre les convives de Hoche aurait mêlé à sa coupe les poisons léthifères dont le secret se vendait à Rome avec des indulgences » (3), n'est pas plus soutenable ; et cependant, il n'est pas douteux que cette allégation a l'autorité sinon d'une preuve, au moins d'un témoignage, si on la rapproche d'actes

(1) « Ses craintes, écrit Rousselin, étaient d'autant plus fondées, qu'il avait reçu la veille une lettre d'un de ses amis, qui lui conseillait de prendre des précautions contre le poison. Les médecins appelés avouèrent leur peu de connaissance sur cette matière. Toutefois, ils prescrivirent des calmants. Les symptômes parurent moins effrayants le lendemain ; mais plusieurs jours s'écoulèrent avant qu'il fût tout à fait hors de danger. » *Op. cit.*, p. 81.

(2) V. sur l'incident, outre le livre précité de M. CHASSIN, un article de M. Edmond CLARIS, dans *la République française*, numéro du 3 octobre 1897, et un article du *Phare de la Loire* (de Nantes) sur *la mort de Hoche*, paru dans le numéro de ce journal portant la date du 11 novembre 1897.

(3) De CHAMPROBERT, *op. cit.*, p. 92.

criminels avérés, émanant de la même source, liés par les mêmes intentions perverses (1).

Ainsi, dans le cours de la seule année 1796, il n'y a pas eu moins de quatre attentats contre la vie de Hoche et, avec plus de générosité que de prudence, celui-ci voulut toujours attribuer les avis qui lui parvenaient de ces odieuses machinations à un parti pris de l'intimider par des menaces de poignard ou de poison (2).

Vous voulez bien me prévenir par votre lettre de ce jour, écrivait de Nantes, le 12 mai 1796, le général Hoche à un sieur Conillon, agent des subsistances de la marine, que huit ou dix personnes vous ont donné l'avis que quelques agents de Pitt étaient chargés de m'empoisonner. Je ne rechercherai certainement pas la source de semblables bruits, et je ne croirai nullement que le ministère anglais s'occupe d'un particulier...

Vasselot, avant sa mort, fit pareille confidence et désigna une main française. Mais vous le dirai-je ? Je pense que, n'ayant pu me dégoûter par leurs dénonciations et leurs libelles, les royalistes voudraient m'intimider. Loin de là, je demeurerai plus ferme à mon poste (3)...

Plusieurs fois, jusque dans Rennes, les affidés des Chouans égorgèrent à sa porte des sentinelles d'honneur. Outrés enfin de ne pouvoir l'atteindre lui-même, ces fanatiques s'en prirent à

(1) Cf. article précité du *Phare de la Loire*.
(2) DE CHAMPROBERT, *op. cit.*, p. 94.
(3) Lettre citée dans le livre de M. de Champrobert.

ses chevaux, dont trois sur quatre eurent, dans ses écuries même, les yeux crevés avec des aiguilles (1).

Rien ne réussit à faire sortir le général, qui avait assumé la tâche de pacifier la Vendée sans violence, de son calme et de son sang-froid ; il ne voulut, à aucun prix, se départir de la ligne de modération et de tolérance qu'il avait adoptée.

Cette tranquillité d'âme (2), ce stoïcisme à la manière antique, il en donna une preuve nouvelle, dans une circonstance mémorable où il s'en fallut de peu qu'il ne tombât victime de son imprudente témérité.

Hoche se trouvait à Angers (3). Un soir qu'il sortait du théâtre, un ouvrier maréchal, du nom de Guillaumot, tira sur lui un coup de pistolet presque à bout portant.

Comme l'assassin n'avait aucun motif de haine personnelle contre le général, on eut vite fait de dire qu'il était l'agent d'un parti, l'instrument d'une vin-

(1) DE CHAMPROBERT, *loc. cit.*

(2) « Trois à quatre tentatives de meurtre qui avaient eu lieu sur sa personne donnèrent naissance, dans le temps, à des conjectures que la passion et la haine des partis n'eurent garde de négliger à l'occasion de la mort. Mais on peut voir, dans deux lettres de Hoche, avec quel dédain il avait toujours considéré ces vaines attaques qui lui firent chaque fois répéter : *qu'il resterait plus ferme que jamais à son poste.* » *Hoche, sa vie, sa correspondance,* par A. DU CHATELLIER, p. 61.

(3) V. l'article de M. de la SICOTIÈRE. (*Intermédiaire,* 10 juillet 1893.)

dicte politique. On accusa tour à tour les Anglais, les Chouans de Bretagne, l'agence royaliste de Paris ; peut-être aurait-on plus justement incriminé quelque vengeance de femme (1).

II

On ne manqua pas non plus de porter des accusations contre le Directoire, et ces accusations devaient se renouveler à l'occasion de la mort de Hoche.

On a prêté à Barras le projet de rétablir sur le trône le fils de Louis XVI, au lendemain du 18 fructidor, et, dans ce but, il aurait ordonné à Hoche de se rapprocher de la capitale, pour être prêt à tout événement. Hoche, ayant répondu par un refus formel,

(1) Hoche étant très porté sur les plaisirs, cette supposition n'est pas hasardée. Nous ne citerons à ce sujet que le passage suivant, extrait d'un des ouvrages, réputés les meilleurs, sur *le Général Hoche*, et dont l'auteur est M. Hippolyte DURAND : « En ce temps (1794), dans les prisons, les détenus, destinés la plupart à une mort prochaine, cherchaient par les plaisirs à s'étourdir sur leur affreuse situation. Il paraît que Hoche, dans les derniers temps qu'il passa à la Conciergerie, s'abandonna au torrent, et eut quelques liaisons avec des femmes d'une réputation pure jusqu'alors. On eût dit, observe Rousselin, qu'il voulait épuiser toute sa vie, afin d'en laisser le moins possible au bourreau. Ce fut un tribut payé par cette âme stoïque aux faiblesses humaines. » *Op. cit.,* p. 42.

serait mort peu après, empoisonné par les ordres de Barras.

Nous avons conté plus haut combien fragile était la base sur laquelle est étayée une aussi grave assertion. Si nous y revenons, ce n'est que pour ajouter un document à ceux déjà produits, document, hâtons-nous de le dire, que son origine nous rend trop suspect, pour infirmer en quoi que ce soit notre impression première ; mais ne convient-il pas de n'omettre aucune des preuves de l'adversaire, afin d'en mieux démontrer l'inanité ?

L'auteur de l'*Histoire secrète du Directoire*, qu'on croit être Fabre (de l'Aude), rapporte en ces termes une conversation qu'il aurait eue avec Barras :

— Comment, s'écria Barras, est-ce que la mort de Hoche me serait imputée ?

Et il pâlit, de colère sans doute (*sic*).

Moi. — Votre police vous sert mal, si elle vous laisse ignorer cette odieuse calomnie ; elle a cours dans Paris, dans l'Europe.

Barras. — On ne peut empêcher les propos de la malignité.

Un peu plus loin, Fabre place ces paroles dans la bouche de Bonaparte : « Je me plais à croire que ces hommes sont incapables d'un crime ; mais leur abominable entourage, que se refuserait-il ? Rien. Oui, *Hoche est mort empoisonné*, Carnot en fuite, Pichegru déporté, Moreau en disgrâce. »

Pareille accusation revient dans une lettre, que

l'auteur de l'*Histoire secrète* dit lui avoir été adressée par Bonaparte :

... Je regrette Carnot, coupable envers Barras, oui; envers la patrie, non. Déjà on veut oublier les services... Hoche vient de mourir. *Hoche est mort empoisonné* (en grosses lettres dans le texte). On en accusera les étrangers; je vois le crime dans l'intérieur. On a chassé Moreau, que me destine-t-on ? *Hoche, je vous le répète, est mort empoisonné*. C'est un avis adressé aux forts qui importunent les faibles... (1)

Quand, plus tard, Napoléon dictera son *Mémorial*, il sera beaucoup moins affirmatif, et, tout en rappelant les graves insinuations dirigées contre lui, il dédaignera d'y répondre.

Hoche, dictera-t-il à Las Cases, *périt subitement* et avec des circonstances singulières qui donnèrent lieu à beaucoup de conjectures ; et, comme il existait un parti avec lequel tous les crimes me revenaient de droit, l'on essaya de répandre que je l'avais fait empoisonner. Il fut un temps où rien de mauvais ne pouvait arriver que je n'en fusse l'auteur ; ainsi, de Paris je faisais assassiner Kléber èn Egypte ; à Marengo, je brûlais la cervelle à Desaix.

Tel est l'empire des bruits, quelque absurdes qu'ils soient (2), qu'il est probable que tout cela a été cru du vul-

(1) Ces derniers renseignements nous ont été très obligeamment fournis par notre érudit confrère, M. le docteur G. Escande, ancien député, auteur de remarquables travaux sur le général Hoche. (Cf. *Hoche en Irlande.*)

(2) Il n'est pas inutile de rappeler ici que la famille de Hoche accepta de Napoléon Ier une statue en l'honneur du grand général

gaire, et qu'une bonne partie le croit peut-être encore. Heureusement qu'il n'en est pas ainsi de l'histoire ; elle raisonne...

Is fecit cui prodest, c'est le vieil adage juridique qu'on invoque toujours, faute de preuves. Hoche avait vingt-neuf ans, tout un passé de glorieux triomphes ; il pouvait contrarier les visées ambitieuses du général qui complotait dans l'ombre la perte de la République. Il fallait se hâter de s'en débarrasser. On peut ne pas voir d'où part le coup, et n'en pas moins deviner la main qui l'a donné... Que tout cela constitue une présomption, nous l'accordons, mais en

de la République ; puis des places et des faveurs, pour lesquelles elle exprima sa reconnaissance en des termes sur l'obséquiosité desquels nous n'avons pas à insister. La lettre suivante, publiée par la *Gazette anecdoctique* (t. 1, 1877, p. 376), est sur ce point suffisamment convaincante :

A S. M. l'Empereur et Roi.

10 octobre 1808.

Sire,

Au moment où Votre Majesté Impériale et Royale daigne ordonner l'érection d'une statue à la gloire du général Hoche, sa famille croit qu'il est de son devoir de venir déposer aux pieds du trône l'hommage de sa reconnaissance profondément sentie. Ses regrets deviennent moins cruels en voyant le génie de la France honorer la mémoire du héros dont la perte lui sera à jamais sensible. Hélas ! si la mort ne l'avait pas enlevé à sa patrie, dont il fit toujours triompher les armes, il serait aujourd'hui l'un des plus fidèles lieutenants de Votre Majesté et le protecteur de nos enfants.

Vous avez accordé, Sire, à plusieurs d'entre nous des emplois militaires et civils : nous ne cesserons jamais de mériter votre

tirer une induction de certitude, c'est outrepasser les droits du justicier.

« Coïncidence vraiment extraordinaire ! répliquent les accusateurs de Bonaparte. Les Mémoires de Joséphine et ceux de Napoléon viennent se rassembler et se compléter sur cet important point de l'histoire » ; et ils citent, très imparfaitement d'ailleurs, ce passage, qu'on nous donne comme extrait des *Mémoires de Joséphine* (1) et que nous rétablissons dans son intégrité :

Depuis la journée du 18 fructidor, la santé de Hoche déclinait visiblement ; il adoptait et rejetait tour à tour les

confiance, et nous vous jurons de consacrer le reste de notre vie au service de Votre Majesté. Nos enfants suivront l'exemple de leurs pères.

Nous sommes avec respect, Sire, de Votre Majesté Impériale et Royale les très humbles, très obéissants et très fidèles sujets.

MARIE-FRANÇOIS HOCHE, propriétaire à Versailles ; — H. SORNIQUE, femme Hoche ; — VICTOIRE HOCHE ; — FEMME LEROUGE, née Hoche ; — LAZARE HOCHE, filleul du général en chef, élève du lycée de Versailles ; — LEROUGE, gendre de Marie-François Hoche ; — FEMME BERVILLE, épouse du lieutenant-colonel de la garde de Paris ; — A. V. HOCHE, femme Maulu ; — JOSEPH DUPONT ; — THÉODORE DUPONT ; — EXHARLOD ; — MONASSON ; — BERESVILLE ; — DUPONT, ex-messager d'État près le Tribunat, référendaire à la Cour des comptes.

(1) Le passage est tiré non des *Mémoires de Joséphine*, mais des *Mémoires de Mlle Lenormant*, la fameuse chiromancienne, (t. I, p. 473). Nous n'avons pas besoin de dire quel degré de créance mérite cet ouvrage.

remèdes qu'on lui proposait... Son esprit était resté frappé de la prédiction que lui fit Bonaparte chez Talien, et très souvent, il répétait en se la rappelant : « Il avait bien raison, *je ne passerai pas trente ans*, je suis victime, je meurs victime et je n'ignore pas d'où part le coup. » Diverses conjectures s'établirent alors sur la fin prématurée du général. Les uns en accusèrent le Directoire, les autres l'époux d'une femme que Hoche avait tendrement aimée. La vérité est que sa mort ne sembla pas naturelle. De là les mille et une versions qui occupèrent tous les salons de Paris. Quelques heures avant qu'il ne rendît le dernier soupir, il écrivit une dernière lettre à Mme Bonaparte, il *lui révéla un secret fameux*, et l'invita à ne point négliger d'en faire usage quand les circonstances le lui pourraient permettre... J'étais persuadé que Hoche avait bu à la coupe de Néron (la Faculté de médecine de Paris n'aperçut point de traces positives de poison et elle hésita à se prononcer), mais jamais il ne déclina devant personne le nom et les qualités de son persécuteur.

Hoche savait, a-t-on prétendu, que le dauphin n'était pas mort au Temple ; qu'une des clauses du traité de la Jaunaye, signé par Charette et les commissaires de la Convention, stipulait la remise de Louis XVII aux Vendéens, et il ne voulait pas comploter avec Barras pour rétablir sur le trône le futur Louis XVIII. Voilà le « *secret fameux* », dont parle le fabricant des *Mémoires de Joséphine* !

Comme Hoche, Joséphine aurait elle-même succombé au poison, parce qu'elle connaissait le *secret fameux*, de même que le duc d'Enghien, que Frotté,

que les médecins Desault et Chopart, tous morts
dans des circonstances mystérieuses. Et voilà comment la mort de Hoche se rattache, par un lien étroit,
au problème de la survivance, au *Mystère du Temple*,
sur lequel les gloses ne semblent pas de sitôt prendre
fin !

Nous n'aurons garde d'entamer un débat qui nous
entraînerait hors des limites d'un cadre à l'avance
tracé ; nous dirons seulement que, tout en étant partisan de la survivance du Dauphin, nous gardons la
conviction que Hoche, de même que Joséphine, n'a
pas péri de mort violente ; qu'il a succombé à une
maladie qu'il est aujourd'hui possible de déterminer, et avec une précision rigoureusement scientifique.

III

Il y a environ un demi-siècle, un chercheur érudit
écrivait, dans une revue qui s'attache à tirer au clair
les énigmes de la littérature et de l'histoire (1), ces lignes qui nous serviront, fort opportunément, d'entrée
en matière :

Il serait long et peu utile (le préambule qui précède
montre assez que notre avis est sensiblement différent),
d'examiner quelles sont les assertions vagues des divers

(1) *Intermédiaire des Chercheurs et Curieux*, 10 avril 1866.

historiens de la Révolution. Ce qui offrirait bien plus d'intérêt, ce serait de publier, de discuter *le procès-verbal d'autopsie*, de soumettre enfin la question de la mort de Hoche à un examen sérieux, analogue à celui auquel M. Littré s'est livré au sujet de la fin d'Alexandre le Grand.

Nous avions lu jadis un fragment de ce procès-verbal dans l'ouvrage de Rousselin sur Lazare Hoche; mais la pièce originale (1), ou tout au moins sa reproduction exacte nous manquait et, à défaut de ce document, il ne fallait pas songer à aborder la discussion d'un problème médico-historique aussi complexe.

Et d'abord la pièce existait-elle, et entre quelles mains ? Nul autre ne pouvait mieux nous éclairer à cet égard qu'un membre de la famille de Hoche. Le propre petit-fils du général, M. le marquis des Roys, voulut bien, à notre demande de renseignements, faire la réponse qui suit :

Gaillefontaine, ce 17 octobre 1894.

Monsieur le Docteur,

Je ne connais qu'une pièce relatant, d'une manière officielle, la maladie et la mort du général Hoche. C'est le précis écrit par Poussielgue, médecin attaché à mon grand-père. J'en possède un exemplaire, qui, je crois, est l'unique exis-

(1) L'original existe aux archives du ministère de la Guerre. (Lettre à nous adressée par le regretté Albert Sorel, le 16 mars 1897.)

tant. Le rabbin de Versailles, M. Charleville, l'a publié, traduit en français sur une version allemande (1 vol. in-8, Versailles, Aubert, 1887). Malgré la double traduction du français en allemand et de l'allemand en français, le travail reproduit exactement, et aussi près que possible, la pièce originale. Il offre de plus une photographie du larynx prise par M. Vatel (1), au moment où ces restes ont été déposés dans l'église N.-D. de Versailles.

A part cela, il n'y a que les traditions de famille et ma propre opinion, mais ce sont là des appréciations toutes intimes, sans preuve scientifique, qui ne peuvent figurer dans une publication.

Avec mes regrets, etc.

Le marquis DES ROYS.

Grâce à M. Achille Taphanel, le très obligeant conservateur de la Bibliothèque de Versailles, un exemplaire de la brochure du rabbin Charleville fut mis à notre disposition, accompagné de l'aimable lettre qu'on va lire. Si nous en reproduisons le texte, ce n'est pas tant pour prouver la rareté de l'opuscule, que nous devons à la libéralité de la *Société des Sciences morales de Seine-et-Oise*, que pour rectifier une erreur commise par l'honorable bibliothécaire de Versailles. Mais voici la lettre :

Versailles, le 21 octobre 1894.

MONSIEUR ET HONORÉ CONFRÈRE,

Je m'empresse de mettre à votre disposition un exemplaire du travail de M. Charleville sur la maladie et la mort

(1) V. p. 171.

de Hoche. La Société des Sciences morales de Seine-et-Oise, dont je suis membre, vous fait hommage bien volontiers de cette brochure *qui n'a pas été mise dans le commerce.*

Nous avons eu le regret de perdre, il y a quelques années déjà, M. le grand Rabbin Charleville; mais je crois pouvoir vous assurer que les recherches auxquelles il a pu se livrer postérieurement à la publication de son travail, ne l'avaient amené à y faire aucune addition ou correction.

Le texte français de Poussielgue n'a pas encore été retrouvé, et la restitution qu'a essayé de nous en donner M. Charleville, d'après une traduction allemande, demeure pour nous le document le plus voisin de l'original...

Veuillez, etc.

A. TAPHANEL,
Conservateur de la Bibliothèque de Versailles.

Nous pouvons apprendre à M. Taphanel que le *texte français de Poussielgue est actuellement retrouvé*; et comme nous ne voulons pas exagérer le mérite de notre découverte, nous dirons, sans plus tarder, de quelle manière nous avons été mis sur la piste du document.

En parcourant l'ouvrage de feu Hippolyte Maze sur les *Généraux de la République*, cette note, perdue au bas d'une page, avait retenu notre attention :

« Nous avons le procès-verbal de l'autopsie (de Hoche); il porte la signature de neuf médecins, chirurgiens et pharmaciens, ainsi que celle de l'adjudant-général Simon; il est certifié exact par Daultanne, chef d'état-major de l'armée de Sambre-et-

Meuse (*Pièces sur Hoche et Moreau. —* Bibliothèque de la Chambre des Députés). »

Muni de cette indication, il nous devenait facile de retrouver, dans un *Recueil de pièces sur Hoche et Moreau,* le « Rapport sur la maladie et la mort de Hoche », qu'on avait, un peu témérairement, déclaré *introuvable* (1).

Mais si le texte de Poussielgue est retrouvé, nous devons reconnaître qu'à part son mérite d'authenticité qui lui constitue une évidente supériorité sur une traduction, si exacte et élégante soit-elle, il ne diffère que par la forme de la relation publiée à Versailles en 1887 (2).

Cela dit, exposons en quelques lignes quel était

(1) « Le *Précis,* publié à Wetzlar, écrit CHARLEVILLE dans sa brochure (p. 4), est *introuvable* ; ni la bibliothèque du Ministère de la Guerre, ni les archives historiques, relatives à la correspondance de l'armée de Sambre-et-Meuse, ne le possèdent. La Bibliothèque nationale de la rue de Richelieu ne possède pas non plus le précieux document concernant un des principaux personnages de la première armée républicaine de France ; elle ne possède pas même la version allemande qui en a été faite à Francfort en 1797, et que le hasard a fait tomber entre nos mains.

« Nous avons essayé de rétablir sous leur forme primitive les pages consacrées à l'immortel Versaillais, en traduisant la traduction, dans l'espérance que des recherches, voulues ou fortuites, feront découvrir le texte même de Poussielgue. »

2) On pourra s'en convaincre, en comparant le texte de l'opuscule de M. Charleville avec le texte de Poussielgue, que nous publions intégralement aux *Pièces justificatives.*

l'état de santé du général Hoche, avant qu'il fût confié aux soins du médecin Poussielgue.

IV

Sa jeunesse, écrit ce dernier, a été accompagnée d'accidents qui paraissaient être le fruit d'une imagination brûlante et d'un génie ardent ; souvent il a éprouvé des maladies inflammatoires.

A quatorze ou quinze ans, il a essuyé une affection nerveuse générale ; il a, depuis, été atteint de douleurs sciatiques, de rhumatismes, et enfin c'est lors de son retour de l'expédition d'Irlande que le spasme auquel il était sujet a paru se fixer sur la poitrine (1) et se manifester par une toux opiniâtre.

Il résulte clairement de ces lignes que les premiers troubles de la santé de Hoche se sont manifestés de très bonne heure, mais que c'est au retour de l'expédition d'Irlande, qui avait si malheureusement échoué, qu'ils se sont accentués.

Tant qu'il n'a pas été abattu par ses douleurs physiques, Hoche a continué à faire ses exercices habituels, à monter à cheval, se livrer à ses études

______

(1) Les premiers symptômes d'une affection pulmonaire s'étaient manifestés prématurément.

« Depuis quelque temps, en effet, il insistait pour obtenir un congé, et l'on voit que, dès le siège de Dunkerque, en septembre 1793, il avait été obligé un instant de garder le lit, par suite d'un flux de sang provenant de ses fatigues... » *Hoche, sa Vie, sa Correspondance*, par A. Du CHATELLIER, p. 42.

de stratégie, refusant de se déterminer à prendre le repos qui lui était ordonné.

Le mal avait débuté depuis sept mois, quand Poussielgue, remarquant l'altération des traits du général, sa faiblesse manifeste, l'engagea à cesser tout travail.

Sur l'insistance de son médecin, Hoche consent à prendre quelques remèdes.

En présence d'accès de toux qui s'accompagnent d'oppression, d'expectorations abondantes, de fièvre, etc., une médication énergique est prescrite, qui rétablit assez promptement le malade. Les phénomènes aigus disparaissent ; mais il subsiste des symptômes de bronchite qui réclament une vigilance attentive.

L'amélioration espérée par le patient ne se produisant pas assez vite à son gré, une consultation est provoquée ; le général accepte seulement une partie des remèdes qui lui sont ordonnés, disant « qu'il fallait attendre une seconde crise, ou un moment de nécessité bien démontrée ».

Pour faire diversion à ses préoccupations, et aussi pour calmer son irritabilité nerveuse (1), on lui con-

---

(1) Il était très susceptible et n'hésitait pas, quand il croyait son honneur en jeu, à vider ses querelles sur le terrain. C'est dans un duel où son adversaire fut encore plus maltraité que lui, qu'il reçut ce coup de sabre dont la cicatrice resta, dans la suite, l'un des traits distinctifs de sa physionomie et dont on peut voir la trace sur le portrait que nous reproduisons (p. 145).

seilla de se rendre à Metz (1). Le forcer à vivre loin du quartier général, c'était, disait-il, le condamner à mourir d'inquiétude et d'inaction.

On projette alors, à Wetzlar, une partie, pour aller voir la foire de Francfort ; l'occasion était propice de l'arracher au travail. Il promettait de ne séjourner dans cette ville que peu de temps et de se remettre ensuite, pieds et poings liés, entre les mains de son docteur, à qui il donnerait « huit jours entiers pour le médicamenter, lui appliquer les vésicatoires, les ventouses, etc.(2) ».

Il tenait à se rendre à Strasbourg le neuvième jour, afin d'y prendre le commandement de l'armée du Rhin et Moselle, qui lui avait été confié pendant l'absence du général Moreau.

Hoche se rend donc à Francfort ; mais un jour, profitant d'une absence momentanée de son médecin, il mande un autre médecin de cette ville, dont on lui avait vanté la science et il se hâte de repartir

(1) Pressé par ses amis et son médecin, qui l'engagent à se rendre à Metz avec sa famille, il leur répond : « Que l'armée est son élément, son tourment ; qu'il est sûr de devenir « plus malade, s'il s'éloigne de son quartier général ; qu'il ne « pourrait vivre à Metz dans une inquiétude fatigante, et qu'il « se connaissait assez pour savoir d'avance qu'il serait obligé « d'envoyer de là deux ou trois courriers par jour pour obtenir « les renseignements nécessaires à son existence ; que la « République le suivrait à deux mille lieues, etc. » *Hoche, sa* « *Vie*, etc., par Du Chatellier, p. 59.

(2) Relation de Poussielgue.

pour Wetzlar, afin d'y faire préparer en cachette les drogues qui lui avaient été prescrites.

Sous l'influence de ces médicaments (1), les symptômes s'aggravèrent, mais cette aggravation fut de courte durée : une heureuse transformation se produisit bientôt dans son état, qui autorisait toutes les espérances (2).

Mais, de nouveau, le mal reprend l'offensive (3).

(1) Aucun des médicaments ordonnés n'était toxique. Les formules sont publiées aux *Pièces justificatives*.

(2) Le 13 septembre, le patriote irlandais Wolf Tone consignait dans son journal :

« 13 *Septembre*. — Aujourd'hui j'ai vu le général Hoche qui revient justement de Francfort. Il a été sérieusement malade d'un gros refroidissement et il a une toux continuelle qui m'inspire beaucoup d'inquiétude. Il ne semble rien redouter lui-même, mais je ne serais pas surpris que dans trois mois il fût perdu. Il est terriblement changé. Il a une toux sèche et creuse, extrêmement pénible à entendre.

17 *Septembre*. — La santé du général est dans l'état le plus alarmant et personne ne semble s'en douter ! Aujourd'hui, il s'est fait porter d'une chambre à l'autre par quatre grenadiers, car il est incapable de marcher.

Cependant, la maladie empirait. « Donnez-moi un remède pour la fatigue, suppliait Hoche, mais que ce remède ne soit pas le repos !... » Au moment où l'on reprenait espoir, une crise nouvelle survint : le sang jaillit de sa bouche (il avait déjà craché le sang à Dunkerque). Sa femme, ses officiers étaient à son chevet. « Suis-je donc revêtu de la robe de Nessus, s'écriat-il. » Il se souleva, retomba, il était mort. (CUNÉO D'ORNANO, *Lazare Hoche*, 1892.)

(3) Le 30 fructidor, entre 11 heures et minuit, il envoya chercher son médecin ordinaire. Celui-ci le trouva assis près de la

Une nouvelle consultation est provoquée. Cette fois, les princes de la science sont appelés au chevet du moribond.

Une crise terrible de suffocation suit cette visite ; l'éther, les préparations de musc, le sel ammoniac, tous les stimulants en usage sont employés, mais en vain. La mort vient mettre un terme aux souffrances du général, après une lente agonie.

Hoche succombe, le troisième jour complémentaire de l'an V, à 4 heures du matin.

V

L'ouverture du corps fut faite, le lendemain à 9 heures, par les chirurgiens de l'armée de Sambre-et-Meuse, assistés du « médecin ordinaire de l'armée », et d'autres praticiens allemands, séjournant à Wetzlar ou dans les environs.

Nous ne reproduirons pas ici les termes, beaucoup

fenêtre entr'ouverte, appuyé sur les bras d'un ami, éprouvant une telle difficulté pour respirer qu'il ne pouvait arriver à décrire ses souffrances. La crise ayant cessé un moment, il reprit son attitude ordinaire, mais ses forces étaient épuisées. Il fit chanter à son docteur, par l'une des personnes présentes, le couplet de la *Précaution inutile* :

> Votre savoir, mon camarade,
> Est d'un succès plus général,
> Car s'il n'emporte point le mal,
> Il emporte au moins le malade.

trop techniques, du procès-verbal de cette opération, qui sera mieux à sa place à la suite de notre
étude (1). Nous rappellerons seulement que des historiens ont cru devoir relever une contradiction, plus
apparente que réelle, entre les déclarations de Poussielgue (l'auteur de la pièce que nous venons d'analyser), et les conclusions qui se dégagent, d'après
eux, de la lecture du procès-verbal d'autopsie.

Dans quelques lignes en forme de préface, placées en tête
de son rapport sur la maladie de Hoche, écrit BERGOU-
NIOUX (2), Poussielgue dit positivement que le général ne
mourut pas empoisonné ; et d'un autre côté, les altérations
des entrailles, qu'il signale dans son procès-verbal d'autopsie,
semblent s'élever contre son affirmation et annoncer le poison. On comprend que, dans la douleur où les plongea ce
coup inattendu, les amis du général aient cru rencontrer
un indice du crime dans cette contradiction.

Ce qui a donné lieu à cette dernière interprétation, c'est ce passage, extrait du procès-verbal d'autopsie, reproduit partiellement par le premier en date
des biographes de Hoche, Rousselin :

L'estomac et les intestins ont été ouverts dans toute leur
longueur ; le premier a présenté de larges taches noires au
centre, et moins chargées de cette couleur à la circonférence,
mouchetées par placards, avec des séparations entre elles et

(1) V. aux *Pièces justificatives.*
(2) BERGOUNIOUX, *op. cit.*, p. 485.

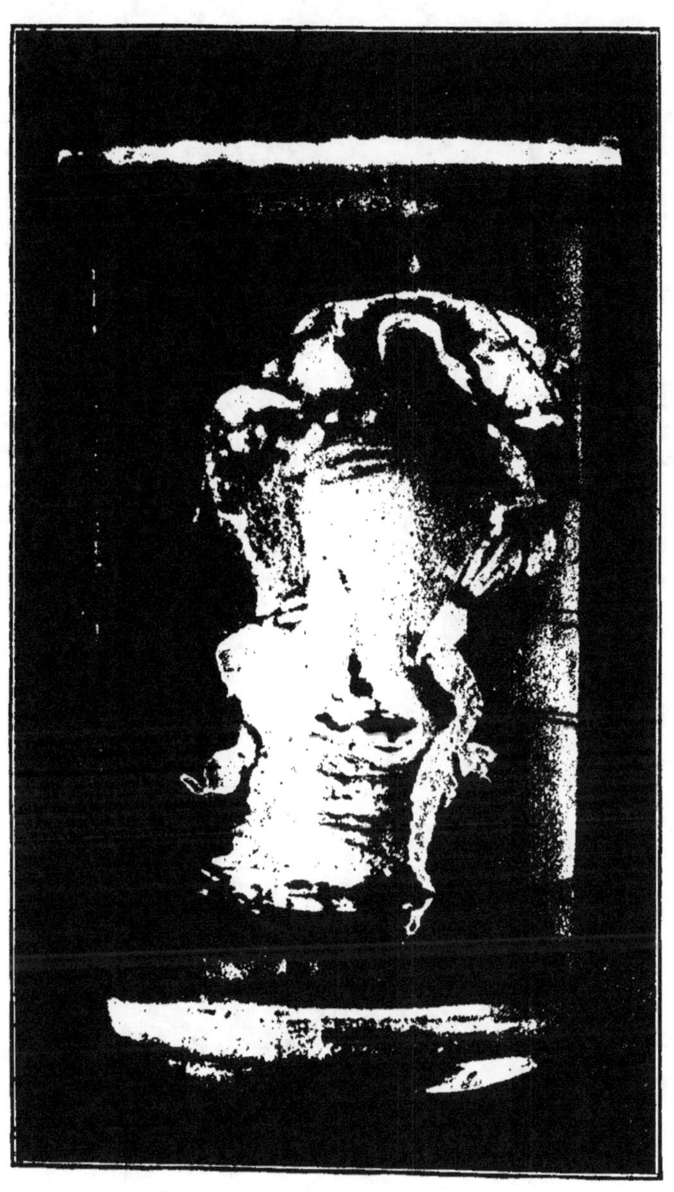

Larynx de Hoche

(D'après une photographie de Ch. Vatel).

les mouchetures correspondantes à la tache extérieure beaucoup plus rapprochées et presque confondues.

Et le même auteur ajoute plus loin :

Si l'on demande encore pourquoi la Faculté de médecine de Paris (qu'on ne peut soupçonner d'ignorance), a-t-elle hésité de se prononcer... si l'on consulte la séance publique de la même Faculté de médecine du mois de novembre 1778, on sera frappé des réflexions que fait le docteur Salins sur les effets du poison relativement à l'ouverture. du cadavre du jeune Lamotte. La conformité des phénomènes, observés à des distances si éloignées, est singulière. Or, on sait que chaque poison produit un effet différent et des phénomènes qui lui sont propres ; et j'interroge les hommes de l'art, si ceux qui se rencontrent ici ne sont pas les résultats connus du sublimé. Ces recherches ne sont point indifférentes à l'humanité ; si l'art n'a pu toujours prendre le crime sur le fait, il est beau que son expérience serve au moins à le prévenir (1).

A défaut des documents visés dans ce passage, il est malaisé de dire si l'analogie qu'on a tenté d'établir entre les deux cas relatés est aussi évidente qu'on nous l'assure. Nous avons tout lieu de croire, d'après l'examen du Précis de la maladie, et du procès-verbal de l'ouverture du corps, qu'ils sont, au contraire, très dissemblables.

Les lésions qu'on a signalées comme étant celles

(1) Alex. Rousselin, *Vie de Lazare Hoche*, 2ᵉ édition (Paris, Buisson, an VI) 2 vol. in-8 ; t. Iᵉʳ, p. 135.

d'une substance toxique, ne sont autres, en effet, que des lésions tuberculeuses.

Mais, avant de conclure, ou avant de laisser à une parole plus autorisée que la nôtre, le soin de prononcer un arrêt qui, nous l'espérons, sera sans appel, nous allons, pour ne rien omettre des données du problème, encore apporter deux témoignages qui ont, selon nous, une importance indiscutable. Ce sont deux dépositions, émanant de propres membres de la famille de Hoche.

Dans un livre de famille de M. Déchaux, *beau-père du général*, se lisent ces lignes :

« Le 2° jour de l'an complémentaire de l'an V républicain, est mort à Wetzlar, le général Hoche, d'une *maladie de poitrine négligée* (1) ».

Maladie de poitrine, la désignation est formelle.

L'opinion du *beau-frère de Hoche* n'est pas moins précieuse à enregistrer : le général Debelle dit formellement que son illustre parent était malade depuis déjà longtemps, et qu'il a été emporté par « une crise de suffocation ». La lettre de Debelle est au *Moniteur* (an VI, n° 4) ; elle devrait être connue des historiens, et cependant aucun d'eux n'a songé à prendre acte du document reproduit ci-dessous.

(1) V. Cunéo d'Ornano, *Lazare Hoche* (1892), pp. 312 et suivantes.

Paris, le 3 vendémiaire.

*Le général de division, commandant en chef l'armée de
Sambre-et-Meuse, au Directoire exécutif. Au quartier général à Wetzlar, le troisième jour complémentaire de l'an V
de la République Française.*

Citoyens Directeurs, je vous ai écrit ce matin dans les larmes,
au milieu d'une famille et d'amis éplorés, et je n'ai pu vous
donner aucun détail sur les circonstances qui ont enlevé à la
France le général Hoche.

Doué d'un tempérament robuste et ardent, quoique d'une
sensibilité de nerfs extraordinaire, le général Hoche n'éprouvait que des sensations vives et brûlantes : le moindre sentiment l'affectait au delà de toute expression : la Révolution ne
fit que développer davantage ce tempérament. Jeté sur un
grand théâtre, Hoche a employé toutes ses facultés pour rem-
plir dignement le rôle éminent qu'il était destiné à jouer; il
les a usées à force de travail. Les contrariétés qu'il a éprouvées lors de son emprisonnement sous le règne de Robespierre, les fatigues extraordinaires qu'il s'est données dans les
départements de l'Ouest pour pacifier ce pays, le mauvais succès de l'expédition d'Irlande et les dangers qu'il courut sur
mer, les accusations portées contre lui à la tribune nationale
par les derniers conspirateurs, l'ardeur qu'il a mise à les con-
fondre, tout cela a épuisé ses forces et ranimé avec des symptômes effrayants, il y a environ un mois, *un rhume et une
oppression de poitrine*, que déjà il avait éprouvés à Brest, mais
qu'il avait alors trop négligés. Tous les secours de l'art n'on
pu le sauver. Depuis sept ou huit jours il éprouvait de temps
en temps des *crises de suffocation*, qui ne se calmaient qu'à
force de soins et après des souffrances inouïes, et la moindre
occupation produisait une de ces crises. Enfin hier, sur les **dix**
heures du soir, après avoir passé une journée assez calme,
s'être même occupé de quelques affaires, ses souffrances
redoublent, une *suffocation horrible* lui fait perdre connaissance, et après six heures de douleurs qu'on ne peut dépeindre

mourut dans mes bras... *Demain, son corps sera ouvert, afin de détruire les bruits d'empoisonnement qui se sont déjà répandus. Après-demain, il partira de Wetzlar avec toute la pompe convenable, pour être transféré à Coblentz, où il sera enterré à côté du général Marceau, dans le fort de Pétersberg.*

Salut et respect.

DEBELLE.

Le lecteur connaît maintenant les diverses pièces de la procédure ; il ne nous reste plus qu'à présenter des conclusions.

VI

Ces conclusions, nous aurions pu les formuler nous-même ; mais nous avons pensé qu'en aussi grave débat, il convenait de s'entourer de toutes les garanties.

Nous avons donc soumis à M. le professeur DEBOVE, doyen de la Faculté de médecine de Paris, la relation de Poussielgue, en y joignant le procès-verbal de l'ouverture du corps, et nous l'avons prié de nous donner son avis sur la nature de la maladie à laquelle avait succombé le général Hoche. C'est la « consultation » que nous publions ci-après, sans insister davantage sur la valeur de cette pièce.

CONSULTATION DU PROFESSEUR DEBOVE

Il nous paraît résulter de la lecture du rapport de Poussielgue que Hoche est mort de phtisie pulmonaire.

On n'a aucune raison de croire à un empoisonnement, parce que la mort est survenue subitement, mais dans le cours d'une maladie chronique ; et que rien, ni dans les symptômes observés, ni dans les lésions décrites, ne permet de croire à l'intervention d'un agent toxique.

Hoche avait une maladie chronique intéressant l'appareil respiratoire.

Les premiers symptômes remontaient à l'expédition d'Irlande. « Au retour de l'expédition d'Irlande, dit Poussielgue, il fut sujet à des crampes de poitrine révélées par une toux effroyable qu'il en rapporta. » Il souffrait souvent d'un fort rhume et lorsqu'il consulta pour la première fois Poussielgue (trois mois avant sa mort), celui-ci prescrivit des bains et le général objecta qu'il n'en pouvait prendre à cause de son catarrhe.

Il se soignait cependant fort mal ou plutôt

IV   12

ne se soignait pas du tout, ce qui explique la marche rapide de la maladie. « Sept mois s'écoulèrent ainsi depuis que ses crampes de poitrine s'étaient déclarées, jusqu'au moment où il prêta quelque attention à son catarrhe. En ce moment mon service m'amena à Wetzlar où se trouvait le général. Je le vis plusieurs fois et je fus très étonné de l'entendre tousser très fortement sans que la moindre plainte lui échappât. Je m'informai alors plus succinctement de sa santé et j'appris qu'il souffrait depuis longtemps d'un catarrhe qu'il négligeait... la respiration se faisait avec difficulté, elle était accompagnée d'un bruit sourd, dénotant une agglomération de mucosités dans la trachée artère et dans les bronches ; les expectorations, consistant en glaires plus ou moins épaisses, paraissaient provenir d'un épanchement trop abondant de l'humeur qui, dans l'état ordinaire, sert à maintenir leur flexibilité aux organes respiratoires. »

Rien d'étonnant qu'avec un malade si peu décidé à se soigner, supportant si courageusement sa maladie et se surmenant, la maladie ait eu une marche rapide.

De temps en temps, des crises de suffocation venaient cependant rappeler au malade qu'il est des limites aux forces humaines et qu'on ne peut, par un effort de volonté, surmonter tous les symptômes d'une maladie. Telle fut la crise de dyspnée du 13 août. Nous apprenons qu'une fois cette crise passée, « la toux persistait avec des expectorations abondantes, surtout le matin, ce qui n'empêche pas le général de se livrer avec soin à ses occupations, de se donner du mouvement et de fréquenter la société... La toux continuait, mais sans l'incommoder. »

On provoqua une consultation à laquelle prirent part les docteurs Muller et Wendelstadt. « On fut unanime à reconnaître qu'un trop grand relâchement des glandes de la trachée artère et de ses ramifications, occasionnant une agglomération excessive de sécrétions muqueuses, donnait à redouter, pour un temps plus ou moins prochain, une issue fâcheuse. »

Plus tard, eut lieu une consultation avec le docteur Thelenius et cette fois le mot *phtisie* se trouve dans la consultation écrite qui fut rédigée. « La durée du catarrhe menace de se transformer en *phtisie pulmonaire*. »

Malgré l'avis des médecins, Hoche continue

à se surmener, et refuse de prendre aucun repos. Il se rend à Francfort et nous lisons dans le *Précis de la maladie* :

« La journée de voyage fut pluvieuse, l'air humide et sa respiration devint de plus en plus difficile. »

Il était d'ailleurs impossible de lui faire aucune observation. « Déjà, à cette époque, il ne supportait de sang-froid aucune contradiction; je lui donnais raison en tout; ce fut dans ces dispositions que nous arrivâmes à Francfort. »

Le malade continue à tousser, il a des sueurs la nuit, et il survient une seconde crise de suffocation. Il sort de cette crise, mais l'expectoration est toujours abondante et des filets de sang étaient mélangés aux produits expectorés.

Cette situation s'aggravant toujours, on propose une nouvelle consultation : le général répond qu'il ne veut plus de médecin, ni français, ni allemand. Il faisait d'ailleurs aussi bien, étant donné qu'il se refusait à suivre les prescriptions.

Il semble bien consentir à prendre des médicaments, mais il ne veut à aucun prix entendre parler de repos.

Cependant il finit par céder. Les médecins

vinrent, examinèrent la situation et remirent la consultation au lendemain ; mais, dans la nuit, le général succombait à une crise de suffocation.

L'autopsie fut faite et l'on constata que les poumons étaient « noirs, altérés dans leur constitution, particulièrement le poumon gau_ che. Le poumon droit était adhérent et particulièrement la plèvre costale. »

Il y avait une ulcération de la trachée, qui nous paraît être une *ulcération tuberculeuse*, d'après la photographie que nous avons sous les yeux (1).

Notre conviction est que Hoche a succombé à une phtisie pulmonaire. Il avait un catarrhe chronique, des expectorations purulentes, par moment des hémoptysies, une toux persistante, des accès de suffocation, des altérations pulmonaires constatées à l'autopsie.

On peut objecter que les signes cliniques et que les résultats de l'autopsie ne donnent pas de preuves indiscutables. Cela est vrai, mais la phtisie pulmonaire, avant Laënnec, était une

(1) La photographie du larynx et de la trachée, prise, en 1859, par M. VATEL (de Versailles) et que nous avons reproduite p. 171.

maladie difficile à diagnostiquer cliniquement et même anatomiquement.

Dans le cas du général Hoche, la maladie a eu une marche rapide ; mais le malade faisait, pour ainsi dire, tout ce qu'il fallait pour l'aggraver, n'écoutant aucun conseil, ne prenant aucun repos. Il a, comme un vaillant soldat, lutté jusqu'au bout, mais il ne pouvait sortir victorieux d'une lutte par trop inégale.

Professeur DEBOVE.

Hoche est donc mort phtisique et non victime d'un empoisonnement, nous croyons l'avoir amplement démontré.

VII

Dans la brochure du rabbin Charleville, dont il a été plusieurs fois fait mention dans le cours de ce travail, il est dit « que le cœur, le larynx et quelques autres restes du général Hoche furent envoyés au Directoire avec le procès-verbal d'autopsie et déposés, d'abord, dans un des musées de la Faculté de médecine de Paris ». Nos recherches ne nous ont pas permis de vérifier l'exactitude de cette information.

Nous n'avons pu davantage nous assurer si « ces restes, plus tard remis à la veuve du général, placés dans une caisse fermant hermétiquement », ont été inhumés au cimetière de l'Est.

En 1859, Mme la comtesse des Roys fut autorisée, par le ministre de l'Intérieur, à faire transporter les restes de Hoche à Versailles, ville natale du général. Cette translation s'effectua le 12 mai 1859, et la caisse contenant le vase et les deux bocaux fut déposée à l'église Notre-Dame de Versailles (1).

Ce dépôt n'était que provisoire : le 28 juillet 1860, après avoir obtenu les autorisations nécessaires à l'érection d'un monument dans cette église, on procéda à son inauguration. Un service funèbre fut célébré en l'honneur de Hoche et de sa digne compagne, Anne-Adélaide Déchaux. Les restes du général furent ensuite transportés, par le clergé, dans la chapelle, et la caisse de zinc, les renfermant, scellée derrière la plaque de marbre.

Le monument, dû à un architecte de Versailles, M. Paris, et composé d'une table en marbre noir, entourée d'une bande de marbre vert de mer, s'en-

______

(1) *Relation de la maladie et de la mort du général Hoche*, par Poussielgue, traduite en français sur la version allemande, par M. le grand-rabbin CHARLEVILLE (Versailles, 1887), p. 31.

cadre dans un chambranle avec couronnement en pierre de Saint-Denis. Le tout repose sur quatre consoles, appuyées elles-mêmes sur la retraite qui règne autour de l'édifice (1).

La table porte l'inscription suivante, gravée en lettres d'or et relevée à chaque angle par des clous de bronze :

CE MONUMENT A ÉTÉ ÉLEVÉ PAR LA VILLE DE VERSAILLES
POUR RECEVOIR LE CŒUR DE
LAZARE HOCHE
GÉNÉRAL EN CHEF DES ARMÉES FRANÇAISES,
MORT A 29 ANS, PACIFICATEUR DE LA VENDÉE,
VAINQUEUR DES ENNEMIS DE LA FRANCE
A LANDAU-WEISSEMBOURG-QUIBERON-NEUWIED
ET POUR CONSERVER LA MÉMOIRE DE ANNE-ADÉLAIDE DÉCHAUX,
SON ÉPOUSE, QUI PENDANT 62 ANS DE VEUVAGE
S'EST MONTRÉE DIGNE GARDIENNE
DE CE GRAND NOM. CES RESTES PIEUX REMIS PAR
MADAME LA COMTESSE DES ROYS LEUR FILLE.

(1) *Histoire de Versailles*, par LE ROI, t. I, p. 239-240.

BEAUMARCHAIS S'EST-IL SUICIDÉ ?

Le matin du 8 mai 1799, le valet de chambre de
Beaumarchais, surpris de ne pas voir descendre son
maître comme à l'ordinaire, pénétrait dans la pièce
où il reposait et le trouvait sans mouvement et sans
vie. Il était, nous dit un contemporain, dans la même
attitude où il s'était placé en se mettant au lit (1).

Aucun dérangement n'annonçait qu'il eût souffert.
Les médecins appelés déclarèrent unanimement qu'il
avait succombé à une attaque d'apoplexie — « le sang
s'était porté au cerveau » — et qu'il était sorti de
la vie sans douleur et sans avoir eu conscience de sa
fin prochaine.

Ce qui nous laisse croire à une mort naturelle,
c'est que, la veille même, l'auteur du *Barbier* avait
passé une soirée très gaie au milieu de sa famille
et en compagnie de quelques amis. Il avait évo-
qué, au cours de sa conversation, des souvenirs de

(1) Gudin de la Brenellerie, *Histoire de Beaumarchais* (édition Tourneux), 1888, p. 473.

jeunesse, qu'il avait contés, selon les termes d'un témoin, « avec une aménité charmante ».

Le libraire Bossange, mort centenaire en octobre 1865, rapportait avoir passé cette dernière soirée avec Beaumarchais. Il avait fait avec lui une partie de dames, et Beaumarchais ne serait allé se coucher que sur les instances de son valet de chambre. A onze heures, il s'était retiré en embrassant sa femme. Comme celle-ci avait une légère indisposition, il lui avait affectueusement recommandé de prendre soin de sa santé. Quant à lui, il ne se plaignait en aucune façon. Après avoir donné ordre de le réveiller de bonne heure, il s'était endormi et, le lendemain matin, on le trouvait inanimé.

Cette fin subite d'un homme qui paraissait jouir d'une santé si parfaite éveilla, chez certains, des soupçons qui, aujourd'hui encore, ne sont pas tout à fait dissipés.

Dans une conversation tenue peu de jours avant sa mort, Beaumarchais avait, paraît-il, exprimé le souhait, quand il serait las de la vie, de se débarrasser promptement de sa « guenille », par un de ces moyens chimiques dont on commençait à parler à l'époque.

Une semaine à peine après le décès de Beaumarchais, un « ami de la famille » écrivait à sa veuve, qu'il avait rencontré quelqu'un qui, disait-il, lui avait « débité gravement cette impertinence ».

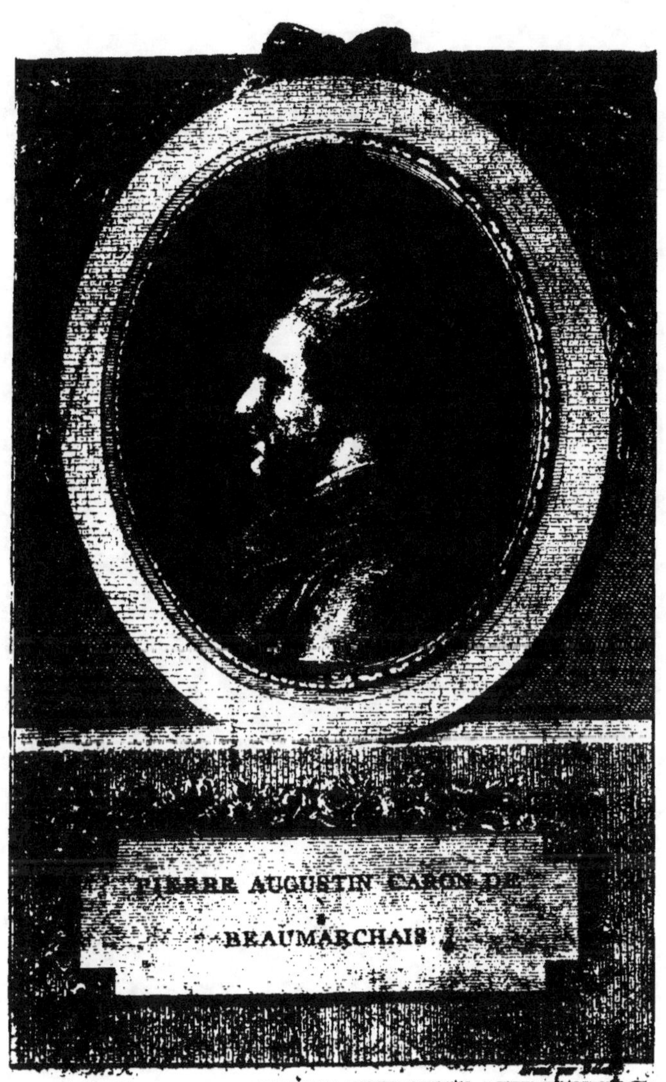

PIERRE AUGUSTIN CARON DE
BEAUMARCHAIS

Celui qui avait fait courir ce bruit calomnieux n'était autre que le poète Népomucène Lemercier, avec lequel Beaumarchais était très lié (1). Dans ses derniers jours, l'auteur du *Mariage de Figaro* se consolait souvent, dans l'intimité du jeune poète, des obsessions de toute sorte que de ruineuses prodigalités avaient suscitées à sa vieillesse. Il lui faisait confidence de ses embarras financiers et il n'est pas surprenant que, dans un moment de découragement, Beaumarchais ait fait part à son ami de projets que, de sens rassis, il n'aurait jamais songé à mettre à exécution. Il n'en fallut pas plus pour établir la légende.

Esménard, dans son article BEAUMARCHAIS de la *Biographie universelle*, Ravenel (2) après Beuchot, Sainte-Beuve lui-même après Ravenel, ne manquèrent pas de reproduire cette version, et sans trop chercher à la démentir. Tout au plus Sainte-Beuve, quand on lui eut soumis les arguments qui militaient en faveur de l'hypothèse d'une mort naturelle, se rendit-il, mais en conservant par devers lui « un léger doute (3) ».

Ce doute n'est plus permis aujourd'hui.

Les documents qui ont été mis en lumière, notamment par le biographe le plus autorisé de Beaumar-

____

(1) *Revue des Deux-Mondes*, janvier-mars 1840, p. 462.

(2) Dans la notice qui précède son édition in-18 de Beaumarchais.

(3) *Causeries du lundi*, t. VI.

chais, M. de Loménie (1) et, plus récemment, par M. Eug. Lintilhac, sont pour entraîner les contradicteurs les plus tenaces.

Dans les derniers temps de sa vie, Beaumarchais présentait l'aspect d'un homme « replet et sanguin » : ce sont les expressions mêmes que l'on retrouve dans le dernier passeport que lui délivra le ministre de France à Hambourg. A la même époque, il se qualifiait lui-même : *un bon vieillard grand, gris, gros, gras.*

Mais il y a plus, et ce détail a une toute autre valeur à nos yeux : Beaumarchais était sujet à de fréquentes syncopes.

Le 5 mai 1797, alors âgé de soixante-cinq ans, il écrivait à sa fille (2) :

« Depuis la nuit du 6 au 7 avril, où j'eus un long anéantissement, *qui était le second avis que la nature me donnait depuis cinq semaines,* mon état est plus tolérable. J'attends les poudres végétales (?). Et soit que la saison ascendante où nous sommes ranime un peu mes forces, soit que cet éréthisme procède de fièvre, j'ai pu faire, ma chère enfant, d'immenses travaux, dont tu recueilleras le fruit par les précautions que j'ai prises (3). »

(1) L. DE LOMÉNIE, *Beaumarchais et son temps,* t. II. pp. 526 et suivantes.

(2) LINTILHAC, d'après BONNEVILLE DE MARSANGY, *Mme de Beaumarchais,* p. 115.

(3) Beaumarchais adorait sa fille unique dont il était adoré ;

Ces « avis de la nature » étaient vraisemblablement des attaques d'*hémorragie cérébrale*. La première, comme le disait un spirituel médecin d'autrefois, est une sommation sans frais, la seconde une
sommation avec frais, et la troisième... l'expulsion
de ce monde.

La mort de Beaumarchais s'explique de la sorte
très logiquement ; mais nous avons d'autres preuves,
plus concluantes.

Et d'abord, le certificat du chirurgien appelé à
constater le décès, certificat daté du jour même de
ce décès (29 floréal an VII), déclare que le « citoyen
Beaumarchais est mort d'*une apoplexie sanguine*, et
non autre maladie ».

A ce témoignage, M. de Loménie joint celui du
propre gendre de Beaumarchais qui, consulté sur ce
point, répondit par la lettre suivante, dont les termes,
très explicites, ne laissent place à aucune autre hypothèse que celle d'une mort naturelle :

Villepinte, par Livry (Seine-et-Oise),
7 octobre 1849.

« Monsieur,

« Je viens d'apprendre avec un étonnement pénible
lui seul paraissait et lui seul se croyait capable de débrouiller
l'inextricable chaos de ses affaires. Est-il admissible, opine
judicieusement de Loménie, qu'il ait pu songer à laisser volontairement ce lourd fardeau sur les bras de sa fille et d'un
jeune mari inexpérimenté ?

les bruits que l'on a fait courir sur les derniers moments de Beaumarchais, mon beau-père. L'assertion
mensongère de son suicide, qui a été reproduite dans
des écrits sérieux, m'oblige à repousser avec toute
l'indignation qu'elle mérite une fable dont la famille
et les amis de Beaumarchais se seraient émus, s'ils
l'avaient connue plus tôt.

« Beaumarchais, après avoir passé en famille la soirée la plus animée, où jamais son esprit n'avait été
plus libre et plus brillant, a été frappé d'*apoplexie*.
Son valet de chambre, en entrant chez lui le matin,
l'a trouvé dans la même position où il l'avait laissé
en le couchant, la figure calme et ayant l'air de reposer. Je fus averti par les cris de désespoir du valet
de chambre, je courus chez mon beau-père, où je
constatai cette mort subite et tranquille ; je ne m'oc-
cupai plus ensuite que de sauver à sa fille, qui avait
un véritable culte pour son père, l'angoisse d'une
nouvelle qui aurait pu lui être funeste si elle l'eût
apprise sans ménagement.

« Voilà, monsieur, la vérité exacte...

« DELARUE. »

Dans la famille de Beaumarchais, on ne croyait
donc pas au suicide ; dans les papiers laissés par la
veuve de l'écrivain, on ne trouve pas la moindre
allusion, si voilée soit-elle, à cette version véritablement insoutenable.

Un des familiers les plus intimes de Beaumarchais, Gudin de la Brenellerie, dont M. Maurice Tourneux a possédé les manuscrits, dit que, la veille de sa mort, Beaumarchais paraissait « plein de force et de santé », et que « sa constitution vigoureuse, son embonpoint annonçaient qu'elle n'était point altérée ». Dans les lettres qu'il adressait à Mme de Beaumarchais, Gudin rappelle à maintes reprises la fin si imprévue de son ami, et à cette occasion, souhaite comme lui une mort « soudaine et tranquille ». Mme de Beaumarchais écrit, de son côté : « Mon mari est sorti de la vie comme il y était entré. »

Ainsi, d'une part, un propos en l'air, tenu par un homme qu'avaient affecté des revers de fortune, des affaires très compliquées, des soucis familiaux — sa fille qu'il adorait lui donnait des inquiétudes de santé dont s'était ému son cœur, particulièrement sensible ; de l'autre, une déclaration formelle d'un homme de l'art, une tradition de famille immuable. Entre les deux versions pas d'hésitation possible : celle de la mort naturelle est la seule acceptable. Il nous semble que le problème est d'une solution si aisée et si simple, que nous nous défendrions presque de l'avoir soulevé (1).

(1) Cette étude a paru (moins les notes et quelques additions dans le corps du texte), pour la première fois, en 1899, dans le journal *l'Aurore*, portant la date du 21 juin, à l'occasion du centenaire de la mort de Beaumarchais.

LE RÉGIME ALIMENTAIRE DE NAPOLÉON A SAINTE-HÉLÈNE (1)

I

Par quelle heureuse fortune nous est échu le document qui va voir le jour pour la première fois, cela vaut peut-être la peine d'être conté.

Une courte note, parue dans un excellent recueil bien connu des érudits (2), nous mettait sur la piste: il y était dit, en substance, que M. Paul Dablin, bibliophile avisé, venait de découvrir, chez un antiquaire de la rue de Douai, une pièce d'un rare intérêt: le livre de comptes, tenu au jour le jour, des dépenses faites par Napoléon à Sainte-Hélène..

Comment ce registre avait-il échoué dans cette boutique de bric-à-brac, voilà un mystère que nous ne cherchâmes pas à pénétrer. Nous n'avions qu'une hâte : avoir sous les yeux le manuscrit, dont nous espérions tirer profit, pour notre travail en cours sur

(1) D'après le Livre de comptes de son maître d'hôtel, publié ici intégralement pour la première fois. (V. aux *Pièces justificatives*).

(2) Cf. les Nouvelles de l'*Intermédiaire*, 30 avril 1893.

la santé de Napoléon. Nul doute que nous y décou-
vrions quelque renseignement sur la manière
de vivre, le régime de captivité, et par suite l'évolution de la maladie à laquelle l'Empereur devait, à
la longue, succomber.

A peine avions-nous fait part de notre désir à son
possesseur, que nous recevions de lui cette lettre (1),
qui suffira à établir nos droits de priorité.

MONSIEUR,

Je possède en effet un manuscrit très intéressant concernant les dépenses de Napoléon à Sainte-Hélène.

Je me propose de le publier avec des notes et commentaires tirés des mémoires de Las Cases, Antommarchi et
O'Méara. C'est ce qui vous explique que *dans l'intérêt de ma
publication* (2), je ne puis laisser *déflorer* mon manuscrit
en me prêtant à des citations même partielles dans l'ouvrage
que vous préparez.

Toutefois, si cela peut vous être utile et agréable et si vous
me promettez de *garder le secret* sur la communication que
je suis prêt à vous faire, je ferai comme Sésame... et vous
communiquerai le document. Je serai heureux de vous recevoir, etc...

C'est ainsi qu'il nous fut loisible de consulter sur
place le registre précieux. L'autorisation nous fut
très gracieusement donnée de prendre quelques no-

(1) Elle est datée du 15 mars 1894.
(2) Nous mettons en italiques les mots soulignés dans l'original.

tes sur son contenu. Notre insistance pour en obtenir davantage resta tout d'abord sans résultat.

Ce n'est que beaucoup plus tard, et après maintes sollicitations, que nous parvînmes à vaincre la résistance de l'aimable mais tenace collectionneur.

Désespérant de mener la publication projetée à bonne fin, absorbé qu'il était par des occupations diverses, M. Paul Dablin consentit enfin à nous confier l'édition de son manuscrit, par une convention en date du 29 janvier 1903.

Peu après, était annoncée la vente d'une partie de la bibliothèque du sympathique amateur. Comme nous lui exprimions notre appréhension de voir passer en des mains étrangères le document que nous étions chargé de publier, il nous répondit textuellement :

« Soyez tranquille : le bouquin de Pierron reviendra entre mes mains à n'importe quel prix. *Ni les Anglais ni les Américains ne l'auront*! (sic) »

Effectivement, le manuscrit, dont nous possédions du reste une copie écrite de la main même de son propriétaire, était racheté par ce dernier et ne passait pas, cette fois du moins, de l'autre côté du détroit.

Mais l'homme propose et le destin dispose.

Trois ans plus tard, en 1906, une nouvelle vente, celle-là faite après le décès du regretté Dablin, avait lieu à l'hôtel Drouot, par les soins de sa famille; et à la suite d'une surenchère de 575 francs, la relique

était acquise par un amateur anglais, M. A. M. Broadley.

M. Broadley ayant annoncé sa trouvaille dans
un journal de Londres (1), nous jugeons opportun
de ne pas différer plus longtemps une publication
qui se trouvait d'ailleurs toute préparée par un travail antérieur.

II

On connaît la genèse du document; donnons en
quelques lignes son signalement.

Qu'on se figure un registre du format habituel aux
livres destinés à tenir des comptes. Ce registre a été
tenu à jour par l'officier de bouche Pierron, qui l'a
commencé en janvier 1818; le dernier feuillet porte
une date qui a son éloquence : 5 mai 1821. Il comprend 43 pages.

La comptabilité est des plus simples; elle est
exprimée en livres, en shellings et en pence. Chaque
mois, après vérification de Montholon, l'Empereur se
fait remettre les registres, contrôle les moindres
dépenses, provoque, s'il y a lieu, des explications,
refait même les additions.

(1) Par une note de quelques lignes et la reproduction très
réduite, en fac-similé, d'une page du manuscrit dont il possède
l'original, mais dont une copie très complète nous avait été
confiée, en vue de l'édition projetée par feu Dablin. La note
inspirée par M. Broadley a paru dans *The Sphere*, du 18 août 1906.

C'est en janvier 1819 que Napoléon semble avoir commencé cet examen et s'être livré à ces calculs. Mais, pour plus de commodité, il transpose les livres sterling en francs. Pierron atteste à chaque page que les annotations sont bien de la main de l'Empereur. Il libelle : « Écriture et chiffres de la main de l'Empereur Napoléon, tracée de sa main à l'île de Sainte-Hélène, » et il signe Pierron, son maître d'hôtel à Sainte-Hélène.

Pierron avait remplacé Cyprien (ou Cipriani). Le cuisinier que l'Empereur avait ramené de France était un certain Lepage. A la suite d'une querelle avec un valet de chambre (1), Lepage, découragé, avait quitté l'île ; à partir de ce moment, les repas de l'Empereur sont confiés à une équipe de Chinois sous la surveillance de Pierron, qui devint cuisinier par nécessité.

Les choses ne restèrent pas longtemps ainsi.

Un grand personnage anglais, lord M..., revenant de Chine, offrit à Napoléon un cuisinier réputé dans cette contrée. La condition était dure, à cause de la vapeur particulière du charbon de l'île. Le nouveau serviteur fut forcé de renoncer à ses fonctions, car le feu détruisait sa vue. Le gouvernement

---

(1) L'auteur anonyme des *Documents pour servir à l'histoire de la captivité de Napoléon-Bonaparte à Sainte-Hélène* (2ᵉ éd., Paris, 1822) donne une autre raison (cf. p. 53), qui paraît moins vraisemblable.

de la cuisine revint de nouveau à Pierron et à ses Chinois.

Mais, dans ce moment, la princesse Borghèse envoyait de Lucques, sur une lettre de Madame Mère qui l'instruisait de la position de l'Empereur, un jeune homme intelligent, plein de zèle et d'honneur, M. Chandellier, dont Napoléon a été constamment satisfait, et qui est resté à Sainte-Hélène jusqu'à la mort de l'illustre captif (1).

Chandellier était ingénieux autant qu'actif : il eut vite fait de monter un fourneau à l'allemande, dont il avait acheté à Londres les parties principales ; comme on lui refusait le bois nécessaire pour chauffer son fourneau, il fit forger par un serrurier de l'île une plaque de fonte qu'il transforma en four à charbon et dont il exécuta lui-même la maçonnerie. L'Empereur se montra très satisfait de ces dispositions.

Voulant, sans plus tarder, mettre à l'épreuve les talents de son nouveau Carême, il lui commande une « soupe de soldat » : Chandellier, qui avait été militaire, devait en connaître la composition. La première fois, il la réussit fort mal : elle était trop claire et les haricots y avaient été prodigués. « Demain, tu m'en feras une meilleure », se contenta de dire l'Empereur. Le lendemain, elle était si épaisse qu'une cuiller

(1) Cf. *Echo de la Presse*, 2ᵉ année (article traduit du *Paris Advertiser*).

aurait pu y tenir debout. L'Empereur n'en redemanda plus dès ce jour.

III

A en juger par le livre de comptes, la table impériale, durant l'exil, fut plus que frugale.

En 1818, les dépenses varient entre 50 et 150 livres sterling, et le personnel est relativement nombreux à Sainte-Hélène. De plus, la vie est très chère dans l'île ; depuis l'arrivée de l'Empereur, le prix des vivres a relativement augmenté. Quelques chiffres pris dans une relation du temps (1) en donneront l'idée.

Le bœuf vaut 36 deniers la livre (3 fr. 75) ; le mouton, 30 deniers (3 fr. 13); le porc frais, 40 deniers (4 fr. 17) ; une poule ou un canard, 24 shellings (30 francs); une oie, 50 shellings (62 fr. 50); une dinde, 60 shellings (75 francs); un boisseau de pommes de terre, 15 shellings (18 francs); la douzaine d'œufs, 8 shellings (10 francs) ; seul, le poisson est d'un prix abordable.

Les légumes sont rares, et quand on en trouve, ils sont secs et brûlés par le soleil.

(1) *Relation de James Tyder* (cité dans notre ouvrage *Napoléon jugé par un Anglais;* Paris, 1901.) Nous avons seulement rectifié ici la valeur en francs de la monnaie anglaise que nous avions, dans notre livre, donnée d'après la relation à laquelle nous avions puisé et qui était erronée.

On a parfois grand'peine à avoir de la viande de boucherie ; celle qui est consommée dans l'île provient du Brésil ou du Cap de Bonne-Espérance.

Malgré les ordres qui avaient été donnés au gouverneur, l'office de Napoléon ne recevait jamais qu'une chétive portion. Si on lui envoyait une épaule de bœuf, elle était décharnée, tandis que le gouverneur se réservait la partie succulente, le quartier de derrière. Aussi Napoléon, qui aimait les viandes grasses, n'obtenait presque jamais le morceau de son choix.

On lui servait parfois des côtelettes de porc frais (1), des boudins, des saucisses. Ces préparations étaient passables, mais la volaille de toute espèce était d'un goût détestable. On essaya inutilement de tous les moyens pour engraisser des poulets et des poulardes, des dindonneaux et des oies.

On voyait rarement du gibier dans l'île. Les quelques perdreaux rouges et faisans qui pouvaient s'y tirer étaient destinés à la table du gouverneur.

Ni poissons d'eau douce, ni coquillages : on ne pêchait sur les côtes que de petits maquereaux dont la saveur pouvait se comparer, nous dit un narrateur, à celle du chien de mer (2).

A Sainte-Hélène, les fruits ne mûrissaient presque jamais, à cause de l'inconstance des vents. Les abri-

____

(1) Souvent on ne put trouver que du porc pour faire de la soupe (SANTINI, *op. cit.* infrà, p. 378).

(2) Récit de Chandellier (*Echo de la Presse cit.*).

cots, les raisins n'y avaient aucun goût. Les bananes étaient meilleures et le cuisinier les employait en beignets, en ayant soin de les faire mariner.

Le pain avait un goût de poussière; la farine en était presque toujours échauffée. On y trouvait souvent du sable, par suite du mélange des farines de l'Europe et du Cap de Bonne-Espérance, obtenu par de vieilles meules.

Le madère, le vin de Ténériffe, le vin de Constance étaient les vins habituels de la maison; mais l'Empereur se contentait d'un verre de Bordeaux.

Napoléon était peu buveur (1). Le vin qu'il préférait était du Chambertin ayant 5 ou 6 ans de bouteille; rarement il demandait du Champagne, sauf dans les fricassées de poulet (2). Il convenait d'ailleurs qu'il ne s'y connaissait pas en crus.

L'heure du repas était très variable. Il se levait ordinairement à huit heures; jusqu'à une heure et parfois plus tard, il ne prenait qu'une tasse de café noir.

Son dîner avait lieu à 8 heures; il se retirait vers 11 heures dans sa chambre (3).

Il ne semble pas avoir eu de penchant pour les plaisirs de la table. Il n'avait pas plutôt fini de manger,

(1) V. le livre de SANTINI, *De Ste-Hélène aux Invalides*, p. 369 et suiv.; et p. 378-379.

(2) Cf. *Napoléon jugé par un Anglais*.

(3) Cf. *Revue britannique*, juillet, août et octobre 1843 (Détails sur Napoléon recueillis pendant son séjour aux Briars par Mrs. Abell).

qu'il se levait, comme s'il avait hâte d'être débarrassé d'une corvée.

Voici quel était son menu habituel, à quelques variantes près.

Le déjeuner se composait d'un potage à l'oseille lié, ou autre rafraîchissant, de poitrines de mouton passées et grillées avec un jus clair, ou de deux côtelettes de mouton, quelquefois d'un entremets de légumes; mais ce plat était ordinairement détestable.

On servait au dîner un potage, un relevé, deux entrées, un rôt, quelque mauvaise pâtisserie, dont Napoléon se montrait très friand.

Bien que les aliments fussent en général médiocres, la piété de ses serviteurs avait soin de les lui présenter sur des assiettes d'argent, que le service avait eu la précaution d'apporter à Sainte-Hélène.

Les relevés se composaient de viandes vulgaires : bœuf bouilli, mouton, porc frais ou cochons de lait.

Lorsque l'Empereur était encore bien portant, le repas était plus abondant.

La première entrée était une volaille; la seconde, de la viande de boucherie, et, quand il y avait pénurie, de la pâtisserie ou de la friture.

On n'avait presque jamais de gibier.

Les truffes et les champignons, qu'on lui envoya parfois d'Angleterre, n'arrivaient qu'usés ; le beurre était vieux et sale, à ce point qu'il fallait le laver dans plusieurs eaux avant de s'en servir (1).

Le café qui était indispensable à l'Empereur lui manqua fréquemment. On lui mesurait l'eau des fontaines pour sa table ; on la lui refusa souvent pour ses bains.

Sous l'influence de cette alimentation, et les rigueurs du climat aidant (2), la santé de l'Empereur ne pouvait que s'altérer.

En 1818, au moment où Pierron prend la direction de l'office (3), l'auguste captif est soumis à un régime culinaire qui accuse le mauvais état de son estomac.

On ne croyait pas cependant, à l'époque, que cet organe fut déjà atteint. D'après le docteur O'Méara, qui a soigné l'Empereur jusqu'au 25 juillet 1818,

(1) *Paris Advertiser*.

(2) Cf. SANTINI, *op. cit.*, p. 381 ; O'MÉARA, *Relation des événements arrivés à Sainte-Hélène* (Paris, juillet 1819), pp. 69 et suivantes.

(3) Le 22 mars 1818, le général Bertrand écrivait au cardinal Fesch, en lui annonçant la mort de Cipriani, que devait remplacer Pierron : « Le sieur Pierron, officier, a pris le service de maître d'hôtel, mais il a été très malade et, quoique convalescent, est encore en mauvais état.

« Le cuisinier est aussi dans la même situation. Il serait donc nécessaire que vous ou le prince Eugène ou l'Impératrice, envoyassiez un maître d'hôtel et un cuisinier français ou italien, de ceux qui ont été au service de l'Empereur ou qui le seraient des maisons de sa famille... » *Napoléon à Sainte-Hélène*, par J. HÉREAU, p. 207.

« la maladie de l'auguste patient consiste dans une *obstruction du foie* et une dyscrasie scorbutique ; les moyens de s'opposer à la première maladie sont une diète tempérée par des végétaux frais, des fruits subacides, des substances animales faciles à digérer (1)... »

Comment furent exécutées ces prescriptions, assez vagues à la vérité ?

Des végétaux frais, on n'en retrouve aucune trace sur le livre de comptes ; nous avons dit que les légumes poussaient mal sous ce climat torride.

Quant aux fruits, nous relevons sur le livre de comptes : des amandes, des pêches, des raisins, des poires sèches, des abricots ; beaucoup de citrons, qui servaient sans doute à composer des limonades rafraîchissantes.

Les œufs se consommaient par douzaines. Les condiments sont également prodigués au malade, dont l'estomac devait se révolter à leur approche ; trop de moutarde, de cornichons et de câpres pour un dyspeptique.

Au mois de mars 1818, on tue une tortue, pour en faire du bouillon.

Les prunes, le raisin de Corinthe sont des rafraîchissants recommandables ; de même le sirop de vinaigre, excellent désaltérant, quand on l'additionne d'eau.

(1) *Mémoires du Docteur F. Antommarchi*, t. I (Paris 1825), p. 15.

Comme viandes, les pigeons, les poulets, les dindons ont, depuis peu, remplacé les viandes fortes, bœuf et mouton. Le porc, sous forme de jambon, paraît avoir été bien toléré.

Au mois de juillet, nous voyons, mentionnée pour la première fois, une boîte de *rorot*, lisez *arrow-root*, fécule amylacée que l'on retire, dans les possessions anglaises, des Antilles et des Indes, à la manière de la fécule de la pomme de terre chez nous, des racines tubéreuses de deux plantes qui sont : l'une le *Maranta arundinacea*, plante américaine, l'autre, le *Maranta indica*, plante indienne.

Ce sont les Anglais qui nous ont fait connaître cette substance, à laquelle ils accordent une estime toute particulière. On l'a présentée comme *analeptique* (fortifiante) ; mais c'est tout simplement un aliment léger, et à ce titre, il est ordonné aux convalescents (1).

Cette farine alimentaire, de la volaille, des œufs, et comme boisson, du thé de temps à autre, très peu de vin, constituent à peu près toute l'alimentation de l'Empereur en l'année 1818.

L'année suivante, les symptômes ne faisant que s'aggraver, il eût été imprudent de se relâcher de cette sévérité de régime. Les rapports médicaux, sans être alarmants, sont assez inquiétants pour la justi-

____

(1) Cf. *Officine ou Répertoire général de la pharmacie pratique*, de DORVAULT. Paris, 1886.

fier. Ils ont un tort grave, toutefois, celui de ne pas spécifier quel doit être ce régime. Il ne paraît pas que les médecins aient porté leur attention sur ce point cependant si important. L'Empereur est obligé de les rappeler à leur devoir.

« Les médecins, dit à la première rencontre Napoléon au docteur Antommarchi, ont la police de la table ; il est juste que je vous rende compte de la mienne. Voici comment elle est servie : un potage, deux plats de viande, un de légumes, une salade, quand je peux en avoir, composent tout le service ; une demi-bouteille de clairet, que j'étends de beaucoup d'eau, me sert de boisson ; j'en bois un peu de pur à la fin du repas. Quelquefois, lorsque je suis fatigué, je substitue le champagne au clairet ; c'est un moyen sûr d'exciter l'estomac. Des pommes de terre, des lentilles, des pois, des haricots blancs, des choux-fleurs, des côtelettes, du gigot ; du mouton je recherche la partie la plus rôtie, la plus brune ; mais, du reste, je veux que la cuisine soit simple, je n'aime pas les cuisiniers qui font de l'esprit ; un bon étouffé à la génoise, un pilau à la milanaise et des *taillerains* à la corse valent mieux pour moi que toutes les merveilles de l'art de Bauvilliers. »

Le même jour, Napoléon disait à son interlocuteur (1) : « Souvent tout ce régime ne suffit pas. Je

(1) V. *Mémoires d'Antommarchi*, pp. 101 et suiv.

suis forcé de recourir à mon remède héroïque, à la *soupe à la reine*. Cette composition de lait, de jaune d'œuf et de sucre produit sur moi l'effet d'un purgatif doux et me soulage constamment. »

Antommarchi était entré au service de l'empereur le 22 septembre 1819. A dater de ce moment, il est aisé de suivre sur le livre de ménage les étapes de la maladie.

Le malade ne mange pour ainsi dire plus ; du moins le registre ne fait-il point mention d'aliments autres que des œufs... et de la salade !

L'Empereur est presque tout le temps alité ; il ne sort du lit que pour entrer dans le bain, dont il retire un grand soulagement.

Le mois d'octobre se passe dans des alternatives d'espérance et de découragement : c'est toujours du foie que se plaint l'auguste patient.

Les remèdes n'opérant pas, le docteur prescrit de l'exercice à son malade ; il y avait longtemps qu'il n'en prenait et il souffrait de cette inaction.

— « Mettez-vous à bêcher la terre », lui dit Antommarchi.

— « Bêcher la terre, oui, docteur, vous avez raison, je bêcherai la terre. »

Il donne aussitôt l'ordre qu'on achète des ustensiles de jardin (portés sur le registre en novembre 1819), et dès le lendemain, il est à l'œuvre. Son valet, Noverraz, avait l'habitude des travaux rustiques ; il le fait jardinier en chef et s'exerce sous sa direction. Ce fut une vraie frénésie. Il se livrait à ce travail avec une ardeur qu'il ne se connaissait plus et que son entourage ne soupçonnait point.

Tout Longwood fut mis à contribution. « Il charriait, faisait transporter la terre ; il n'y eut que les dames qui échappèrent à la corvée ; encore avait-il peine à s'empêcher de les mettre à l'œuvre. Il les plaisantait, les pressait, les sollicitait, il n'y avait sorte de séduction qu'il n'appliquât (1). » Tout en jardinant, l'Empereur causait médecine, histoire naturelle, guerre ou politique.

Ce régime eut une influence des plus heureuses sur la santé de Napoléon.

Au mois de janvier 1820, on voit réapparaître dans les comptes les pigeons, les œufs, voire du porc et du poisson.

L'illustre captif semble renaître à la vie ; il commande des réparations dans son habitation, les surveille, vêtu comme un planteur, « en large pantalon, en veste, avec un énorme chapeau de paille du Bengale sur la tête, et des espèces de sandales aux pieds. » Ainsi accoutré, il excite l'hilarité de ses Chinois, qui ne se possèdent pas de le voir sous ce costume.

Ce n'était, hélas ! qu'une trève dans cette lente agonie.

(1) ANTOMMARCHI, *op. cil.*, p. 279.

Au mois de juillet (1820), une rechute oblige l'auguste patient à recourir de nouveau aux boissons rafraîchissantes et aux viandes légères; encore ne devait-il guère toucher à celles-ci, que le personnel s'adjugeait.

Les bulletins de santé se succèdent de plus en plus alarmants.

Le malade en arrive à ne plus supporter d'aliments. Le registre ne note plus que des remèdes : pastilles de menthe, boîtes de thé, trente bouteilles de sirop, des douzaines d'oranges, de limons, etc.

Les forces vont en décroissant. Autour de l'Empereur on ne conserve plus la moindre illusion.

Notre document traduit cet état d'angoisse.

Il n'est plus question de comptes à cette heure; plus qu'un feuillet au registre, une page, qui restera blanche ou presque; elle contient ces seuls mots : *mai* 1821, — 5 *mai* 1821; en marge, une initiale, la première lettre du nom de Pierron...

C'est la fin, le dénouement prévu du drame qui se joue depuis six ans sur ce rocher perdu.

SUICIDE OU COMÉDIE JUDICIAIRE ?

On vient d'évoquer, en ces derniers temps, le souvenir d'une affaire qui eut, à la fin du règne du plus bourgeois de nos rois, un retentissement dont l'écho n'est pas encore affaibli.

Quelle riche matière à développements, quel thème fécond pourrait trouver là un feuilletoniste à court de copie ! Nous qui avons le souci d'écrire l'histoire poignante dans sa réalité nue, nous nous garderons d'amplifications oiseuses, abandonnant ce rôle aux pourvoyeurs experts du rez-de-chaussée des publications populaires. Si notre récit y perd en pittoresque, il y gagnera en sincérité.

Rappelons les faits en quelques lignes.

Le 18 août 1847, les Parisiens apprennent, à leur réveil, que, la nuit précédente, un crime horrible a été commis à l'hôtel Sébastiani : la victime est la femme d'un pair de France, un des personnages les plus considérables de l'époque.

Ce drame a causé dans Paris une émotion profonde. Les abords de l'hôtel Sébastiani sont envahis par les curieux (1). « C'était effrayant, a conté plus tard un témoin oculaire (2), la foule qu'il y avait dans les Champs-Élysées et rue du Faubourg-Saint-Honoré. »

Ce crime a été entouré des circonstances les plus mystérieuses. On n'a vu entrer ni sortir personne de l'hôtel. Le seul témoignage qu'on ait relevé est celui d'un domestique, que les cris ont attiré, peu d'instants après l'attentat, dans la chambre où il s'est consommé. Ce serviteur affirme que la silhouette qu'il a entrevue, fuyant dans l'ombre, ressemblait, à s'y méprendre, à son maître, le duc de Praslin.

Malgré l'invraisemblance du témoignage, on garde à vue le prévenu. Bientôt les soupçons se confirment.

(1) M. V. SARDOU se rappelle encore, bien qu'il fût très jeune à l'époque, avoir passé au premier rang des curieux, puis avoir réussi à pénétrer dans l'appartement où s'était perpétré le forfait ; il a bien voulu nous en communiquer un plan, qui se trouve ici fortement réduit, pour l'adapter au format de notre volume (V. p. 232).

(2) Une ancienne femme de chambre de la duchesse de Praslin, Mme Aubert, plus spécialement attachée au service des demoiselles de Praslin, dont un de nos confrères de la presse de province a recueilli les souvenirs (Cf. *Journal d'Évreux*, 7 mars 1906).

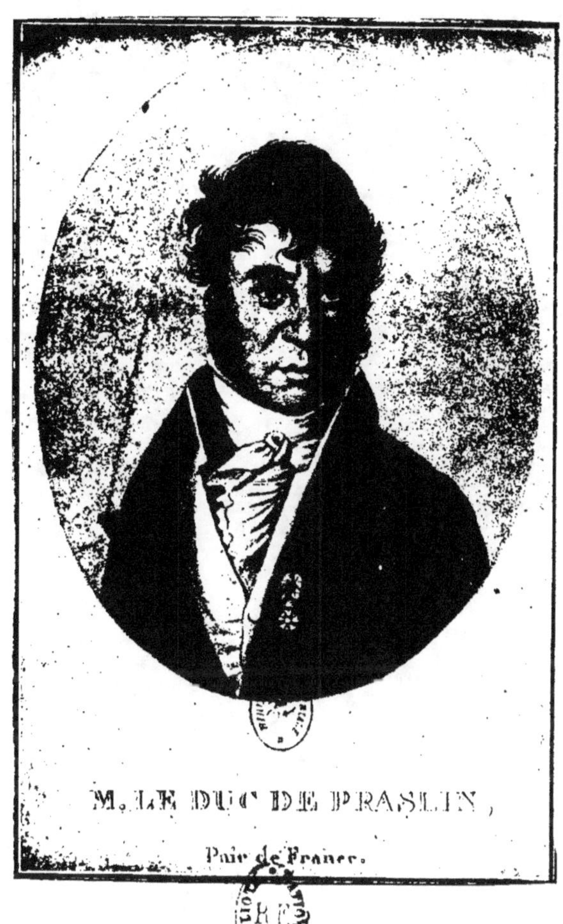

Signature autographe de la Duchesse de Praslin.

On apprend que des scènes violentes ont éclaté entre
le duc et sa femme. La duchesse, dont l'affection
pour son mari exaspérait la jalousie, a cru surprendre, entre le duc et Mlle Deluzy, gouvernante de
ses enfants, quelques signes · d'intelligence. Quand
le doute n'a plus été permis, elle a exigé le renvoi de
la coupable.

Que s'est-il passé dans la suite? Arrivons sans
plus tarder à l'épilogue du drame. La duchesse a été
trouvée étendue sur sa causeuse, horriblement mu-
tilée, véritablement « lardée » de coups de poignard
ou de stylet (1), toute baignant dans son sang.

Quant au duc, il portait la trace de nombreuses
égratignures, qui attestaient que la victime lui avait
opposé une vive résistance.

*
* *

Qu'était cette Mlle Deluzy (2), dont le nom vient
d'être prononcé? Nous ne pouvons, pour nous éclairer
sur ce point, mieux nous adresser qu'à l'homme qui
a reçu les confidences d'un ancien magistrat, un ancien commissaire de police, mêlé à l'affaire. Voici ce
qu'a conté à M. Louis Favre, ce magistrat, « très
honorable et très honoré ».

(1) V. aux Pièces justificatives du chapitre, la note D.
(2) V. aux Pièces justificatives du chapitre, la note A.

Le mariage du duc et de la duchesse avait été d'abord heureux. Dix enfants étaient nés de leur union. Il y avait cependant entre eux incompatibilité de caractère, et depuis 1840 un grand refroidissement s'était produit dans leurs relations communes. Aucune discussion sérieuse n'était survenue pourtant, quand, le 1er mars 1841, une demoiselle Henriette Deluzy-Desportes entra comme institutrice dans la maison.

Mlle Deluzy avait vingt-trois ans ; elle était Parisienne de naissance, d'allure et d'éducation ; sa physionomie était agréable. Son intelligence, très vive, était doublée d'une énergie rare (1).

Au bout de peu de temps, elle avait pris dans la famille une situation prépondérante. M. de Praslin n'agissait, ne pensait que par elle ; les enfants la traitaient comme une mère ; les domestiques s'inclinaient devant ses ordres. Mme de Praslin, devenue

(1) V. Hugo a raconté que, sortant de l'Académie avec le philosophe Cousin et le comte de Saint-Aulaire, Cousin lui dit : « Vous verrez cette Mlle de Luzy, c'est une femme rare ; ses lettres sont des chefs-d'œuvre d'esprit et d'excellent langage. Son interrogatoire est admirable ; encore vous ne le lirez que traduit par Cauchy ; si vous l'aviez entendue, vous seriez émerveillé. On n'a pas plus de grâce, plus de tact, plus de raison. Si elle veut bien écrire quelque jour pour nous, nous lui donnerons, pardieu, le prix Montyon. Dominatrice, du reste, et impérieuse ; c'est une femme méchante et charmante. » Hugo dit à Cousin : « Ah ! ça, est-ce que vous en êtes amoureux ? » Il lui répondit : « Hée ! » *Choses vues*, par V. Hugo, p. 228.

une étrangère dans sa propre maison, éprouva une jalousie d'autant plus vive que, dès ce moment, son mari la délaissa. Elle consignait ses plaintes sur un registre de *Mémoires intimes*, qui furent retrouvés plus tard : « Mlle D... règne sans partage, écrivait-elle ; on n'a jamais vu position de gouvernante plus scandaleuse... Je suis aussi malheureuse que possible. Je n'ai plus ni mari ni enfants. »

Le temps ne fit que rendre la situation plus pénible. Le duc vivait avec ses enfants et la gouvernante ; ils déjeunaient ensemble, sortaient ensemble, faisaient ensemble de longs voyages. C'était l'apparence d'un ménage.

La duchesse éclata alors en transports jaloux. Elle ne dormait plus, passait ses nuits à lire des livres saints, les *Lamentations mystiques des Pères de l'Église*. Elle continuait à écrire le roman de sa vie, dans un style qui trahissait le secret de son cœur. Si un hasard rapprochait les époux, la rencontre amenait aussitôt une crise.

Le maréchal Sébastiani, témoin des larmes de sa fille, se décida à intervenir. Il fit comparaître son gendre devant lui, et avec la rudesse d'un vieux soldat, lui rappela vertement « que le respect de l'épouse était la consigne de l'époux ».

M. de Praslin répondit en termes des plus violents, et cette altercation amena une brouille. Il n'y avait de recours que dans une séparation.

Pour conjurer cette extrémité, le maréchal, des parents, des amis intervinrent. On s'adressa à Mlle Deluzy ; on amena une transaction. La duchesse renoncerait au procès ; le mari éloignerait l'institutrice ; celle-ci quitterait l'hôtel avec une pension de 1.500 francs. Mlle Deluzy accepta et se retira chez une maîtresse de pension, rue de Harlay, au Marais. Toute apparence de discorde semblant avoir disparu, le duc et la duchesse partirent pour leur château de Vaux-Praslin.

Le calme pourtant n'était qu'apparent. Une correspondance régulière s'établit entre M. de Praslin et Mlle Deluzy, et quand le duc revint à Paris, sa première visite, en quittant le chemin de fer, fut pour elle. Il la trouva en larmes, très peinée des difficultés de sa situation ; la maîtresse de pension refusait de lui accorder un emploi supérieur, si, pour dissiper de fâcheuses rumeurs, Mme de Praslin ne lui donnait pas une lettre de recommandation. Le duc consola Mlle Deluzy, promit la lettre et rentra chez lui.

Que se passa-t-il alors entre le duc et la duchesse ? Quelles explications furent échangées ? Nul ne l'a su. Mais vers quatre heures et demie du matin, des cris venant de l'appartement de la duchesse se font entendre ; les coups de sonnette retentissent, le valet de chambre, la femme de chambre accourent, à peine vêtus ; ils trouvent les portes fermées. Ils appellent, ils frappent ; personne ne répond. Ils vont au corridor

orrespondant à l'appartement du duc. De ce côté la
orte est grande ouverte et un spectacle horrible
'offre à leurs yeux : la duchesse est renversée sur
 sol, vêtue seulement d'une chemise, couverte de
lessures, le lit défait, souillé de taches de sang.

Ils appellent, donnent l'alarme. Le duc accourt, la
gure égarée, frappant dans ses mains, affectant le
ésespoir (1). La duchesse meurt sans avoir pu pro-
érer une parole.

Dès ce moment l'opinion des domestiques est fixée.
\ux magistrats qui viennent faire une enquête et
ui ordonnent de surveiller les gens de la maison, le
'alet de chambre Charpentier répond : « On ferait
nieux de faire perquisition dans la chambre de M. le
luc (2). »

Les magistrats suivent cet indice; ils pénètrent
lans la chambre indiquée ; ils y trouvent les traces
rrécusables du crime ; ils consignent le duc dans son
lôtel sous bonne garde et font arrêter Mlle Deluzy (3).

(1) D'après l'enquête, le duc avait joué tout d'abord la comé-
lie de la douleur. Il s'était approché du cadavre et, posant les
nains sur les épaules sanglantes, il s'était écrié : « Ah ! pauvre
emme, pauvre femme ! Quel est le monstre qui a fait cela ! »
'uis il s'était jeté sur le lit, la tête dans ses mains, en criant
vec des sanglots : « Pauvres enfants ! qui leur apprendra cela ?
ls n'ont plus de mère. Pauvre maréchal, qui lui dira cela ! »

(2) V., aux Pièces justificatives du chapitre, les notes B et C
elatives à l'assassinat de la duchesse de Praslin.

(3) « Une ordonnance de non-lieu fut rendue en faveur de
Mlle Deluzy. Elle quitta la France, passa en Angleterre, se

.˙.

Sous le coup des poursuites, le duc de Praslin, qui, en tant que pair de France, relevait de la juridiction de la Haute-Cour, avait essayé de se soustraire à l'action de la justice. Laissé, peut-on croire à dessein, sans surveillance, dans la prison du Luxembourg, où il avait été, dès la première heure, incarcéré, il avait tenté de s'empoisonner. Au moment où on vint le chercher pour l'interroger, on le trouva pâle, défait, porteur d'un flacon dont il avait absorbé le contenu, et dans lequel restaient encore quelques gouttes d'un mélange de laudanum et d'acide arsénieux.

Quand le docteur Louis (1), le médecin de la famille

rendit ensuite en Amérique. Elle y a épousé un pasteur protestant, M. Henry Field. Pendant vingt-quatre ans, le ménage vécut heureux. Quand sa femme mourut, le 5 mars 1875, M. Henry Field ne se contenta pas d'élever un monument à son épouse adorée, il consacra un livre à sa mémoire, « où il recueillit des lettres qui lui venaient d'elle, des études sur la vie de famille en France, qu'elle se proposait de publier ; il y ajouta des lettres de condoléance de personnages célèbres qui avaient connu sa femme, des articles de journaux américains qui louaient la femme d'un confrère religieux. » *Journal d'Evreux*, 21 avril 1906.

(1) Cette visite du docteur Louis, dans les circonstances où elle s'est produite, soulève un cas particulier et intéressant de secret professionnel, que le professeur BROUARDEL a naguère

de Praslin, se rendit auprès du duc, à peine celui-ci put-il répondre par un signe de tête aux questions du médecin. « Il était dans un état de torpeur étrange. »

Malgré sa faiblesse, et en raison de la gravité de l'inculpation, le président Pasquier, assisté de six membres de la Cour, s'était présenté dans la cellule où avait été enfermé le prévenu, pour procéder à un

examiné dans un de ses ouvrages (*les Empoisonnements crimi-nels et accidentels*) :

« Un de vos clients, écrit le savant médecin légiste, accusé d'un crime ou délit, se suicide alors qu'il est gardé à vue ; comme médecin ordinaire de la famille, vous êtes appelé et vous vous apercevez de la tentative de suicide : que devez-vous faire ? Dans ce cas, Messieurs, vous devez le secours à votre client, vous devez lui donner tous les soins que réclame son état, mais vous ne devez laisser échapper aucun mot pouvant faire croire que vous pensez à une tentative de sui-cide, car, pour un accusé, le suicide est un aveu.

« C'est dans cette situation que se trouvait le docteur P.-Ch. Louis, lorsqu'il fut appelé en toute hâte auprès du duc de Praslin qui, après avoir assassiné sa femme, et bien que gardé à vue, s'était empoisonné. Voici ce que le docteur P.-Ch. Louis disait à Victor Hugo à ce sujet :

« Le lendemain du crime, à dix heures et demie du matin, j'étais appelé et j'arrivais chez M. de Praslin. Je ne savais rien ; jugez de mon saisissement. Je trouve le duc couché, il était déjà gardé à vue... Les symptômes parlaient : c'était le choléra ou le poison. On m'accuse de n'avoir pas dit tout de suite : « Il s'est empoisonné ! ». C'était le dénoncer, c'était le perdre. Un empoisonnement est un aveu tacite.

« Vous deviez le déclarer, m'a dit le Chancelier. » J'ai ré-pondu : « Monsieur le Chancelier, quand déclarer c'est dénon-« cer, un médecin ne déclare pas. »

premier interrogatoire. Nous pouvons, aujourd'hui, publier le procès-verbal de cet *interrogatoire*, resté longtemps dans une collection particulière. La pièce mérite d'être exhumée.

Nous, Étienne Deny, duc Pasquier, Chancelier de France, président de la Cour des Pairs, assisté de Henri Morice, secrétaire de la Présidence de la Chambre des Pairs, remplissant les fonctions de greffier assermenté, nous nous sommes transportés à la maison de justice de la rue de Vaugirard où étant nous avons monté dans une pièce de ladite maison, où nous avons trouvé le duc de Choiseul-Praslin couché sur son lit, et nous lui avons adressé les paroles suivantes :

D. — Vous reconnaissez-vous coupable du crime qui a terminé la vie de votre femme ?

R. — Non, Monsieur le chancelier, je ne me reconnais pas coupable.

D. — Vous ne pouvez le nier, votre interrogatoire de l'autre jour le prouve suffisamment : si vous n'étiez pas coupable, vous ne vous seriez pas empoisonné avec de l'arsenic.

R. — Non, Monsieur le chancelier, je ne suis pas coupable.

D. — Mademoiselle de Luzy vous a-t-elle donné quelques conseils qui vous aient poussé à l'action que vous avez commise ?

R. — Non, je n'ai jamais entendu former de tels projets à Mademoiselle de Luzy.

D. — Je vous demande seulement de dire si vous êtes seul coupable du crime commis sur Madame de Praslin.

R. — Non, Monsieur le Chancelier, je ne puis pas dire cela, je vous ai dit que je n'étais pas coupable.

On a pu être frappé du sang-froid qu'avait montré le duc de Praslin, de son calme au moins apparent. Ce calme, ce sang-froid, nous sont attestés par un témoin oculaire, un de ceux qui assistaient le chancelier Pasquier dans sa délicate mission.

M. Henri MORICE, dont nous allons emprunter la relation, était alors secrétaire à la Présidence de la Chambre des pairs. Il est mort il y a peu d'années, après avoir occupé sous l'Empire les fonctions de secrétaire de la maison impériale, et ses papiers sont aujourd'hui conservés à la Bibliothèque de la Ville de Paris.

En outre de la minute de l'interrogatoire qu'on vient de lire, M. Henri Morice a laissé dans ses papiers l'émouvant récit des derniers moments du duc de Praslin :

Je vis, écrit-il, M. le duc de Choiseul-Praslin peu d'heures avant sa mort, arrivée le 24 août 1847, à 4 heures et demie du soir ; il était très calme au moment où il a été administré par M. Martin de Noirlieu, curé de Saint-Jacques du Haut-Pas, dans la prison du Luxembourg, en présence de M. le Chancelier, qui se tenait à la tête de son lit, de M. Eugène Cauchy au pied, de moi et du directeur de la maison d'arrêt. Il a demandé à M. le curé de conserver un petit crucifix qu'il avait tenu dans ses mains pendant la cérémonie religieuse, et de le remettre à sa mère après lui. Comme nous étions rentrés dans la pièce qui précédait sa chambre de la prison, M. Martin de Noirlieu sortit à son tour de cette chambre et dit à M. le Chancelier :

— M. de Praslin a le plus grand respect pour vous : s'il veut faire des aveux, il ne les fera qu'à vous.

Les tortures morales du duc de Praslin n'avaient pas été moins épouvantables que ses souffrances physiques. D'une autre note laissée par M. Henri Morice, nous dégageons ces impressions :

Pour se faire une idée des souffrances que le malheureux duc de Praslin a dû endurer, il faudrait avoir vu cet homme, chez lequel le poison avait déjà fait de si grands ravages, luttant avec ses remords, torturé par cette simple question : oui ou non ? se raidissant pour empêcher un oui de sortir de ses lèvres et ne pouvant pas dire non ; tenté visiblement de fuir devant cette question ; disant qu'il ne voyait plus, qu'il n'entendait plus, qu'il n'avait plus d'idées ; renversant violemment la tête sur le dossier du fauteuil sur lequel on l'avait mis ; par moment restant quelques minutes à pousser une sorte de râlement ; puis cachant sa tête dans ses bras, appuyés sur la table, autour de laquelle se tenaient les membres de la commission, suppliant de remettre cet interrogatoire ou plutôt ce supplice. Il faudrait avoir vu ce regard de Caïn, selon l'expression que dit M. Pasquier en sortant, ses yeux fixes, préoccupés d'une idée qui le poursuivait, l'horreur de son crime atroce, sans doute. Tout prêtait à cette scène un caractère horrible : son costume, — il était vêtu d'une longue robe de chambre brune sans collet, — laissant voir sur son col toutes les contractions de sa gorge ; la salle de la prison, le silence lugubre des membres de la commission qui écoutaient, qui épiaient ses paroles. On avait froid ; on sentait qu'on était en présence d'un autre tribunal bien au-dessus de toutes nos justices ordinaires, de notre Cour des

Pairs, qu'on allait entendre prononcer un arrêt qui ne tar-
derait pas être exécuté.

Qu'il a donc dû souffrir ! Le public doit être satisfait ;
l'échafaud, je crois, quant à lui, n'y aurait rien ajouté.

Le public, à vrai dire, était surtout déçu, que le
duc de Praslin eût échappé par le suicide au châti-
ment qui l'attendait ; mais il ne mit pas un instant
en doute la réalité de sa mort. C'est beaucoup plus
tard que les bruits les plus étranges furent propagés : n'est-on pas allé jusqu'à prétendre qu'on avait
fait évader le coupable, qui aurait vécu depuis en
Angleterre sous un faux nom ?

*
* *

Un ancien valet de chambre du duc de Praslin,
du nom de Charpentier, aurait revu le duc à
Londres ; mais on n'a jamais pu préciser ni à
quelle date, ni dans quelles circonstances. Il n'est
pas davantage prouvé qu'on ait refusé au valet de
chambre du duc la faveur de revoir son maître sur
son lit de mort après le décès. C'est un simple ra-
contar d'une femme de chambre, qui se trouvait à
l'hôtel Sébastiani, à l'époque de l'attentat.

Dernièrement encore, nous lisions avec stupéfac-
tion, dans un livre de *Souvenirs* (1), écrit sous

____

(1) *Le Maréchal Canrobert ; Souvenirs d'un siècle*, par Germain
BAPST.

l'inspiration du maréchal Canrobert, que le maréchal avait ouï dire que le duc de Praslin n'était pas mort empoisonné dans sa prison, mais qu'il avait vécu longtemps en Angleterre, et que ses filles s'étaient engagées, par contrat de mariage, à lui faire, sa vie durant, une pension, indiquée ou acceptée par leurs maris. Un habitant de Vaudreuil (Eure), mort il y a quelques années, un M. Labiffe, qui avait été maître d'hôtel, aurait entendu, au cours d'un dîner à Fontainebleau, l'un des gendres du duc de Praslin, M. de Grammont, qui avait épousé la seconde des demoiselles de Praslin, se plaindre à son voisin de table « d'être obligé de servir une rente à son coquin de beau-père (1) ».

Jusque-là ce ne sont que ragots, qu'allégations dépourvues de preuves ; mais voici qu'on annonce la publication prochaine de révélations sensationnelles, qui ne laisseraient aucun doute sur « la comédie judiciaire » qui aurait été jouée en 1847.

Un avocat du barreau de Paris, M⁰ Robinet de Cléry, aurait « la confirmation tout à fait décisive de la survie du duc de Praslin et de la pension que lui servait sa famille ». D'autre part, l'ancien *groom* du duc, qui vivrait encore, aurait formellement reconnu, six ans après son prétendu suicide, son ancien maître, ressuscité comme par miracle. Nous

____

(1) *Journal d'Evreux*, loc. cit.

ne voulons pas suspecter la bonne foi de ceux qui
ont échafaudé un pareil roman, mais pour tout
esprit pondéré, cette légende de la survie du duc
de Choiseul est catégoriquement démentie par les
faits.

Si l'on admettait la version nouvelle, il faudrait tenir pour entachés de faux et le procès-verbal d'interrogatoire du prévenu, dont nous avons, il y a
plusieurs années déjà (1), publié la minute ; et la
relation du secrétaire à la présidence de la Chambre
des pairs, dont la sincérité éclate si manifestement ;
enfin la déclaration du curé de Maincy (2), paroisse
du château de Praslin, près Melun, qui a rapporté
que le corps du duc de Praslin fut amené de nuit et
inhumé par lui, sans cérémonie, dans la chapelle
située dans les bâtiments de gauche de la cour, en
entrant, où étaient déjà les corps des autres membres
de la famille.

Contrairement à la femme de chambre dont nous
avons relaté plus haut le témoignage, Mme Monnier, rentière à Notre-Dame de Vaudreuil, et qui
fut au service de la famille de Praslin, de 1842
à 1848, au château de Vaudreuil, puis portière au
château de Vaux-Praslin, de 1848 à 1855, Mme Monnier croit absolument à l'empoisonnement réel de

<hr>

(1) Dans *la France médicale* du 3 février 1893, où a paru notre
premier travail, depuis complètement remanié.
(2) Cf. *l'Eclair* du 27 octobre 1905.

M. de Praslin et à sa mort dans la prison du Luxembourg. Pour y croire, elle a un excellent motif : elle vit le cercueil contenant le corps du meurtrier arriver au château de Vaux-Praslin et son mari assista à l'inhumation. Son mari était domestique comme elle et il le fut même plus longtemps qu'elle, puisqu'il entra dans la domesticité en 1828, à l'âge de 14 ans. Il est mort depuis quelques années.

Mme Monnier, qui a 84 ans, a conservé sa mémoire intacte. Elle ne se rappelle pas, toutefois, la date de l'inhumation, mais comme elle ne devint concierge du château qu'en 1848, un an environ après le drame, cela permet de préjuger que le duc resta inhumé, au cimetière du Sud, à Paris, au moins un an.

« Longtemps après le drame, a conté la bonne dame (1), le comte de Praslin, frère du duc défunt, qui continuait d'habiter un pavillon dépendant du château de Praslin, nous a ordonné de tenir prêts des cordages et de la lumière et nous dit qu'on allait ramener le corps de son frère dans la nuit.

« En effet, à 1 heure du matin, un fourgon arriva et on en descendit un cercueil. Le curé de Crisenoy (curé de la paroisse), qui avait l'habitude de venir dire la messe à la chapelle du château, attendait l'arrivée du fourgon chez le comte de Praslin ; il dit

(1) Cf. *Journal d'Evreux*, 10 mars 1906.

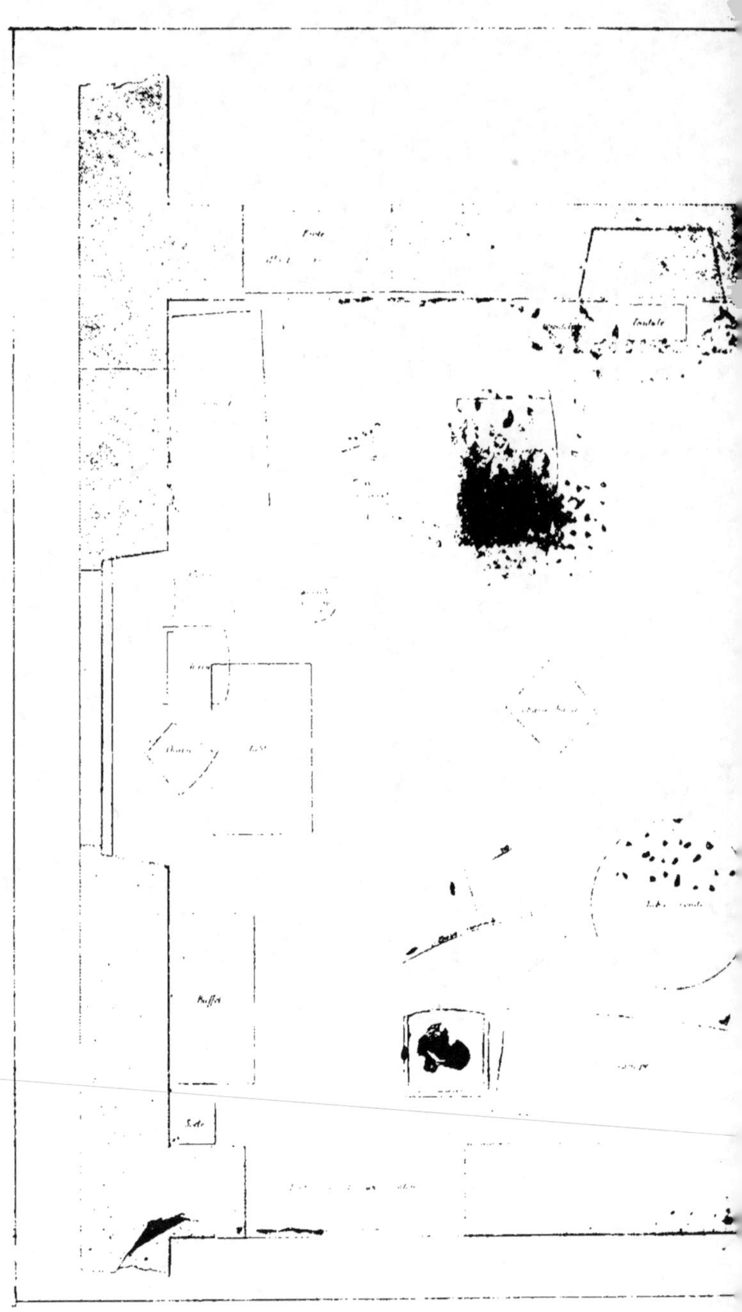

Plan de la chambre où fu

(Colle

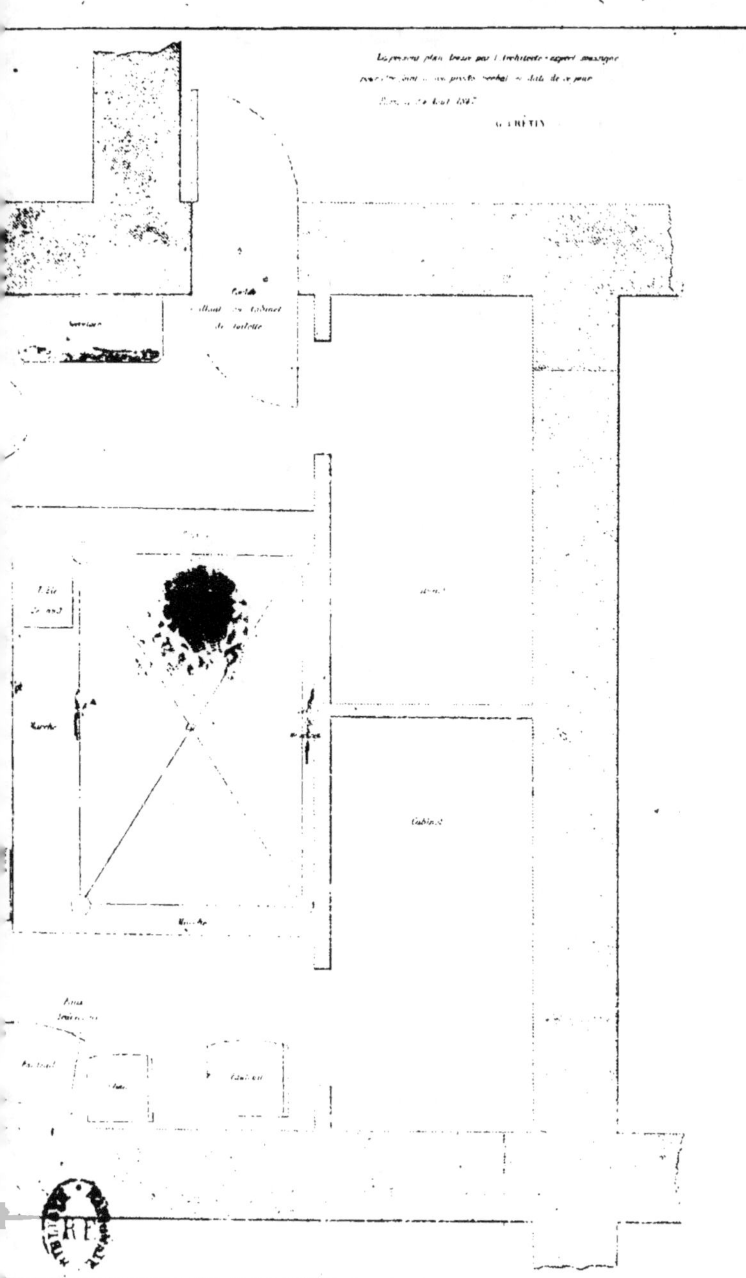

...sinée la Duchesse de Praslin.

...SARDOU.)

les prières dans la chapelle et on descendit le cercueil dans les caveaux. Le duc fut inhumé à côté de la duchesse. On ne mit pas de nom sur la plaque du caveau, pas plus pour le duc que pour la duchesse. Mon mari assista à l'inhumation. Le comte de Praslin avait fait faire la cérémonie la nuit, pour que personne ne le sache ; le maréchal Sébastiani n'aurait pas voulu que le corps de l'assassin fût placé à côté du corps de sa victime. »

Mme Monnier décrit ensuite la disposition des caveaux dans la crypte de la chapelle. « Chaque cercueil avait, dit-elle, son emplacement d'avance, dans une série de cases disposées, à cet effet, pour les membres de la famille. »

« La duchesse, continue-t-elle, venait tous les dimanches à la messe de Notre-Dame-de-Vaudreuil avec ses enfants et mon mari l'y a conduite bien des fois.

« Mon beau-frère était cocher du duc à Paris ; il nous disait, lorsqu'on parlait de l'évasion du duc : « Ah ! il n'est pas mort ! il était décomposé quand on l'avait emporté : sûrement il est bien mort. »

Mais d'autres arguments plaident en faveur de la mort réelle et non de l'évasion problématique du duc de Praslin. C'est d'abord la dépêche officielle par laquelle le ministre de l'Intérieur, M. Duchâtel, annonçait au roi la mort du duc de Praslin. Cette dépêche, dont nous avons eu l'original sous les yeux, était ainsi conçue :

Au roi.

Ce 24 août (1847), 7 heures du soir.

Sire,

M. de Praslin est mort ce soir à 4 heures 35 minutes. Quelques instants avant sa mort, le chancelier était venu dans sa chambre avec le curé de Saint-Jacques du Haut-Pas. Nous prenons toutes les précautions pour qu'il n'y ait pas d'agitation dans la population.

Je supplie le Roi (1) de daigner agréer l'hommage de mon profond respect.

E. DUCHATEL.

Le chancelier Pasquier, dont nul n'a jamais songé à suspecter l'honorabilité, s'était, lui aussi, montré très affirmatif sur le suicide du duc de Praslin. Dans le rapport qu'il lisait à la Chambre des pairs, peu de jours après la mort du duc, il disait en propres termes :

La mort du coupable a éteint à son égard les poursuites de la justice. Il eût été à souhaiter que la réparation fût aussi éclatante que l'attentat. L'égalité devant la loi devait, dans une pareille affaire, être plus hautement réclamée que jamais (2).

(1) La politique s'en mêlant, Louis-Philippe fut accusé d'avoir favorisé l'évasion. pour éviter à un duc, pair de France, chevalier d'honneur de la reine Adélaïde et ancien député, la honte de monter sur l'échafaud ou de finir ses jours à la Guyane.

(2) *Le Luxembourg*, par Louis FAVRE.

Le Doyen de la Faculté de Médecine
de Paris

A. Monsieur le Chancelier de la Chambre des Pairs.

Monsieur le Duc

J'aurai l'honneur de me rendre demain à quatre heures, accompagné de Monsieur le Dr Tardieu à la prison du Luxembourg rue de Vaugirard pour procéder à l'autopsie du cadavre de Monsieur le Duc de Choiseul Praslin.

Je suis avec respect

Monsieur le Duc

Votre très humble et très obéissant serviteur

Orfila

Autographe d'ORFILA.

Enfin expliquera-t-on comment on serait parvenu à mettre dans le secret non pas seulement les magistrats instructeurs, mais les médecins qui avaient pratiqué l'autopsie du cadavre et dont le rapport, qui est sous nos yeux, ne laisse pas la moindre place à l'hésitation ?

* *
*

Les médecins qui ont été appelés auprès du duc de Praslin encore vivant, étaient-ils les mêmes qui ont procédé à l'examen de son cadavre ? Si nous répondons par l'affirmative, il sera bien avéré que la substitution était impossible.

Or, il est au moins un de ces praticiens dont on retrouve la signature au bas des deux pièces : « l'examen de la personne du duc de Praslin » et « l'autopsie cadavérique ». Ce praticien, c'est le professeur agrégé Tardieu. C'est à tort qu'Orfila a été désigné comme ayant pris part aux premières opérations médicolégales. Mandé dès le principe par le procureur du roi, le savant doyen était absent de Paris, et n'a pu, en réalité, participer qu'à l'autopsie de l'accusé et à l'analyse chimique qu'a nécessitée son suicide.

La tentative de suicide avait eu lieu le jour même où l'inculpé avait été mis en prévention. Au début, on avait complètement méconnu les symptômes de l'empoisonnement.

Le médecin de la famille, le docteur Reymond,

appelé, le mercredi 18 août à 5 heures un quart du matin, à l'hôtel Sébastiani, s'y était rencontré avec MM. Canuet et Simon, et, avec eux avait procédé aux premières constatations. Ils avaient relevé l'état du cadavre de la duchesse de Praslin, et établi un rapport collectif.

Dans la soirée du même jour, vers 10 heures et demie du soir, on vient prévenir le docteur Reymond que le duc de Praslin se trouve assez sérieusement indisposé. Depuis une demi-heure environ, il a été pris de nausées, accompagnées d'abondants vomissements. Sa peau est « froide et morte » ; le pouls est à peine perceptible et d'une fréquence extrême ; la soif est vive.

Le docteur Reymond, croyant à une attaque de choléra (1), prescrit des boissons glacées et du vin de Bordeaux frappé. Les vomissements s'arrêtent.

Le jeudi 19 août, l'état est à peu près le même que la veille ; les vomissements avaient recommencé dans la nuit et dans la matinée. Mis dans le bain, M. de Praslin s'y trouve assez mal ; il a une syncope en y entrant et en sortant. En sortant de ce bain, il fut placé sur un fauteuil sur lequel il eut une évacuation involontaire. (*Déposition de M. Reymond.*)

Le lendemain, le professeur Andral est appelé à

---

(1) Le même diagnostic avait été porté par le médecin de la famille, M. Louis. L'analyse des déjections était seule capable de déceler le poison ; mais M. Louis, moins que tout autre devait songer à provoquer cette analyse.

donner son avis, à titre d'expert, sur l'état du prévenu. Il remarque « la petitesse extrême du pouls, que l'on pouvait à peine trouver, et qui était très irrégulier ». Quant à la cause de ces phénomènes, les fortes émotions éprouvées par le duc « ont pu suffire pour les produire » ; mais « il est possible aussi qu'ils soient dus à *l'ingestion d'un poison* (1) ».

La possibilité d'un empoisonnement est, pour la première fois, énoncée. Une amélioration passagère s'étant produite, le 20, dans la soirée, le professeur Andral autorise le transfèrement du duc au Luxembourg, à la condition « qu'il soit couché dans la voiture qui le transportera et qu'un médecin l'accompagne ».

Le 21, à 4 h. 1/2 du matin, le duc de Praslin est accompagné à sa prison par le docteur Rouget. Le voyage s'effectue sans que le malade en soit trop incommodé.

« A son arrivée, conte le directeur de la maison de justice de la rue de Vaugirard, son état de faiblesse était tel, que l'on a été obligé de le mettre sur un fauteuil en descendant de sa voiture, et de le porter ainsi jusqu'au premier guichet ; mais, les portes ne permettant pas de passer facilement, deux personnes l'ont pris sous les cuisses, et, lui soutenant le corps, l'ont ainsi monté dans la chambre préparée pour le

(1) *Journal des connaissances médico-chirurgicales*, n° 4, octobre 1847.

recevoir, laquelle est située au deuxième étage de la maison, faisant face à la cour... »

Dans la journée du samedi, on peut le soumettre, sans provoquer de fatigue, à un interrogatoire de près de deux heures. Le dimanche, les accidents reparaissent, en s'accentuant. Le refroidissement des extrémités, une forte constriction spasmodique à la gorge, une sensation de brûlure, ressentie « depuis la bouche jusqu'à l'anus », l'oppression extrême, l'anurie, ne laissaient plus de doutes sur la réalité d'une intoxication. D'ailleurs, les déjections, soumises à l'analyse, ont révélé la présence d'une notable quantité d'*arsenic*. Le poison a fait lentement, mais sûrement son œuvre.

Les symptômes augmentent d'intensité d'heure en heure : le duc succombe, après une agonie de quarante-cinq minutes, le mardi 24 août (1847).

*
* *

L'analyse des viscères confirma de tous points l'hypothèse d'un empoisonnement. L'arsenic fut retrouvé dans les parties solides de l'intestin et dans le foie, surtout dans ce dernier viscère qui, au dire des experts, contenait « des flots d'arsenic ».

Le chimiste Chevallier avait constaté la présence de l'arsenic (1) dans les urines et les déjections

____

(1) Un flacon, contenant une poudre blanche, avait été saisi

restées sur le fauteuil, où le duc de Praslin avait été placé le jeudi précédent, au sortir du bain.

Contrairement à ce qui se passe aujourd'hui, les journaux médicaux avaient eu la primeur des informations. La *Gazette des hôpitaux* avait, dès la première heure, dépêché un de ses rédacteurs auprès du docteur Reymond, qui s'était refusé à parler. Ayant trouvé ailleurs un accueil plus bienveillant, notre confrère avait donné dans ses colonnes les détails les plus circonstanciés sur le tragique événement.

Les *Débats,* le *Constitutionnel*, la *Gazette de France* avaient reproduit en entier l'article de la

chez le duc, dans la robe de chambre même qu'il avait revêtue le 18, en quittant ses vêtements du matin : cette poudre, analysée par M. Chevallier, était de l'acide arsénieux (Cour des pairs, *Assassinat de madame la duchesse de Praslin. — Procédure. — Procès-verbaux divers, dépositions de témoins, interrogatoires. — In-4°. Paris,* Imprimerie royale, août 1847, p. 107.) Depuis la translation au Luxembourg, on avait recueilli les matières des déjections, et ces matières, de couleur jaune (sulfure d'arsenic), analysées également par M. Chevallier, contenaient de l'arsenic (p. 111). De l'arsenic encore avait été recueilli par M. Chevallier, dans les simples taches des déjections dont avait été sali le fauteuil sur lequel s'était assis le duc, le jeudi 19, au sortir du bain (p. 117). De l'arsenic retrouvé dans les déjections, rendues le 19, dans la journée (la procédure n'a pas déterminé l'heure), témoignait que le poison avait été pris la veille, c'est-à-dire le 18 août.

Près de quatre jours s'étaient donc écoulés depuis l'ingestion du poison. L'absorption avait eu le temps de se faire et elle s'était faite sans obstacle. (*Journal des connaissances médico-chirurgicales,* loc. cit.)

Gazette des hôpitaux. La *Gazette des Tribunaux*, le *Siècle*, la *Presse* en avaient pris des fragments. Un grand nombre d'autres feuilles politiques l'avaient analysé ou commenté.

Les conclusions du procès-verbal publié dans la *Gazette* du 2 septembre 1847 étaient les suivantes :

1° Tout porte à penser que la mort de M. le duc de Praslin résulte de l'ingestion d'une substance irritante.

2° L'analyse chimique des viscères extraits du cadavre est nécessaire pour déterminer, d'une façon positive, la nature de la substance ingérée, et donner les moyens de répondre aux diverses questions posées dans l'ordonnance de M. le Chancelier de France, président de la cour des Pairs.

Ce procès-verbal, daté du 25 août, était signé : ORFILA, A. TARDIEU, ROUGET, ANDRAL, LOUIS, CHAYET.

Quelles avaient été les questions posées aux experts ? Ceux-ci pouvaient-ils y répondre avec précision ? Nous allons les reproduire, sans y rien changer.

1° La mort du duc de Praslin a-t-elle été le résultat d'un empoisonnement ?

2° Y a-t-il eu un seul empoisonnement ou plusieurs empoisonnements successifs ?

3° A quelle époque remonte le premier empoisonnement ou l'empoisonnement unique, dans le cas où il n'y en aurait eu qu'un ?

4ᵘ Quelle est la nature de l'empoisonnement ou des empoisonnements, c'est-à-dire quelle est la substance ou quelles sont les substances toxiques qui ont été prises ?

5ᵘ L'empoisonnement a-t-il été méconnu, au début, ou bien a-t-on feint de le méconnaître ?

6ᵘ Les symptômes observés ont-ils été de nature à favoriser et à justifier l'erreur ?

7ᵘ Le traitement mis en usage a-t-il favorisé ou contrarié les effets du poison ? Ou bien ces effets sont-ils seulement restés ce qu'ils auraient été si l'on avait abandonné la maladie à elle-même ?

8ᵒ Un autre traitement aurait-il produit un résultat différent de celui qui a eu lieu ?

A la première question les experts font cette réponse, d'une clarté dépourvue d'ambiguïté : l'analyse chimique a plusieurs fois confirmé les données de l'autopsie cadavérique, et *elle nous permet d'affirmer que la mort de M. le duc de Praslin est le résultat d'un empoisonnement.*

Y a-t-il cu plusieurs empoisonnements ? Un seul, à n'en pas douter, répondent les médecins, avec des intermittences de calme et d'aggravation.

Sur la nature du poison, les experts ne sont pas moins affirmatifs : le poison ingéré, déclarent-ils, est un composé arsenical.

A quelle époque remonte l'empoisonnement ? Ici, nous croyons assister à une véritable leçon de toxicologie :

Plusieurs circonstances peuvent faire varier la limite et

retarder plus ou moins la manifestation des symptômes de l'intoxication arsenicale. La forme du poison, pris solide ou dissous, en morceaux ou en poudre très fine ; la présence ou l'absence de liquides dans l'estomac ; la plénitude ou la vacuité de ce viscère ; la rapidité ou la lenteur avec laquelle a eu lieu l'absorption, accélèrent ou ralentissent l'action du poison. Dans le cas qui nous occupe, l'acide arsénieux, pris à l'état solide et grossièrement pulvérisé, sans qu'il y ait eu ingestion d'une grande quantité de liquides, a pu ne révéler sa présence qu'après un certain temps.

Mais en fixant le terme le plus reculé, on ne peut guère admettre, à moins de circonstances particulières, que ses effets se soient fait attendre plus de trois ou quatre heures. C'est donc vers la fin de la journée du mercredi 18 août, que l'on peut, avec le plus de vraisemblance, fixer l'époque de l'ingestion du poison.

L'action des substances toxiques a-t-elle pu être contrariée ou détruite par d'autres agents ? Le traitement auquel on a soumis le duc de Praslin, potions laudanisées, etc., a-t-il pu retarder ou même entraver l'action toxique ? L'opium, peut, en effet, produire parfois une sédation des symptômes, mais rien n'autorise à penser que, dans le cas présent, il se soit produit un effet analogue.

Le rapport se termine par ces conclusions, qui ne prêtent guère à une double interprétation :

Il résulte des symptômes observés pendant la maladie du duc de Praslin, des altérations organiques constatées après la mort, et des recherches chimiques auxquelles nous nous sommes livrés :

1° *Que M. de Praslin est mort empoisonné par une préparation arsenicale;*

2° *Que l'ingestion du poison a très probablement eu lieu vers la fin de la journée du mercredi, 18 août, après 4 heures et avant 10 heures du soir;*

3° *Que la marche des symptômes a été régulière et telle qu'on l'observe dans les empoisonnements par l'acide arsénieux;*

4° *Que la cessation des vomissements ne doit pas être attribuée à une amélioration, même momentanée, qui se serait manifestée dans l'état du malade, puisqu'il a continué à être en proie à des symptômes graves d'intoxication arsenicale;*

5° *Que la mort, quoique tardive en apparence, peut être l'effet naturel de la quantité d'acide arsénieux ingérée six jours auparavant.*

Signé : ORFILA, A. TARDIEU.

Comment fut accueillie la déclaration des médecins ? Nul alors ne songea à contester l'empoisonnement du duc de Praslin. Les critiques portèrent seulement sur deux points.

Dans le public, le bruit courut que les médecins avaient feint de méconnaître les symptômes de l'intoxication les premiers jours, parce qu'ils avaient cherché, sinon à favoriser, du moins à dissimuler le suicide. Mais on ne s'arrêta pas longtemps à cette supposition invraisemblable, à une accusation aussi peu réfléchie « contre des hommes honorables et qu'une renommée justement acquise devait mieux protéger ».

Comment admettre que six médecins aient pu se rendre complices d'une substitution de cadavre, ou qu'ils se soient mis d'accord pour inventer de toutes pièces un procès-verbal d'autopsie ? Des hommes d'une haute honorabilité, des hommes remarquables comme Orfila et le docteur Louis, se seraient-ils exposés à la prison, pour éviter à un assassin une dernière flétrissure, alors que son évasion ne pouvait lui rendre l'honneur, ni épargner à la noblesse et à la Chambre des pairs les ennuis de voir coupable l'un des leurs (1) ?

La polémique s'engagea surtout, dans les feuilles scientifiques, sur le second point : l'empoisonnement n'avait-il pas été involontairement méconnu par des hommes que leur science aurait dû mettre à l'abri de pareilles surprises ?

Pendant quatre jours on avait assisté à ce spectacle étrange de médecins, comme M. Louis, confondant une intoxication arsenicale avec une gastro-entérite, voire même avec une attaque de choléra !

(1) *Journal d'Evreux*, 7 avril 1906.

L'erreur, pourtant, s'expliquait, dans une certaine mesure.

En matière de poisons ou d'empoisonnements, la science était loin d'être fixée à cette époque. On enseignait encore que l'acide arsénieux était un *irritant*; qu'il brûlait, corrodait les tissus avec lesquels il était en contact, oubliant que tout est subordonné à la dose de poison ingérée.

Les médecins appelés les premiers jours auprès du duc de Praslin, avaient eu le tort de ne pas analyser aussitôt ou faire analyser les matières des vomissements ou des déjections du malade. L'empoisonnement eût été reconnu à ce moment, qu'on aurait pu lui opposer la médication, les antidotes en usage dans de telles circonstances (1). Mais la nature avait mieux agi que les hommes de l'art, puisque, en dépit de leur traitement, le malade avait expulsé une partie du poison, ce qui en avait retardé pendant quelque

(1) On aurait dû évidemment administrer des substances propres à transformer l'acide arsénieux soluble en un composé insoluble (peroxyde de fer, magnésie, etc.) ; ou donner un corps capable d'envelopper la matière toxique (albumine, mucilages, huile, poudre de charbon). Il y aurait encore eu à tenter d'extraire le poison par la pompe stomacale, de l'expulser à l'aide de vomitifs ou de purgatifs énergiques. Mais le diagnostic étant incertain, le traitement ne pouvait être conduit qu'à l'aveuglette. Du reste, la cause du mal étant bien reconnue, quelle médication employait-on ? On appliquait des sangsues ! Toujours l'esprit systématique : on était au beau temps de Broussais et de la saignée à outrance.

temps les effets. Quand le diagnostic primitif avait été réformé, il était trop tard pour intervenir utilement : l'arsenic avait consommé son œuvre.

Les critiques avaient donc porté sur des points de détail, à la vérité importants, mais qui ne touchaient en rien à la réalité du suicide du duc de Choiseul-Praslin.

L'un des médecins qui avaient pratiqué l'autopsie aurait poussé, en présence du corps du suicidé, cette exclamation : *Quel beau cadavre !* Or, le docteur Louis n'avait-il pas dit à Victor Hugo, qui a consigné le détail (1) : le duc était « un magnifique athlète » ?

*
* *

Ainsi, voilà des praticiens qui se trouvent en présence du cadavre d'un homme qu'ils ont connu vivant, et ils n'auraient pas protesté s'il y avait eu substitution ? Mais si celle-ci avait été véritablement effectuée, il aurait fallu trouver, comme à point nommé, dans les hôpitaux ou ailleurs, un sujet offrant une telle ressemblance avec le duc de Praslin que la confusion fût possible ; un homme non seulement présentant les symptômes d'un empoisonnement par l'arsenic, que les chimistes ont découvert dans le cadavre qui leur a été soumis, mais un homme offrant

_____

(1) *Choses vues*, loc. cit.

les blessures superficielles constatées sur le corps de l'assassin de la duchesse.

Encore eût-il fallu pouvoir enlever le cadavre substitué de l'hôpital et l'apporter jusqu'au Luxembourg, sans éveiller l'attention du public. Se serait-il trouvé des hommes pour accomplir cette lugubre besogne ? Pouvait-on répondre de leur discrétion, éviter qu'ils dénoncent tôt ou tard le secret qui leur avait été confié ?

Ce sont vraiment trop de complices à mettre dans le secret. Le directeur de la maison de justice, à la rigueur, peut être suspect ; mais les six hommes de science avaient-ils un intérêt à se parjurer, par égard pour un homme convaincu d'assassinat ? Ils étaient, comme on l'a très logiquement dit, assez indépendants de caractère et de situations, pour ne pas risquer un acte criminel qui n'aurait pas restitué l'honneur à l'assassin et n'aurait rendu aucun service à la royauté.

Quelques mois après, lorsque la République de 1848 fut proclamée, ni les médecins qui firent l'autopsie, ni les gardiens, ni le juge d'instruction, ni les pairs qui avaient instruit l'affaire, ne furent inquiétés par le nouveau gouvernement, malgré toute l'importance qu'aurait eue une telle accusation contre la royauté déchue.

D'autre part, les témoignages en faveur de la survie du duc n'ont aucune précision. Tant que les contrats de mariage des filles du duc n'auront pas été versés au débat ; tant que le passage de ces contrats, concernant une rente servie à un personnage mystérieux, n'aura pas été démontré, autrement que par des assertions passant de bouche en bouche, on sera fondé à croire que la survie du duc de Praslin est une légende (1).

*
* *

Il nous semble qu'à cette heure la conviction doit être arrêtée dans l'esprit du lecteur ; mais si serré que soit un faisceau de preuves, il y a toujours quelques mailles à travers lesquelles peut se glisser l'erreur ou la mauvaise foi.

Tout moyen est bon pour accréditer une légende, surtout quand celle-ci a pénétré dans cette masse populaire si prompte à s'émouvoir, si malaisée à revenir de ses impressions premières. ·

A ceux qui s'obstineraient, contre toute évidence, à nier que le duc de Praslin ait mis fin à ses jours, nous soumettrons encore deux attestations : d'abord, celle de M. Cauchy, premier secrétaire-archiviste du Sénat, qui a rappelé plus d'une fois ses entrevues avec le duc vivant, ses émotions quand il fut chargé de surveiller, pour ainsi dire, les derniers spasmes de son agonie. « A ce moment, chose bizarre, contait-il

(1) *Journal d'Evreux*, loc. cit.

à M. Favre qui l'a rapporté, le corps de M. de Praslin avait subi de si terribles contractions par suite de l'empoisonnement, qu'il s'était presque replié sur lui-même. Il fallut peser sur les membres pour le mettre dans le cercueil. »

Nous terminerons enfin par la déposition du magistrat chargé spécialement de la police de la Chambre, et qui eut mission d'aller conduire au cimetière du Sud (1) la dépouille mortelle du suicidé.

Le corps, a relaté ce magistrat, fut mis en bière devant moi, devant M. Cauchy et devant le chef de la Sûreté publique. Le cercueil cloué, on le plaça dans un fourgon des pompes funèbres, qui avait été commandé dès la veille, et à deux heures du matin nous partîmes pour le cimetière du Sud où j'avais, dès la veille, et par ordre, choisi la place où devait se faire l'inhumation. La police avait pris ses mesures, craignant des manifestations, pour que tout se passât dans le plus profond mystère. Des escouades d'agents avaient été placées sur la route que nous devions suivre : quand nous arrivâmes au cimetière, la porte sembla s'ouvrir devant nous comme par enchantement.

(1) Cf. dans le Recueil officiel des pièces de la Procédure de la Cour de Paris (*Assassinat de la duchesse de Praslin*), le *Procès-verbal constatant l'inhumation du duc de Praslin* (p. 155) ; l'ordonnance du Chancelier de France, prescrivant l'autopsie du duc (p. 156): le Procès-verbal, dressé par le juge d'instruction à l'effet de constater l'autopsie (p. 158); enfin, le procès-verbal même de cette autopsie (p. 161 et suiv.), tous documents qui ne laissent subsister aucun doute sur la réalité de la mort du duc de Praslin.

Le fourgon roulait au milieu des tombes, dans les allées mornes et silencieuses ; le chef de la Sûreté et moi nous n'échangions pas une parole. Tout à coup la voiture s'arrêta.

— « Qu'est-ce ? » demanda le chef de la Sûreté.

Le cocher étend son bras vers l'horizon : — « Regardez », dit-il, en faisant un geste d'effroi. Nous mettons la tête à la portière, et nous apercevons, à 500 mètres de nous, un certain nombre de noires figures stationnant au milieu du chemin ; une autre, plus grande, les dominait, ses deux regards vitreux semblaient guetter notre venue.

Que signifiait cette démonstration ? Voulait-on dérober le corps ? Nous ne savions que penser. Le chef de la Sûreté cherchait ses agents. Il fallait suivre pourtant, accomplir notre mission. « Allez, dis-je au cocher, et pressez le trot des chevaux. » La voiture roula. Nos yeux ne quittaient pas le fantôme dont la tête semblait s'agiter. Ses yeux verts devenaient plus brillants. Une voix, sortie d'un massif d'arbustes, nous tira de nos préoccupations. « C'est ici », dit-elle. Cette voix était celle d'un fossoyeur. Nous étions arrivés.

Pendant qu'on retire le cercueil du fourgon, le chef de la Sûreté et moi, nous faisons quelques pas en avant, pour examiner de près les figures qui nous avaient d'abord surpris, presque effrayés, et qu'un détour de la route nous avait fait perdre de vue. Que voyons-nous alors ? des pierres tombales, taillées en cônes, dressées debout, la plus grande ornée à son sommet de feuilles d'acanthe découpées à jour, et à deux de ces feuilles des lanternes accrochées par le fossoyeur pour nous indiquer la route à suivre.

Cet incident, on le devine, ne nous avait pris que quelques secondes. Pendant ce temps, nos hommes avaient porté le cercueil sur le bord de la fosse. Ils l'y descendirent en notre présence, puis le trou fut comblé. On battit, on piétina la terre ; on la couvrit de gazon, sans y laisser aucune marque distinctive, et tout fut dit...

Après un tel luxe de témoignages concordants, peut-être nous sera-t-il permis de répéter la phrase sacramentelle : *La cause est entendue !*

PIÈCES JUSTIFICATIVES

MADAME N'EST PAS MORTE D'APPENDICITE

(V. page 19.)

I

*Narré Simple et très Véritable de quelques circonstances arrivées
à la dernière maladie de Madame la Duchesse d'Orléans, contre
la fausseté de quelques écrits imprimez sur ce sujet (1).*

Estant partie de Paris pour S. Cloud en si bonne santé,
qu'Elle avoua le matin n'en avoir eu une si grande depuis
longtemps, Elle se trouva néanmoins mal peu de temps après;
et vers les cinq heures du soir ayant pris une potion rafraichis-
sante, Elle se sentit si violemment travaillée de douleurs
aigues, que sans un juste fondement mais par un emporte-
ment subit Elle crut être empoisonnée, et le dit tout haut
en présence de Monsieur et de plusieurs personnes, qui en
furent étrangement surpris.

Dès que cette Ame véritablement Chrestienne et Royale se
sentit si vivement atteinte, et qu'il y avoit du péril, Elle eut son
principal recours au grand Médecin du Ciel, et demanda aussitôt
qu'on lui fit venir son Confesseur. C'est la réflexion Chrestienne
que fit M. Esprit premier Médecin de Monseig. le Duc d'Orléans,
qui a assuré qu'Elle réitéra deux ou trois fois cette demande.

Cependant comme on a plus d'empressement pour la santé
du corps, que pour celle de l'ame, on vint exprès à Paris
avertir promptement M. Yvelin son premier Médecin, et quan-

(1) Cf. p. 23.

tité d'autres personnes, et on s'oublia de faire venir son Confesseur. Le mal s'augmentant on fut obligé de recourir à M. le Curé de S. Cloud pour entendre sa confession. Quelques temps après estant plus pressée, Elle commanda qu'on partit promptement pour Paris pour faire venir M. de Condom et à même temps son confesseur. Un carrosse vint fort à la haste, et après avoir frappé longtemps à la porte des Capucins, il poussa jusques à la maison de Monseig. de Condom, et en repassant vint reprendre le Père Confesseur.

Pendant ce temps Madame la Duchesse d'Espernon par un sentiment de piété voyant qu'il n'y avoit personne proche Madame pour l'entretenir de dévotion, et l'exhorter à souffrir chrestiennement, et à se préparer à bien mourir, s'avisa que dans le bourg de S. Cloud M. Feillet pourroit bien dans la nécessité rendre ce bon office. Elle proposa à Madame de le faire venir ; à quoy son Altesse Royale consentit bien : mais il n'est pas vray qu'Elle l'ait demandé, et l'ait fait venir de son mouvement. Il arriva tout incontinent, et lui fit les propositions qui se voyent dans un papier qui court, et qu'un Docteur a entrepris de combattre et de réfuter par de si fortes et si solides raisons, que celuy qui a entrepris d'y répondre par des flatteries, ne s'est acquis parmy les habiles que la qualité de beau parleur, mais non pas de véritable ny d'orthodoxe dans sa doctrine...

Monseigneur l'Evesque de Condom arriva depuis la réception du dernier Sacrement ; et n'ayant prononcé que des oracles, Madame en reçut que des satisfactions extraordinaires. On luy donna depuis une potion, après laquelle Elle demanda du repos. Peu de temps après Elle fut pressée de tirer au cœur : et ayant fait pour cela quelques vains efforts, Elle se sentit mourir. Elle demanda à son Confesseur qu'il fit venir M. de Condom ; en sa présence les convulsions mortelles la saisirent, et quelques momens après en baisant dévotement la vraye Croix Elle rendit l'esprit entre les mains de son Créateur et Rédempteur *Jésus-Christ*. Voila ce qui regarde le fait. Le second chef regarde ce que dit M. Feillet lorsqu'on administra à Madame le Sacrement d'Extrême-Onction. Le Docteur en fait le récit d'une façon un peu trop gaye ce me semble, et passe trop légèrement sur cette matière d'importance, laquelle selon le sentiment d'autres Docteurs qui ont pesé cette Relation en Sorbonne, a esté condamnée de revelation de Confession. Car qu'est-ce autre chose que reveler la Confession d'une personne que l'on vient tout récemment d'entendre, que de luy dire comme M. Feillet dit à Madame : cela veut dire que vous vous accusiez de regards et d'attouchemens deshonnestes que vous avez commis par les mains.

La forme du Sacrement d'Extrême-Onction ne parle pas de la sorte, c'est seulement une prière par laquelle on demande pardon à Dieu de ce que l'on a commis de mal par les yeux, par les mains. Ce sont des termes généraux qui conviennent à plusieurs especes de pechez qui sont communs aux petits comme aux grands, aux véniels aussi bien qu'aux mortels : mais les regards impudics, les attouchemens deshonnestes, sont pechez mortels de leur nature, que la forme du Sacrement ne détermine point du tout. Ce que neanmoins M. Feillet a fait, en disant à Madame, dont il venoit d'entendre la Confession, qu'Elle demandoit pardon à Dieu des attouchemens deshonnestes qu'Elle avoit commis par les mains. Et c'est ce que les Docteurs ont justement et très sagement condamné de revelation de secret de la Confession, et d'une publique diffamation, dont il ne sçauroit se défendre.

II

Relation de la Maladie, Mort et Ouverture du corps de Madame, par M. l'Abbé Bourdelot, Médecin (1).

Dimanche 29 Juin 1670, entre quatre et cinq heures du soir, Madame, après s'être promenée dans le sallon de Saint-Cloud, se plaignoit d'une douleur de côté, dont elle étoit incommodée

(1) Cf. p. 36.

depuis quatre ou cinq jours, et ne laissoit pourtant de se
baigner dans la rivière : la douleur s'augmentant, elle demanda
à boire d'une eau de chicorée, dont elle avoit accoutumé d'user
pour se rafraîchir, depuis quelques jours ; Madame Desbordes,
sa femme de chambre, lui en apporta plein sa tasse, qu'elle
prit en présence de Madame de Mecklebourg, Madame de Gourdon, sa Dame d'Atour, qu'on avoit été quérir, où elle jouoit ;
lui ayant présentée, dès que Madame l'eut bue, elle s'écria
qu'elle étoit empoisonnée, témoignant avoir de grandes tran-
chées ; et comme elle répétoit souvent, qu'il falloit qu'on l'eût
empoisonnée par mégarde, Madame Desbordes alla prendre
dans la garde-robe la bouteille d'eau de chicorée et la
coupe où Madame avoit bu, qu'elle emplit devant Son Altesse
Royale, et la but ; Madame de Mecklebourg en but aussi, ce qui
a ôté tout soupçon, que cette eau eût rien de méchant. Madame
continua à se plaindre se jettant sur un lit, avec des foiblesses
et des envies de dormir ; elle vomit souvent, mais en petite
quantité, c'étoit plutôt irritation que vomissement ; elle n'alla
point à la garde-robe, que par quatre lavemens qui ne lui firent
rendre que fort peu de matières dures : les douleurs continuant
d'une cruauté incroyable, les Médecins lui firent prendre de
l'orviétan, de la poudre de vipère, et même de l'huile : on la
saigna du bras, et ensuite du pied, sans pouvoir lui tirer de
sang ; mais rien ne la soulageant, Madame disant toujours
qu'elle alloit mourir, on eut recours au Confesseur. Le Curé de
Saint-Cloud vint la confesser ensuite ; comme elle avoit envoyé
quérir M. Feuillet, Prédicateur, qui est relégué à Saint-Cloud,
son lieu natal, homme sévère, et qui n'épargne personne, lequel
a dit depuis, qu'on ne pouvoit avoir des sentiments plus chré-
tiens qu'avoit Madame, laquelle témoigna des tendresses
incroyables à Monsieur, qui par ses soins, assiduités, inquiétudes, embrassements et pleurs, témoignoit les vifs sentimens
qu'il avoit de son mal, et le regret qu'il avoit de la perdre ; les
douleurs parurent un peu s'apaiser, dont quelqu'un ayant voulu
parler à Madame, elle dit qu'elle les sentoit de même, mais
qu'elle n'avoit plus la force de s'en plaindre. M. Brayer, Méde-

cin, étant arrivé de Paris, sur les onze heures ou minuit, lui touchant le bras, ne trouva plus de pouls ; il lui toucha le ventre, où elle n'avoit plus de douleurs, ce qui lui fit connaître qu'elle ne vivroit pas long-temps, le sentiment y étant éteint ; car auparavant. sitôt qu'on en approchoit la main, c'étoient des cris épouvantables, et que l'on dit que la douleur étoit si cruelle dans les flancs. qu'elle y portoit incessament les mains, et vouloit se déchirer la peau. Vers une heure après-minuit, M. Bossuet. Evêque de Condom, y arriva ; il l'exhorta quelque temps et se mit à prier Dieu : il sembla qu'elle fût plus tranquille, on la laissa quelque temps en repos, après avoir reçu l'Extrême-Onction, qu'elle avoit demandée. Mais entre deux et trois, on vit que les yeux lui tournoient dans la tête, c'est qu'elle expiroit : on y accourut ; elle dit à M. Feuillet : C'est fait, et elle rendit le dernier soupir.

Ce fut un cri de Monsieur, fondant en pleurs, et de tous les Domestiques, qui fit un spectacle le plus horrible qu'on ait jamais vu ; car, outre la perte que l'on faisoit, une maladie si courte et si douloureuse donnoit de l'étonnement, et pouvoit faire penser à quelque chose d'étrange. Monsieur, à la prière de tous ses domestiques, se résolut d'aller à Paris, et donna ordre à M. Brayer, qui étoit là, d'amener de Paris six des plus fameux Médecins et Chirurgiens, pour ouvrir le corps, et dresser le rapport de la cause de son mal ; en même-temps, il fit avertir M. l'Ambassadeur d'Angleterre, afin qu'il assistât à cette ouverture, le priant d'y amener des Médecins et Chirurgiens Anglois, s'il y en avoit de ceux de sa nation, qu'il jugeroit à propos.

L'ouverture devoit se faire à sept heures du soir, mais comme toutes choses se font plus tard qu'on ne résout, afin que l'ouverture se fît au grand jour, il l'envoya prier de s'y trouver à cinq heures ; il y amena Messieurs du Lisburi et Amilthon, avec un Médecin et un Chirurgien du Roi d'Angleterre ; il y trouva M. l'Abbé de Montaigu et autres Anglois qui y étoient survenus : M. l'Ambassadeur attendit plus de deux heures. Enfin, on pressa M. Ivelin, Médecin ordinaire de Madame, de faire ouvrir le corps, il dit qu'il avoit ordre de

Monsieur d'attendre Messieurs Vallot et Félix, lesquels retardant beaucoup à venir, M. l'Ambassadeur s'impatienta ; alors, Mesdames la Maréchale de Clérambault, Comtesse Duplessis, d'Albon, de Brégi et de Bourdon, toutes personnes affectionnées, pressèrent fort d'ouvrir le corps avant l'arrivée de Messieurs Vallot et Félix : mais comme on représenta que le Roi avoit commandé qu'ils y vinssent, M. l'Ambassadeur ne témoigna plus tant d'impatience, et les Dames dépêchèrent à toute bride un Garde pour aller quérir Messieurs Vallot et Félix ; ils vinrent accompagnés de Messieurs Daquin, le jeune, la Chambre, et le fils de M. Félix, qui fit l'ouverture.

Le corps fut mis dans l'antichambre, au grand jour. M. l'Ambassadeur, avec les Seigneurs Anglois, étoient aux pieds, le Médecin et le Chirurgien Anglois étoient à la droite et M. Bourdelot à la gauche, y étant venus par ordre, leur expliquant tout ce que le Chirurgien découvroit en faisant la dissection ; M. Vallot étoit à côté du jeune Félix, ayant derrière lui Messieurs Daquin, la Chambre et Brayer ; Messieurs Blondel, Petit, le Vasseur et le Bel, Médecins, environnoient la table ; M. Ivelin étoit vis-à-vis du jeune Félix.

Le corps fut découvert ; on trouva le ventre bouffi ; les bouts des doigts étoient déjà noirs ; le flanc gauche fort meurtri, parce que le corps avoit été long-temps sur ce côté là, ou parce qu'elle s'étoit meurtrie avec les mains, par l'excès de la douleur : il n'y avoit rien au dos que le Chirurgien Anglois désirât voir : le visage demeura toujours couvert. Au premier coup de ciseau que l'on donna dans le ventre, à la région de l'estomac, il en sortit une puanteur horrible, et le ventre s'abaissa beaucoup ; on continua l'ouverture jusqu'à la serviette, qui était au-dessous du nombril : les intestins parurent tous boursoufflés, quelques-uns de très mauvaise couleur, livides, et tendans à la gangrène, entr'autres, l'illion : la partie des intestins, qui étoit près de la vessie du fiel, étoit toute teinte d'un jaune ardent ; au fond des intestins, sous le diaphragme, étoit répandue une liqueur jaune blanchâtre, que tous les Médecins appellent sanieuse et bilieuse, provenus de

la fœtiause, que l'on avoit sentie ; mais on ne trouva ni ulcere
ni fonds de vomique ; de sorte qu'apparemment c'étoit une
sérosité bilieuse et chyleuse, qui s'étoit extravasée, et tombée
hors des intestins par l'impétuosité de la bile, qui étoit en fermentation ; on trouva le foie d'un jaune fort éteint et cen-
dreux, couleur de ventre de biche, avec une substance mollasse, ce qui fit récrier tout le monde à admirer qu'elle eût pu
vivre avec un si méchant foie ; la rate étoit assez bonne, et
même les reins, dont le gauche étoit tant soit peu flétri ; on
ouvrit la poitrine, on trouva les poumons engorgés d'un sang
noir, qui paroissoit échauffé et brûlé, le gauche étoit attaché
aux côtés, et comme on l'ouvrit, on trouva la partie supérieure
sanieuse, il fallut regarder l'estomac et l'œsophage, où probablement devoit être plus visible la cause de la mort : le ventricule parut au dehors, très bien conditionné ; la substance
étoit ferme et blanche, comme doit être une membrane ; il fut
ouvert par-dessus, tout du long, on y trouva quantité de bile
glaireuse, haute en couleur, qui enduisoit tout par-dedans ; on
poussa le ciseau jusqu'au haut de l'œsophage, qui étoit tout rempli d'une même humeur jaune qui montoit jusques à la bouche :
l'orifice inférieur de l'estomac et l'intestin duodénum étoient
tout pleins de même humeur, et même gorgés de bile épaisse,
qu'on eût amassée à la cuiller ; toute cette bile venoit de la
vessie du fiel, qui étoit grossie extraordinairement, et remplie.

Il y a apparence qu'il y avoit long-temps que cette bile se
couvoit, que peu à peu elle avoit rempli la vessie du fiel, où
elle s'étoit échauffée, et peu après, s'étoit répandue dans les
parties voisines ; et qu'enfin, ayant bouillie et fumée, elle
avoit inondé l'estomac, l'œsophage, lesquels picottant éternel-
lement, lui donnoit une perpétuelle envie de vomir, et comme
elle séjournoit, elle imprimoit une chaleur insupportable, par
son feu, sa pourriture et son acrimonie : aussi, Madame se
plaignoit d'un feu et douleur cruelle, non du ventre, mais de
l'estomac jusqu'à la gorge.

On ne lui trouva aucun aliment dans le ventricule, en ayant
vomi si peu qu'elle avoit ; mais comme c'étoit un corps sec,

elle n'avoit que de vaines irritations de vomir, qui servoient encore à filtrer la bile dans les fibres du ventricule et de l'œsophage, et par la contention et effort, lui enfloit les lèvres et les joues ; l'expiration de cette méchante bile couvée se portant au cœur causoit ses défaillances, d'autant plus que nul aliment nouveau ne recréoit ses forces, car elle vomissoit ce qu'on lui donnoit, et comme l'eau qui tombe dans la chaux, la fait fumer, l'eau et le bouillon qu'on lui donnoit, faisoient de même, et servoient à faire infiltrer dans ses parties, en l'atténuant, aussi sentit-elle ses douleurs renouvellées quand elle prit un bouillon ; cette bile étoit fort irritée, montant toujours en haut, et les remèdes qu'on lui donnoit n'ont jamais pu la faire descendre, ni même une médecine faite avec séné et sirop de fleurs de pêchers qu'on lui donna, voyant que les cordiaux ne réussissoient pas, de sorte que la bile irritée, abondante et bouillonnante, est la véritable cause prochaine de sa mort. La maladie a été un *colera morbus* très violent lequel, en peu d'heures, a emporté cette Princesse. Cette maladie et son succès funeste sont fort ordinaires, l'été, aux corps mal habitués et intempérés, qui ont beaucoup travaillé et veillé, sans avoir gardé aucun régime de vivre, ce qui est arrivé à feu Madame, qui, depuis son voyage de Flandre et d'Angleterre, jusques à son retour, n'a peut-être dormi chaque nuit que trois heures : ajoutez à ces causes, les chagrins qui suspendent la bile, mais sur-tout l'agitation de la mer l'ément : beaucoup de gens ont été malades très long-temps par agitation de la bile, pour n'avoir pas vomi dans la navigation : Le Chirurgien du Roi d'Angleterre a dit en avoir vu mourir quantité, et quelques-uns même de tombés paralytiques.

On dit aussi qu'elle prit du chocolat en passant la mer, dont elle se sentit fort échauffée ; peut-être aussi que le chagrin que j'ai dit, peut y avoir contribué, car il couve et réserve la bile, laquelle se pourrit, et échauffe autour de l'estomac. Aussi Madame, depuis quelque temps, n'avoit plus d'appétit : les fraises, le matin, lui faisoient mal au cœur, et tomboit souvent en défaillance toutes les après-midi ; elle était

quatre ou cinq heures couchée sur des carreaux, ne pouvant
se soutenir, ce qui témoignoit un grand appareil de maladie ;
elle se sentoit aussi un grand feu au-dedans, pour lequel
éteindre, elle se baigna deux ou trois fois dans la rivière,
quoiqu'on l'en dissuadât : le froid de l'eau a pu empêcher la
transpiration, et faire bouillir la bile en-dedans. Tous les
Médecins et gens de la Profession sont convenus de cette
cause de mort, et M. Bourdelot l'a fait comprendre à M. l'Ambassadeur d'Angleterre et Milords qui étoient là. Il arriva,
par mégarde, lors de la dissection, que la pointe du ciseau
fît une ouverture à la partie supérieure du ventricule, sur
laquelle ouverture beaucoup de gens se récrièrent, demandant d'où elle venoit, le Chirurgien dit qu'il l'avoit faite par
mégarde ; et M. Vallot dit avoir vu, quand le coup avoit été
donné. M. Bourdelot fît voir que cette ouverture avoit été
faite en disséquant ; car la peau, au bord de cette ouverture,
n'étoit ni cautérisée, ni enflammée, ni avec veines gonflées
autour de la peau, n'étoit point bouffie, ni épaisse, ce qui
arrive aux plaies qui sont faites dans les corps vivants.

De toute cette Relation et Discours, Il résulte que Madame
est morte du coléra morbus, dont les causes sont très connues, et l'effet ordinaire ; ce qui ne laisse aucun soupçon de
poison lent ni actif. On ne sauroit croire combien cette mort
afflige tout le monde. Le Roi et la Reine qui vinrent voir
Madame, dans les agitations de son mal, en parurent si fort
touchés, qu'ils fondoient en larmes. Leurs Majestés en cent
rencontres depuis la mort de Madame, en ont parlé avec des
regrets cuisans, et même ont encore pleuré avec Monsieur,
quand ils sont venus pour le consoler.

Ce Prince est outré de douleur ; c'est un deuil pour tout
Paris, où elle étoit adorée. C'étoit le support des personnes
de mérite, ne perdant point d'occasion de les faire valoir ;
elle étoit l'arbitre de tous les ouvrages d'esprit. Tout le monde
lui faisoit la cour : et c'étoit là où toutes les personnes de
qualité se trouvoient : les Etrangers, sur-tout les Anglois, la
regrettent pour l'accueil favorable qu'ils en recevoient. Enfin,

personne n'a été si universellement regrettée. (*Pièces pour servir à l'Histoire, t. VI, Bibliothèque de Saint-Victor, Manuscrit*, p. 712, n° 10, reproduit par PONCET DE LA GRAVE, *Mémoires intéressans*, etc., t. III, p. 411-418).

III

Sentiment de M. Vallot sur les causes de la mort de Madame (1).

Plus je considère la mort de feue Madame la duchesse d'Orléans, plus je la trouve surprenante, ayant des causes et des circonstances assez particulières et extraordinaires ; et quoique depuis quatre ou cinq ans j'ai eu une très mauvaise opinion de sa santé et que je me sois attendu au malheur qui nous vient d'arriver, je n'aurais jamais cru le mal si grand et si confirmé, si je ne m'étais trouvé à l'ouverture du corps ; et quand on aura bien examiné ce qui est contenu en la relation de MM. les médecins qui, en présence de M. l'ambassadeur d'Angleterre et de plus de cent personnes, ont fait une exacte et fidèle recherche de toutes les parties du corps, on ne sera pas moins étonné que moi de voir que cette princesse ait résisté si longtemps à la corruption des parties qui soutiennent et conservent la vie, particulièrement du foie et du poumon dont la substance était gâtée et remplie de matière sanieuse et purulente ; mais, comme d'ailleurs le cœur, l'estomac et les reins avaient conservé une intégrité et une vigueur naturelles en une florissante jeunesse, la nature a soutenu la vie et les forces jusqu'au moment qu'elle s'est accablée d'elle-même en faisant les derniers efforts pour pousser au dehors et par bas de la bile et de la sanie qui étaient de longue main contenues dans la région du foie et du poumon. Elle a enfin succombé à

(1) Extrait de *Archives de la Bastille*, par RAVAISSON, t. IV.

l'abondance et à la mauvaise qualité de l'humeur (1) qui s'est
répandue sur les parties extrèmement sensibles et a produit
des douleurs très violentes, et des oppressions extraordinaires qui, en moins de dix heures, ont étouffé la chaleur naturelle et ont causé une mort fort prompte et fort violente. Ce
sont là les véritables sentiments que j'ai de la cause et de la
nature d'une si funeste maladie.

A Versailles, le 1er juillet 1670.

IV

*Mémoire d'un chirurgien du Roy d'Angleterre qui a esté présent
à l'ouverture du corps de Madame royalle de France, sœur du
Roi d'Angleterre* (2).

Le 30ᵉ Juin, 1670, il me fut dit au matin que Madame estoit
morte subitement. J'allai chez Mgr. l'ambassadeur d'Angleterre qui me commanda d'aller avec un secrétaire à St-Cloud,
ou le corps de la deffunte princesse estoit et devoit estre
ouvert pour y assister. Je m'y rendis avec le dit secretaire, ou
je rencontray les médecins du Roy de France et ses chirurgiens, et en la présence de son excellence, du Comte Dalsbery
(*sic*), de Mr. l'abbé Montagu et Mr. Hamilton, le corps fut
exposé sur une table. Je désiray de voir le dos, ou je ne trouvay rien d'extraordinaire. L'incision estant faitte pour l'ouvrir,
l en sortit une vapeur fœtide et de mauvaise odeur ; le ventre
estant ouvert on trouva l'épiploon tout mortifié et gangrené, les
intestins tendant aussi à mortification et putréfaction, fort déco-
lorés, le foye d'une couleur gris jaunatre tout brulé, en

---

(1) Vallot s'est montré moins affirmatif sur la mort naturelle,
dans le rapport secret qu'il adressa à Louis XIV et qui est
conservé aux *Manuscrits Conrart* (Bibliothèque de l'Arsenal).

(2) Extrait de *Lives of the Princesses of England*, vol. VI, p. 58.

sorte qu'en le touchant, il tomboit entre les doigts par miette,
sans aucune apparence de sang, la vessie du fiel fort pleine et
diffusé d'une bile fort haute en couleur qui sembloit par son
espanchement avoir donné la couleur aux autres parties voisines,
la ratelle bonne de couleur et grosseur naturelle, le rein gauche
un peu flétry et mal, mais bon dans sa substance, le droit fort
bon, toute la capacité du bas-ventre pleine d'une matière sanieuse, peutride, jaunastre, aqueuse et grasse come de l'huille ;
le ventricule ou estomach par l'extérieur beau et bien condi-
tioné, mais au dedans tout fourré et teint d'une bile aduste,
jusques au haut de l'esophage, laquelle se nétoiroit aisement
avec le doigt, sans y avoir trouvé aucune excoriation depuis
l'orifice d'en haut, jusques au bas, que je visitay fort exactement, seulement un petit trou dans la partie moyenne et antérieure laquelle estoit arrivée par mégarde du chirurgien qui
l'avoit coupé. Surquoy je fus le seul qui fis instance, mais
l'ayant bien visité de près, je n'y trouvay aucune excoriation
ni corrosion, ni noirceur ni dureté, ni macule, ni lésion d'aucune autre partie. Au reste fort bon dans toute l'estendue du
ventricule. Le poulmon adhérant aux costes du costé gauche,
remply d'une matière spumeuse, le costé droit meilleur mais
non pas tout à fait bon ; le cœur gros et renfermé dans la
liqueur du péricarde fort bon et naturel, mais toutes les parties en général fort exangues. L'on n'a point ouvert la teste ni
les boyaux ; la cause de la mort ayant estée trouvée dans le
ventre, qui est à ce qu'on a jugé une trop grande effusion de
bile.

Réflexions

Le tempérament de la princesse, chaud, sec et bilieux, ce
qui se voit par la sécheresse et aridité de la peau, laquelle
auroit esté soit jaune si la bile avoit peu exuder au travers
des pores qui estoient deseché et arides par la chaleur
extraordinaire.

La mauvaise habitude du corps de long-temps contractée,
comme il a paru par le foye et le poumon.

Le voyage, dans lequel elle n'a presque point dormi.

Le voyage de mer.

La soudaine joye et allégresse en voyant son frère.

Le changement d'alimens, d'ordre et d'air dans son voyage.

Les grandes chaleurs, le motion de la bille qui n'a pas esté évacuée par les vomissemens ordinaires qui arrivent à la mer ; le bain froid à contre-temps.

Toutes ces choses ensemble ont contribué à eschauffer la bille, ce qui s'est remarqué par le dégoust qu'elle a eu des viandes.

Cet humeur s'estant espandu dans la ventricule et mesme dans tout le bas ventre qui a doné la teinture à toutes les autres parties et a causé tant de douleurs poignantes et acres dans les intestins et hypocondres, lesquelles choses ont causé une fermentation si chaude et si vaporeuse que la nature ne pouvant plus suporter cette chaleur extrème et sécheresse, tout d'un coup a fondu ou liquifié toutes les parties du corps pour humecter et rafréchir et secourir les parties affligées c'est pourquoy l'on ne peut rien insérer à l'encontre de ces observations sans préjudice, n'ayant rien trouvé qui y contredise, si non ce petit coup d'incision à l'estomach que l'on a esclaircy et le mauvais procédé de l'opérateur qui a si mal fait son devoir qu'il ait plutost voulu dérober aux assistans la vérité de la cause de la mort que l'esclaircir et démentir.

Alexandre BOSCHER,
Chirurgius Regius,
(MS. *St-Germain, Paquet IV*, Nº 2.)

V

Certificate of the Post Mortem.

Scarce were the outward teguments of the lower belly opened, but there issued an insupportable smell.

The muscles mortified, and the épiploon almost wholly decayed.

Upon the opening of the peritoneum, there was found a great quantity of matter extremely offensive.

The colour of the liver was of a yellowish white, the substance of it being quite withered and rotten.

The bladder of the gall full of a high coloured bile.

The spleen was good, the left rein was much decayed, and not corrupted ; as for the right, it was good, and without a fault.

The begining of the duodenum and the pylorus discoloured with the same bile that was found in the bladder of the gall, and even of a higher colour.

As to the other intestines, they were very much altered and almost wholly gangrened, yet some more than others ; amongst the rest the ileum and the jejunum.

As to the stomach, it was found very sound, the members being very firm, which, notwithstanding, in their inward superficies were wholly covered by the abovesaid bile to the very œsophagus.

The breast being opened, the heart was found very whole, without any default, and in the capacity of her whole breast whas observed a very considerable quantity of matter like to that of the lower belly.

As for the lungs, they were found to stick to the ribs on the left side, and its substance filled with a very corrupt matter, which in the right side was indifferenthy filled with corruption.

So that it was very boiling bile, very corrupt and malign, and very impetuous, wich caused all the disorders in the abovesaid parts, and gangrened them.

VALLOT.	DAQUIN.
LA CHAMBRE.	FUCHIN.
LE VASSEUR le Petit.	PAYER.
LE BELL.	BLONDELL.
BOUVARLEY.	FOLCHER.
CARVEN.	BACHET.
FÉLIX Père.	D'AMBOISE.
FÉLIX Fils.	CORNET.

(French Correspondence, State Paper Office.)

VI

Chamberlain's Certificate.

20-30 June, 1670.

Being commanded by his Excellency the English ambassador to attend at the dissecting Madame's corps, I observed at the opening of her lower belly an offensive air to breathe forth.

Her epiploon was tinged with a deep yellow bile, and putritrified.

All her bowels were more or less of the same tincture inflated, and inclining towards a gangrene.

Her liver was of an ash-colour, rotten and without blood.

Her reins were indifferent ; the left the worst.

Her spleen was good.

Her stomach was lined with that adust bile, and so was the œsophagus up to her throat.

In the middle venter her heart was well, but her lungs, on the left side, were adhering, and being opened on that side there issued only an ichorous humidity ; on the right side they were better conditioned, but not of the due colour.

Both venters were repleted with bilious humours and an oil flodting thereon.

Her fingers'ends were livid.

By Hugh CHAMBERLAIN,
Médic. Regiæ Ma^{tis} Mag.
Brit. Ordinar.

(French Correspondence, 1670, State Paper Office.)

VII

Extrait de la Gazette de France, 1670.

Le corps ayant été exposé dans son lit jusqu'au lendemain après-midi, on en fit l'ouverture : on trouva l'estomac rempli

de bile échauffée, et une entière corruption des parties du bas
ventre ; ensuite le corps fut embaumé et mis dans un cercueil
de plomb sous une Chapelle ardente, dans la même Chambre
où elle étoit décédée, où il fut toujours accompagné de deux
Duchesses, avec un grand nombre de Dames de haute qualité,
et environné de ses Aumôniers, avec des Religieux Feuillans
et Capucins, ainsi que des Chanoines de Saint-Cloud, qui ne
cessoient de psalmodier et de célébrer des Messes, tant dans la
Chapelle de l'appartement de la défunte, qu'à un autre Autel
dressé à cet effet. Le cœur de la princesse, enfermé dans une
boîte d'or, fut porté au Val-de-Grace par l'Abbé de Montaigne
son premier Aumônier, dans un carrosse de deuil, accompagné
de l'Evêque de Vabres, aussi premier Aumônier de Monsieur,
de la Princesse de Condé, des Duchesses d'Angoulême et d'Ai-
guillon, de la Comtesse Duplessis et de la Dame de Gourdon,
Dames d'Honneur de la défunte. Les entrailles qui étoient
dans le même carrosse, furent portées aux Célestins de Paris, et présentées par l'Abbé Testu, Aumônier ordinaire.
(*Gazette de France*, 1670).

Sur les huit heures du soir le corps fut ouvert, et on en tira
le cœur qui fut mis dans un cœur d'argent, couvert d'un autre
de vermeil doré, avec cette inscription :

*Ici est le cœur de Henriette-Anne d'Angleterre, Fille de Charles I,
Roi de la Grande-Bretagne, et de Henriette-Marie de France,
Epouse de Philippe, Fils de France, Frère unique du Roi, décédée
au château de Saint-Cloud, le 30 juin de l'an de l'Incarnation de
notre Seigneur 1670 et de son âge le 26 et deux jours.*

On retira aussi les entrailles qui furent mises dans une
urne en plomb, avec une autre inscription gravée sur une
plaque d'airain ; puis le corps ayant été embaumé, fut mis dans
un cercueil aussi de plomb, couvert de velours noir, croisé de
satin blanc, avec une inscription pareille aux précédentes, le
tout enfermé dans une caisse de bois, couverte de même.

VIII

Récit de Saint-Simon.

D'Effiat, homme d'un esprit hardy, premier escuyer de Monsieur, et le Comte de Beuvron, homme liant et doux, mais qui vouloit figurer chez Monsieur, dont il estoit capitaine des gardes, et surtout tirer de l'argent pour se faire riche, en cadet de Normandie fort pauvre, estoient estroitement liés avec le chevalier de Lorraine, dont l'absence nuisoit fort à leurs affaires, et leur faisoit appréhender que quelque autre mignon ne prist sa place, duquel ils ne s'aideroient pas si bien. Pas un des trois n'espéroit la fin de cet exil, à la faveur où ils voyoient Madame, qui commençoit mesme à entrer dans les affaires et à qui le roy venoit de faire faire un voyage mystérieux en Angleterre, où elle avoit parfaitement réussi et en venoit de revenir plus triomphante que jamais. Elle estoit de juin 1644, *et d'une très bonne santé*, qui achevoit de leur faire perdre de vue le retour du chevalier de Lorraine. Celuy-ci estoit allé promener son despit en Italie et à Rome. Je ne sçais lequel des trois y pensa le premier ; mais le chevalier de Lorraine envoya à ses deux amys un poison, seur et prompt, par un exprès, qui ne sçavoit peut-estre pas luy-mesme ce qu'il portoit.

Madame estoit à Saint-Cloud, qui, pour se rafraischir, prenoit depuis quelque temps, sur les sept heures du soir, un verre d'eau de chicorée. Un garçon de sa chambre avoit soin de la faire ; il la mettoit dans une armoire d'une des antichambres de Madame, avec son verre, etc.

Cette eau de chicorée estoit dans un pot de faïence ou de porcelaine, et il y avoit tousjours auprès d'autre eau commune, en cas que Madame trouvast celle de chicorée trop amère, pour la mesler. Cette antichambre estoit le passage public pour aller chez Madame, où il ne se tenoit jamais personne, parce qu'il y en avoit plusieurs. Le marquis d'Effiat avoit espié tout cela. Le 29 juin 1670, passant par cette antichambre, il trouva le moment qu'il cherchoit, personne dedans, et il avoit remarqué qu'il n'estoit suivi de personne qui allast aussy chez Madame ; il se détourne, va à l'armoire, l'ouvre, jette son boucon, puis entendant quelqu'un, s'arme de l'autre pot d'eau commune, et, comme il le remettoit, le garçon de chambre, qui avoit le soin de cette chicorée, s'écrie, court à luy, et luy demande brusquement ce qu'il va faire à cette armoire. D'Effiat, sans s'embarrasser le moins du monde, luy dit qu'il luy demande pardon, mais qu'il crevoit de soif, et que sçachant qu'il y avoit de l'eau là-dedans (luy montrant le pot d'eau commune), il n'a pu résister à aller en boire. Le garçon grommeloit tousjours, et l'autre, toujours l'apaisant et s'excusant, entre chez Madame et va causer, comme les autres courtisans, sans la plus légère esmotion. Ce qui suivit. une heure après, n'est pas de mon sujet, et n'a que trop fait de bruit par toute l'Europe.

Madame estant morte le lendemain 30 juin, à trois heures du matin, le roy fut pénétré de la plus grande douleur. Apparemment que, dans la journée, il eut des indices et que ce garçon ne se tut pas, et qu'il y eut notion que Purnon, premier maistre d'hostel de Madame, estoit dans le secret, par la confidence intime où, dans son bas estage, il estoit avec d'Effiat.

Le roy couché, il se relève, envoie chercher Brissac, qui dès lors, estoit dans ses gardes du corps et fort sous sa main, luy commande de choisir six gardes du corps bien seurs et secrets, d'aller enlever leur compagnon, et de le luy amener dans ses cabinets par les derrières. Cela fut exécuté avant le matin. Dès que le roy l'aperçut, il fit retirer Brissac et son premier valet de chambre, et, prenant un visage et un ton à faire la plus grande terreur : « Mon amy, lui dit-il en le regardant depuis les pieds jusqu'à la teste, escoutez-moy bien ; si vous m'avouez tout, et que vous me respondiez vérité sur ce que je veux sçavoir de vous, quoy que vous ayez fait, je vous pardonne, et il n'en sera jamais mention. Mais prenez garde à ne

pas desguiser la moindre chose ; car, si vous le faites, vous
estes mort avant de sortir d'icy. Madame n'a-t-elle pas esté
empoisonnée ? — Oui, sire, luy répondit-il. — Et qui l'a empoisonnée, dit le roy, et comment l'a-t-on fait ? Il respondit
que c'estoit le chevalier de Lorraine qui avoit envoyé le
poison à Beuvron et à d'Effiat, et luy conta ce que je viens
d'escrire. Alors le roy, redoublant d'asseurances de grace et
de menaces de mort : « Et mon frère, dit le roy, le sçavoit-
il ? — Non, Sire, aucun de nous trois n'estoit assez sot pour
le luy dire ; il n'a point de secret ; il nous auroit perdus. »

A cette response, le roy fit un grand ha ! comme un homme
oppressé, et qui tout d'un coup respire. « Voilà, dit-il, ce que
je voulais sçavoir. Mais m'en assurez-vous bien ? » Il rappela
Brissac et luy commanda de ramener cet homme quelque
part, où tout de suite il le laissast aller en liberté. C'est cet
homme luy-mesme qui l'a conté, longues années depuis, à
M. Joly de Fleury, procureur général du Parlement, duquel je
tiens cette anecdote. »

« Quiconque, — commente M. de Boislisle, — ne se laisse pas
prendre à l'amour de l'extraordinaire et du dramatique, trouvera
ce récit peu vraisemblable. Comment Louis XIV, instruit du
crime du marquis d'Effiat et du comte de Beuvron, leur
aurait-il si facilement pardonné, et même les aurait-il laissés
près de son frère, au milieu de sa cour ? On comprendrait à
peine que le roi eût fermé les yeux sur un pareil attentat dans
le cas où son frère en eût été complice ; mais l'impunité
d'empoisonneurs subalternes est tout à fait inadmissible.
D'ailleurs, le récit de Saint-Simon est en opposition avec le
témoignage des contemporains. Il écrivait plus de cinquante
ans après les événements, sur des on-dit, tandis que Mme de
La Fayette, Mlle de Montpensier, Bossuet, Daniel de Cosnac,
Gui Patin, Olivier d'Ormesson, vivaient à l'époque même de la
mort de Madame, et que les trois premiers avaient assisté à
ses derniers moments. Je laisse de côté le procès-verbal officiel des médecins, que l'on pourrait croire dicté par l'autorité
royale pour imposer à la postérité ; mais il n'en est pas de

même des Mémoires, qui ont été écrits sous des influences
très diverses, et dont plusieurs, comme le *Journal d'Olivier
d'Ormesson* (1), n'étaient pas destinés à la publicité. »

IX

Lettre de M. de Lionne à M. de Pomponne (2).

« Saint-Germain, 4 juillet 1670.

« Le Roi me charge de vous mander de sa part qu'il désire
que vous preniez le grand deuil pour la mort de Madame, que
vous fassiez draper vos carosses et fassiez habiller de deuil
tous vos gens de livrée, ne doutant pas que Sa Majesté ne
pourvoie à vous dédommager de cette dépense.

« Sa Majesté est inconsolable et avec beaucoup de raison,
car on ne pouvoit guère faire ici de plus grande perte de
quelque côté qu'on la regarde. Cependant, comme dans les
morts subites des grands princes, le public est pour l'ordinaire
fort enclin à soupçonner qu'elles peuvent avoir été précipitées,
j'ai fait dresser pour votre information une petite relation de
la manière dont cette disgrâce est arrivée et de ses véritables
causes. »

Relation de la mort de Madame, adressée à M. de Pomponne (3).

« Saint-Germain, 4 juillet 1670.

« Il y a plus de trois ans que son Altesse Royale était sujette
à être attaquée d'un point au côté qui la mettoit en état d'être

(1) Cf. le t. II, pp. 592 et 799.
(2) Bibl. de l'Arsenal, n° 598, *Histoire*.
(3) Bibl. de l'Arsenal, *loc. cit.* — M. Mignet (*Négociations relatives à la succession d'Espagne sous Louis XIV*, t. III, p. 207-214)
a publié la relation de la mort de Madame, adressée par Lionne

obligée de se coucher des trois et quatre heures par terre, sans
pouvoir trouver de repos ni de relâche à ce qu'elle souffroit
en quelque posture qu'elle se mit. Depuis son retour d'Angleterre, elle avoit été fort travaillée de ce mal ; enfin, dimanche
dernier, vingt-neuvième du mois passé, sur les cinq heures du
soir, il l'attaqua bien plus violemment qu'à l'ordinaire, et après
trois-quarts d'heure de souffrance, ayant demandé à boire de
l'eau de chicorée pour se rafraîchir, on lui en porta. Elle en
but, et le mal allant toujours en augmentant, il lui échappa
de dire qu'elle pourroit croire d'avoir été empoisonnée. Aussitôt Mme des Bordes, fille d'une femme de chambre angloise que
Madame aimoit le plus et qui lui avoit apporté à boire, prit la
même bouteille et en avala un grand verre, et Mme la duchesse
de Meckelbourg, qui s'y trouva aussi présente, en but aussi un
autre pour faire voir à Madame qu'elle ne devoit point attribuer
à cette eau ce qu'elle souffroit. On ne laissa pas de lui faire
prendre de l'orviétan, du thériaque, de la poudre de vipère, et
tout ce qui peut chasser d'un corps un venin qui y seroit entré.
Mais ce n'étoit pas là les remèdes dont elle auroit pu avoir
besoin, et ils n'étoient plus qu'en la main de Dieu, comme vous
le jugerez par la suite.

« Le Roi quitta, dès le lendemain, l'usage des eaux d'En-
causse (1), qui lui faisoient beaucoup de bien, et revint à
Saint-Germain, s'étant expliqué qu'il ne vouloit pas demeurer
dans une maison destinée plus particulièrement aux divertis-
semens de la comédie et de la promenade, pendant qu'il avoit
un si juste sujet de s'affliger. Monsieur se retira à Paris, dans
une affliction extrême et fondant en larmes, à la vue de tous ceux
qui lui ont été faire leurs compliments. Et Sa Majesté et lui
trouvèrent bon de faire ouvrir le corps de Madame en présence

à Colbert de Croissy le 1er juillet 1670. Celle adressée à Pomponne, quatre jours après, contenant quelques détails qui ne
se trouvent pas dans la première, il nous a paru utile de la
donner ici.

(1) Petit village de la Haute-Garonne, canton d'Aspet.

des plus fameux médecins et chirurgiens, et priant aussi M. l'Ambassadeur d'Angleterre d'y assister avec ceux de sa confiance qu'il voudroit y mener, comme en effet il mena le sien propre, qui est anglois, et un chirurgien du Roi son maître. Cette ouverture et la dissection se fit, et à mesure qu'on examinoit une partie principale, comme l'estomac, le cœur, le foie, le poumon, la rate, les intestins, on mettoit par écrit en quel état elle avoit été trouvée, et ce rapport a été signé unanimement par tous lesdits médecins et chirurgiens, et nommément par les deux Anglois, sans qu'il y fût rencontré aucune différence de sentiment (1). Tous ont dit que, dans le cours de leur vie, ils n'avoient vu de corps rempli de tant de corruption que l'étoit celui de Madame ; son foie, son poumon et sa rate étaient entièrement perdus et gâtés, et s'en alloient en pièces et en poudre quand on les touchoit. Le dedans de son estomac, qui devient livide dès que le poison l'a touché, était fort beau, mais ses entrailles étoient entièrement corrompues, jusques même à ce qu'ils appellent la sanie, avec un commencement de gangrène partout. Et tous ont jugé qu'il falloit nécessairement qu'il y eût plus de trois ou quatre ans que tant de parties nobles eussent commencé à se gâter et à se corrompre ; ils en ont conclu que la seule bonté du cœur l'a soutenue depuis si longtemps, et qu'il y a plus de sujet à s'étonner qu'elle ait pu tant durer, que de l'avoir vue finir en si peu d'heures. »

X

Extrait de Lettres du Comte d'Arlington au chevalier Temple
(1701).

A Witehal, le 28 Juin 1670.

Mylord,

Je vous ai écrit toutes les nouvelles que nous avons ici, à l'exception de celle de la mort de *Madame*, dont le Roi est extrê-

(1) Ce qui n'empêcha pas l'ambassadeur anglois de persister à croire et à dire que la princesse avoit été empoisonnée.

mement affligé, aussi bien que toutes les personnes qui ont
eu l'honneur de la connoître à Douvres. Les brouilleries de ses
Domestiques, et sa mort subite, nous avoient d'abord fait croire
qu'elle avoit été empoisonnée. Mais la connaissance qu'on nous
a donnée depuis du soin qu'on a pris d'examiner son Corps, et
les sentimens que nous apprenons qu'en a Sa Majesté Très
Chrétienne, laquelle a intérêt d'examiner cette affaire à fond,
et qui est persuadée qu'elle est morte d'une mort naturelle, a
levé la plus grande partie des soupçons que nous en avions.
Je ne doute pas que M. le Maréchal de Bellefonds, que j'ap-
prens qui vient d'arriver, avec ordre de donner une relation
particulière de cet accident fatal au Roi, et qui nous apporte
le procès-verbal de la mort de cette Princesse, et de la dissection de son Corps, signé des principaux Médecins et Chirurgiens
de Paris, ne nous convainque pleinement, que nous n'avons
rien à regretter que la perte de cette admirable Princesse,
sans qu'elle soit accompagnée d'aucunes circonstances odieuses, pour rendre notre douleur moins supportable.

. . . .

Les cinq Lettres suivantes, écrites par une personne de qualité, présente à la mort de Madame, en donnent une relation
particulière.

A Paris, le 30 juin 1670,
à 4 heures du matin.

Mylord,

Je suis bien fâché de me voir obligé, en vertu de mon em-
ploy, de vous rendre conte de la plus triste aventure du
monde. Madame étant à S. Clou le 29 du Courant avec beaucoup de Compagnie, demanda un verre d'eau de chicorée, sur
les cinq heures du soir, lequel on lui avoit ordonné de boire,
parce qu'elle s'étoit trouvée indisposée pendant deux ou trois
jours après s'être baignée. Elle ne l'eut pas plutôt bu, qu'elle
s'écria qu'elle étoit morte, et tombant entre les bras de Madame de Meklebourg elle demanda un Confesseur. Elle continua
dans les plus grandes douleurs qu'on puisse s'imaginer
jusqu'à trois heures du matin, qu'elle rendit l'esprit. Le Roi,

la Reine, et toute la Cour restèrent auprès d'elle jusqu'à une heure avant sa mort. Dieu veuille donner de la patience et de la constance au Roi notre Maître pour supporter une affliction de cette Nature. Madame a déclaré en mourant qu'elle n'avoit nul autre regret en sortant du Monde, que celui que lui causoit la douleur qu'en recevroit le Roi son Frère. S'étant trouvée un peu soulagée de ses grandes douleurs que les Médecins nomment *Cholique bilieuse*, elle me fit appeler, pour m'ordonner de dire les choses du monde les plus tendres de sa part au Roi et au Duc d'York ses Frères. Je restai auprès d'elle jusqu'à sa mort, et arrivai à Saint Clou un heure après qu'elle s'y trouva mal. Jamais personne n'a marqué plus de piété et de résolution que cette Princesse, laquelle a parlé sensiblement jusqu'au dernier moment. J'espère que la douleur où je me trouve vous fera excuser l'imperfection de cette relation. Je suis persuadé que tous ceux qui ont eu l'honneur de la connoître partageront avec moi celle que doit causer une perte pareille. Je suis, Mylord, etc.

à Paris, le 6 juillet 1670.

Mylord,

J'ai reçu les lettres de Votre Grandeur, celle du 17 Juin par Monsr. le Chevalier Jones, et celle du 23 par la Poste.

Je suppose que Monsr. le Maréchal de Bellefonds est arrivé à Londres, lequel, outre le compliment de Condoléance qu'il va faire au Roi, tâchera, à ce que je croi, de désabuser nôtre Cour de l'opinion que Madame ait été empoisonnée, dont on ne pourra jamais désabuser celle-ci, ni tout le peuple. Comme cette Princesse s'en est plainte plusieurs fois dans ses plus grandes douleurs, il ne faut pas s'étonner que cela fortifie le peuple dans la croyance qu'il en a. Toutes les fois que j'ai pris la liberté de la presser de me dire si elle croyoit qu'on l'eut empoisonnée, elle ne m'a pas voulu faire de réponse ; voulant, à ce que je crois, épargner une augmentation si sensible de douleur au Roi nôtre Maître. La même raison m'a empêché d'en faire mention dans ma première Lettre : outre que je ne suis pas assez bon Médecin pour juger si elle a été empoi-

sonnée ou non. L'on tâche ici de me faire passer pour l'au-
theur du bruit qui en court ; j'entens Monsieur, qui se plaint
que je le fais pour rompre la bonne intelligence qui est établie
entre les deux Couronnes.

Au Roi

à Paris, le 15 juillet 1670.

Sire,

Je dois commencer cette Lettre en suppliant très humble-
ment vôtre Majesté de me pardonner la liberté que je prens
de l'entretenir sur un si triste sujet, et du malheur que j'ai eu
d'être témoin de la plus cruelle, et de la plus généreuse mort,
dont on ait jamais ouï parler. J'eus l'honneur d'entretenir
Madame assez longtemps le Samedi, jour précédant celui de sa
mort. Elle me dit qu'elle voyoit bien qu'il étoit impossible
qu'elle pût jamais être heureuse avec Monsieur, lequel s'étoit
emporté contr'elle plus que jamais, deux jours auparavant
à Versailles, où il l'avait trouvée dans une conférence secrète
avec le Roi sur des affaires, qu'il n'étoit pas à propos de lui
communiquer. Elle me dit que vôtre Majesté et le Roi de
France aviez résolu de faire la Guerre à la Hollande, dès que
vous seriez demeuré d'accord de la manière dont vous deviez
la faire. Ce sont là les dernières paroles que cette Princesse
me fit l'honneur de me dire, avant sa maladie, car Monsieur
étant entré dans ce moment nous interrompit, et je m'en
retournai à Paris le lendemain. Lorsqu'elle se trouva mal, elle
m'appella deux ou trois fois, et Madame de Meklebourg m'envoya chercher. Dès qu'elle me vit, elle me dit, vous voyez le
triste état, où je suis ; je me meurs. Hélas que je plains le
Roi mon Frère ! Car je suis assurée qu'il va perdre la personne
du monde qui l'aime le mieux.

Je pris alors la liberté de lui demander si elle ne croyoit pas
qu'on l'eut empoisonnée : Son Confesseur qui étoit present, et
qui entendit ce mot là, lui dit: Madame, n'accusez personne,
et offrez à Dieu votre mort en sacrifice : Cela l'empêcha de

me répondre, et quoi que je lui fisse plusieurs fois la même demande, elle ne me répondit qu'en levant les épaules.

à Paris, le 15 juillet, 1670.

Mylord,

Il y a eu depuis la mort de Madame, comme vous pouvez bien vous l'imaginer dans une occasion pareille, plusieurs bruits divers : l'opinion la plus générale est qu'elle a été empoisonnée, ce qui inquiète le Roi et les Ministres au dernier point. J'en ai été saisi d'une telle manière, que j'ai eu à peine le cœur de sortir depuis ; cela joint aux bruits qui courent par la Ville, du ressentiment que témoigne le Roi nòtre Maitre d'un attentat si rempli d'horreur ; qu'il a refusé de recevoir la Lettre de Monsieur, et qu'il m'a ordonné de me retirer, leur fait conclure, que le Roi nòtre Maître est mécontent de cette Cour au point qu'on le dit ici.

Mylord,

Je ne suis guere en état de vous écrire moi même, étant tellement incommodé d'une chute que j'ai faite en venant, que j'ai peine à remuer le bras et la main. J'espère pourtant de me trouver en état dans un jour ou deux de me rendre à St-Germain. *Je n'écris présentement En chiffre que pour rendre compte à vôtre Grandeur d'une chose que je crois pourtant que vous savez déjà : c'est que l'on a permis au Chevalier* de Lorraine *de venir à la Cour, et de servir à l'Armée en qualité de Maréchal de Camp.*

Si Madame a été empoisonnée, comme la plus grande partie du monde le croit, toute la France le regarde comme son empoisonneur ; et s'étonne avec raison que le Roi de France ait si peu de considération pour le Roi nòtre Maître, que de lui permettre de revenir à la Cour, veu la manière insolente dont en a toujours usé envers cette Princesse pendant sa Vie. Mon devoir m'oblige à vous dire cela ; afin que vous le fassiez savoir au Roi, et qu'il en parle fortement à l'Ambassadeur de France, s'il le juge à propos, car je puis vous assurer que c'est une chose qu'il ne sauroit souffrir sans se faire tort.

UN PRÉTENDU CRIME DE BONAPARTE : A QUEL MAL

A SUCCOMBÉ HOCHE

(Voir page 143)

I

Relation de la maladie et de la mort du général Hoche (1),

par POUSSIELGUE.

L'opinion publique est arrètée sur le grand événement qui
vient d'avoir lieu à l'armée de Sambre-et-Meuse ; le sentiment
de la douleur s'affoiblira de celui de l'Étonnement aussi ; l'estime et les regrets pour l'homme illustre qui vient de payer
son tribut à la nature passeront seuls à la Posterité.

Mais aussitôt que la première sensation aura eprouvé son
effet, l'Empire des conjectures etablira son cours sous mille
formes differentes ; toutes les passions humaines, toutes les
nuances politiques, toutes les factions, s'il en est encore,
expliqueront à leur gré, une mort qu'elles croiront naturelle ou
violente.

(1) *Recueil de pièces sur Hoche et Moreau.* Bibliothèque de la
Chambre des députés (E L^{III} 812). Avant la publication de
cette relation sur la mort de Hoche, on ne connaissait que la
traduction en français d'une version allemande, sur la dernière
maladie et la mort de Hoche, imprimée à Francfort en 1797.
C'est la version originale que nous donnons ci-dessus. Cette
version originale, on la croyait définitivement perdue. C'est
en 1897 que nous faisions la découverte du document, qui a
fait avant nous le désespoir de tant de chercheurs.

Il m'importe, comme Citoyen français, et comme officier de santé investi de la confiance du général *Hoche*, de présenter autentiquement les faits, et de déclarer ouvertement que je n'ai reconnu dans le cours de sa maladie, et même dans l'examen de son corps après son décès aucune trace de Poison.

Quelques signes seducteurs en ont imposé à la prevention, je n'ai pu moi-même me deffendre de la surprise, lorsque j'ai decouvert ces signes equivoques, et voulant donner ici mon opinion personnelle sur ce que j'ai vu ; après avoir medité sur tous les phenomenes arrivés pendant la maladie, et sur ceux apparus après la mort, je persiste à croire que le général *Hoche* est mort, d'un accès du plus violent eretisme nerveux, successivement emmené par l'effet de sa constitution physique.

J'invite ceux qui liront l'exposé cy-après, ainsi que le procès-verbal y annexé, à ne point s'arrêter aux fautes de style (1), et de ne considérer que l'exposition des faits. Le temps pressoit et je n'ai eu que douze heures à Employer.

PRÉCIS SUR LA MALADIE ET LA MORT DU GÉNÉRAL HOCHE

Il est rare sans doute, de trouver parmi les hommes, les qualités que réunissoit le général *Hoche* dans son enfance ; sa constitution (d'après son rapport) étoit très forte et très régulière, son intelligence et la vivacité de son esprit répondoient parfaitement à ses moyens phisiques : leur développement réciproque en avoient (*sic*) formé un homme ardent, et son ardeur le portoit toujours à vouloir être le premier dans la classe où il se trouvoit : c'est par une consequence de ses principes naturels, soutenus en proportion des progressions de l'âge, qu'il étoit parvenu avec distinction au commandement des armées françaises : là son ambition a du être et a été arretée : il n'a plus eu que celle de justifier la confiance precoce qu'il

(1) Nous avons respecté l'orthographe et les fautes de l'original.

avoit aquise, et pour y parvenir, il s'est pénétré de ses devoirs
et de leur excention (*sic*) ; lorsqu'il a eu convaincu la france entière et tous ses ennemis, de son attachement à la cause qu'il
servoit et de son aptitude aux fonctions qu'il exerçoit, il a voulu
les étonner par la hardiesse de ses plans militaires, et par sa
témérité à les exécuter. Il a réussi ; mais c'est dans le cours
rapide de ses vastes idées, qu'il a puisé les causes de sa
mort. Sa jeunesse a été accompagnée d'accidens qui paroissoient être le fruit d'une imagination brulante et d'un génie
ardent : souvent il a éprouvé des maladies inflammatoires : à 14
ou 15 ans, il a essuyé une affection nerveuse générale ; il a
depuis été atteint de douleurs sciatiques, de rhumatismes, et
enfin c'est lors de son retour de l'expedition d'Irlande que le
spasme au quel il étoit sujet a paru se fixer sur la poitrine, et
se manifester par une toux opiniatre.

Plus occupé néantmoins des interets de sa gloire et de celle
de son pays, que du soin de sa santé, il négligea son rhume,
qu'il ne considéroit que comme une simple indisposition, qu'il
ne présentoit jamais sous un autre aspect, et qu'il esperoit,
disoit-il, guerir pendant les huit premiers jours de repos qu'il
obtiendroit : il y a trois mois environ qu'à Neuwied, il m'envoya
chercher pour me demander en plaisantant un remède contre
la fatigue, je lui conseillai un bain et le repos, et il m'observa
que quant au bain il ne pouvait s'y resigner à cause de son
rhume et qu'il ne pouvoit prendre de repos attendu qu'il avoit
encore cent cinquante lieues à faire.

Tant que ce brave général n'a pas été arreté où même
abattu par ses affections phisiques, aucun interet personnel n'a
pu le retenir en tranquillité ; il montoit presque tous les jours
à cheval, avec le dessein d'executer quelque operation militaire ou politique, et depuis l'epoque de son rhume spasmodique, jusqu'au moment où il y a fait attention, sept mois
environ se sont ecoulés. C'est à la fin du septième mois que
pour objet de service je me suis trouvé à Vetzlar où il étoit ;
je le vis plusieurs fois et fort etonné de l'entendre tousser,
sans l'entendre s'en plaindre, je pris alors quelques renseigne-

ments et j'appris que ce rhume l'affectoit depuis long temps et qu'il le négligeoit ; je pris alors la resolution de lui en parler, je le decidai à y faire la plus serieuse attention, et à prendre des precautions contre les funestes résultats qui en pouvoient être la suite.

Il avoit alors resolu de séjourner quelque temps à Vetzlar, il y avoit fait venir sa famille, et je n'eus pas grande peine à le determiner à prendre quelques remedes. Je lui prescrivis l'usage de quelques bechiques, tels qu'une tisanne avec l'altea, les sucs preparés de reglisse, les pates et tablettes de guimauve, et m'apercevant qu'il expectorait le matin de chaque jour avec une sorte de facilité, je lui prescrivis comme incisif un looch blanc avec un grain de kermes minéral. Il continua pendant environ huit jours ce regime, à la difference que je lui donnai le kermes à la dose d'un grain et demi, enveloppé dans du sucre blanc, et sous forme de poudre, à prendre en six doses, et dans le courant de la journée.

Il est à observer que dès le premier jour de mon arrivée j'avois remarqué que son inspiration et son expiration étoient laborieuses, et qu'elles n'avoient lieu qu'avec une sorte de bruit creux assés bien rendu par le vulgaire, lorsqu'il exprime le son que rend une poitrine qu'il appelle felée, et qui se rencontre quelquefois dans les chorisa, où dans les engorgemens inflamatoires ou séreux de la trachée artère : ce bruit étoit assés souvent accompagné de sifflement et dans les tems humides le bruit et le sifflement disparoissoient pour faire place à une oppression plus genante, et plus douloureuse pour le malade.

Lorsque le tems sec succédoit à l'humide, je conseillais un léger exercice à pied, à cheval où en voiture, je prescrivois une legere boisson sudorifique, composée de fleurs ou de têtes de Pavot edulcorée avec le syrop diacode et après de legeres sueurs j'obtenois du soulagement. Le poux n'avoit jamais varié de son etat naturel, l'expectoration ne donnoit que des crachats glaireux où muqueux, et ne paroissoient provenir que d'une abondante filtration de l'humeur qui lubrefie la trachee artere et les bronches.

Mais dans un des premiers jours de fructidor, j'étois absent,
le Général se trouva tellement oppressé, qu'il se plaignit de
suffocation et envoya chercher M. Wendelstadt Medecin de
Vetzlar, qui le trouva en effet dans un état d'oppression à lui
inspirer des craintes : le poulx était petit et concentré, les
sueurs froides, la respiration difficile, et les extremités froides :
presumant dans ce cas, une cause nerveuse plutôt que sanguine, il prescrivit les calmans diaphoretiques à fortes doses
et il obtint un plein succès ; le lendemain je vins voir le malade avec le Medecin : il avoit sué pendant la nuit, sa respiration étoit plus libre, et le poulx paroissoit plein, developpé, un
peu agité, quoique regulier ; cependant craignant quelque suite
inflammatoire, nous nous déterminâmes à lui extraire douze
onces de sang.

Le Calme fut bientôt retabli, et le malade rendu à son etat
normal ; néantmoins il conservoit toujours sa toux, et l'expectoration glaireuse continuoit avec abondance presque tous les
matins ; ce qui ne l'empêcha pas de vaquer à toutes ses affaires,
de se livrer à ses exercices, de se rendre aux sociétés, et d'en
faire les délices, par ses provocations à la gaité et par la
joie qu'il y manifestoit.

L'on étoit à son sujet dans une sorte de sécurité, sa toux
affligeoit mais n'inquiétoit pas ; ce fut dans ces entrefaites
qu'un hasard conduisit à Vetzlar, le Dr Müller de Giessen,
je profitai de sa présence et l'invitai à se rendre avec moi
chez le Général pour asseoir un jugement sur les causes et le
traitement d'une affection trop long tems chronique pour ne
pas fixer l'attention d'un praticien. M. Wendelstadt se trouva
aussi à la conférence. Les opinions s'y partagerent, les uns
crurent qu'il y avoit embarras dans les visceres du bas-ventre,
d'autres dans les vaisseaux sanguins, et enfin l'on fut d'avis
qu'un trop grand relâchement de la trachée artère et des
bronches, permettant une sécrétion surabondante d'humeur
laissoit craindre une congestion tôt ou tard funeste : les
delayans, les legers purgatifs furent proposés mais rejettés,
les premières voies n'annonçaient aucune sabure, et leur usage

pouvoit amener quelque irritation. Il fut convenu de s'en tenir
aux bechiques, et aux incisifs qui n'avoient produit aucun
mauvais effet. Le malade dégouté de tisanne, ne buvoit plus
que de l'eau sucrée, et de son propre mouvement il rejetta les
eaux minérales de Seltz qu'il avoit intantanément prises, il
suspendit aussi lusage des autres remedes, jusqu'a ce qu'entendant les sollicitations repetées de ses amis, qui lui témoi-
gnoient, commé moi, leurs alarmes sur sa situation. Il consentit à voir le Dr Thilenius médecin d'Allemagne habitant
de Lauterbach et qui méritoit bien la haute réputation dont il
jouit : ce fut le 15 fructidor que ce medecin le vit et qu'après
le plus mur examen il conçut la maladie ainsi qu'il suit, et qu'il
l'a decrite lui-même dans une consultation ecrite qu'il me laissa
alors.

« Une transpiration supprimée par l'humidité et refroidissement, et un rhume negligé a evidemment mis les premiers fon-
dements de la maladie de Monsieur le Général en chef. La
matière catharale condensée s'est etablie dans les glandes
bronchiales les a bouchées en partie, le sang s'est epaissi, et
engendre trop de gluten. Le rhume chronique comme il est à
present, menace de passer en phtisie tracheale (1) ».

En consequence il prescrivoit les delayans et incisifs tels que
la gomme ammoniac, et le soufre doré d'antimoine en pilules,
une boisson faite avec l'eau minérale de Fachingue (qui contient de l'alkali mineral, et un peu de fer) coupée avec le lait
de chèvre.

Il conseilla aussi les ventouses scarifiées sur la poitrine et
un vessicatoire aux epaules pour le cas d'oppression et comme
moyens derivatifs : quelques autres legers accessoires furent
indiqués, ainsi que le regime de vie.

Mais le General ayant commencé son traitement par l'usage
des eaux minerales, trouva qu'elles l'agaçoient, il n'en prit
qu'environ deux pintes, et recourut à sa tisanne pectorale et a
son kermès sucré, il rejetta l'usage des ventouses et des vessi-

(1) Ce n'était pas si mal observé (A. C.).

catoires que je voulus lui appliquer dès la crise qu'il eut dans
les premiers jours de fructidor, en me disant qu'il falloit attendre pour cela une seconde crise où un moment de necessité
bien demontrée.

Le regime qu'il suivoit n'avoit pas besoin d'être surveillé, il
a toujours été très sobre et très reservé sur les boissons : il
ne se livroit jamais à l'intemperance que dans les circonstances
où il devoit pour ainsi dire donner l'exemple, et l'occasion s'en
présenta à la fète du 10 aoust qu'il fit célébrer avec magnifi-
cence et où il fit regner une liberté qui n'exceda jamais les
bornes de la decence.

Il etoit moins reservé sur une autre passion, qui peut faire
incident dans l'histoire de sa vie : il aimoit les femmes avec
toute l'énergie qu'il mettoit dans toutes ses actions, et il m'a
avoué qu'avant son mariage, il s'étoit quelquefois livré à des
excès que son tempérament paraissoit exiger de lui.

Le temps s'écouloit cependant sans operer une amelioration
dans son etat : il s'en impatientoit, parce qu'il s'étoit flatté de
guerir par le repos même : ses inquiettudes le decidèrent à
prendre tous les avis, à les suivre et à les rejetter successivement, je ne trouvai dans son état pathologique d'autre changement qu'une irritabilité augmentant insensiblement d'intensité :
le Général en étoit devenu irrascible aux moindres sensations ;
je voulus alors le detourner de ses affaires ; je lui représentai
que sa santé s'en altéroit chaque jour, que l'air de Vetzlar était
trop vif pour lui convenir et que la tension de son esprit sur
les circonstances actuelles, devait influer necessairement sur
la tension de ses nerfs, entretenir par là et même augmenter
ses souffrances. J'engageai sa famille et ses amis, à le déterminer de se rendre à Metz : il n'accueillit cette proposition de
personne, et ce fut dans un entretien particulier que j'eus avec
lui, qu'il me dit : « que l'armée étoit son element naturel,
l'inaction son tourment, et que je le rendrois bien plus malade,
en obtenant de lui qu'il s'éloignât de son quartier général,
qu'il ne pourroit vivre à Metz que dans une inquiétude fatigante, et qu'il se connoissait assès pour m'assurer qu'il enver-

roit de là 3 à 4 courriers par jour pour obtenir des renseignemens necessaires à son existence. »

Nous touchions alors à l'époque mémorable qui a emmené
le 18 fructidor, ses relations s'étoient multipliées à l'infini; il
s'étoit occupé à la recherche des traitres, à les demasquer, à
les poursuivre; tous les papiers publics fesoient mention de
lui, et il avoit la bonté de répondre à tous les pamphlets, à
toutes les calomnies qui le concernoient : il lisoit et voyoit
tout; enfin le jour désiré arrive, il reçoit le courrier le 21, il
envoye chercher tout son état major, il fit partager sa joie à
tout le monde, et lorsque j'entrai pour y concourir, d'aussi
loin qu'il me vit, il s'écria : Docteur, je n'ai plus besoin de
vous, mon rhume est gueri, voilà le remede, en désignant
la lettre qu'il tenoit à la main, et qui était celle de Barras
annonçant l'arrestation des traitres.

Si tous les témoins de cette scene ont joui de sa satisfaction
et de la circonstance qui la provoquoit, beaucoup aussi ont
fait attention au changement subit et à l'impression qu'elle
produisit sur le Géneral; il devint pale, decoloré, les muscles
de la face s'étoient enfoncés, et il éprouvoit une espèce de
tremblement général : sa plume n'étoit pas sûre dans ses
doigts, il étoit enfin facile de juger que son rhume n'étoit que
symptomatique, et qu'il faloit chercher la cause de son affection dans le dérangement du système nerveux.

Je laissai passer plusieurs jours, qu'il donna à l'émission
dans l'armée, des pièces qui annonçoient le triomphe de la
République, je ne lui donnai que quelques calmans, et son
eau sucrée; je fis ajouter à son looch un grain d'extrait
d'opium, il en prenoit une cuillerée toutes les heures, et j'obtins
un peu de calme, quoique la poitrine n'offrit aucune varia-
tion.

On projetait alors à Vetzlar une partie pour aller voir la foire
de Francfort; la famille et les amis du Général devoient en
être; je crus pouvoir l'engager à saisir cette circonstance de
faire diversion à son travail, et de se dissiper un peu : il eut
quelque repugnance à se decider, cependant il ceda, et partit

en voiture le 27 ; il dina comme de coutume à Friedberg, et nous arrivames ensemble à Francfort.

Le tems étoit à la pluie, l'atmosphere humide, et l'oppression augmentée, ainsi que la difficulté de la respiration ; c'étoit assès habituellement lorsqu'il se trouvoit dans cette situation qu'il paroissoït résigné à tout faire pour sa santé, aussi me dit-il dans la voiture, que son parti étoit pris, qu'il alloit, selon mon gré, se distraire deux ou trois jours à Francfort, qu'ensuite il retourneroit à Vetzlar où il me donnoit huit jours entiers pour le medicamenter, lui appliquer les vessicatoires, les ventouses, etc., mais qu'il vouloit être en route le neuvième jour pour se rendre à Strasbourg où il devoit aller prendre le commandement de l'armée de Rhin et Moselle, qui lui avait été conféré pendant l'absence du Général Moreau.

Il n'étoit déjà plus dans un état à supporter de sang froid une contradiction, j'adherrai a tout et nous arrivames à Francfort.

A son arrivée, il fut à la comedie où il parut s'amuser, il y reçut la liste des conjurés et d'autres nouvelles qui l'agiterent un peu, qui ne l'empecherent pas d'être gai, et de souper ensuite très legerement : le lendemain et le surlendemain se passerent sans rien de remarquable ; mais pendant une de mes absences de l'hôtel que nous occupions tous, il fit venir clandestinement chez lui le docteur... allemand au qu'el il detailla sa maladie, ainsi qu'il la concevoit ; la séance fut longue, et il en obtint les prescriptions relatées à la fin de cet ouvrage.

Se croyant possesseur de sa guérison, il nous preceda d'un jour à Vetzlar, où il s'empressa de faire preparer le remede et d'en suivre scrupuleusement les indications.

J'arrivai le lendemain assès tard, je pris des informations sur sa santé, on me dit qu'il avoit beaucoup toussé, mais qu'il n'y avoit rien eu d'extraordinaire et que le redoublement pouvoit provenir de fatigue, et des transpirations abondantes qu'il avoit eu pendant son retour, qu'il avoit fait à cheval, et depuis Friedberg, il étoit très occupé, et je ne pus le voir que le lendemain matin à 8 heures, il étoit assis sur un canapé, je lui fis plusieurs questions sur sa santé, il ne me repondit que par monosyllabes, et cependant de façon à me faire croire qu'il ne se trouvoit pas plus mal, je m'informai de ses besoins, et il me repondit qu'il avoit ce qui lui etoit nécessaire pour sa journée. Je sortis, et j'appris par ses domestiques, qu'il avoit été très agité toute la nuit, qu'il avoit considerablement sué, et qu'il avoit pris différens remèdes.

Je passai chez l'apothicaire où je me fis représenter les recettes qu'il avoit exécutées pour le General, après en avoir pris connoissance, je l'invitai à ne point livrer les medicamens qu'il avoit encore, sans un ordre absolu, ou mon aveu.

Le général ne tarda pas à faire récidiver sa demande, il envoya un aide de camp à la pharmacie, on lui apporta les poudres et les pilules et il en fit usage toute la journée, selon l'indication ; il se fit même rendre la recette pour en user selon ses vues et selon ses besoins presumés.

Bien convaincu d'avoir perdu sa confiance et me persuadant qu'il avoit emmené de Francfort un medecin qui le dirigeoit, je ne parus plus de la journée chez lui.

Ce fut entr'onze heures et minuit de ce même jour 30 fructidor an 1er complementaire qu'il m'envoya chercher.

En entrant je le trouvai assis près de la fenetre, qui etoit ouverte, appuyé et soutenu sur un de ses amis ; à peine pouvait-il respirer et parler ; je devinai ses souffrances, mieux que je ne pus me les faire decrire ; je lui trouvai le visage bien plus deffait que je ne l'avois encore vu : le jeu de la poitrine très difficile, la toux supprimée, le poux très petit, intermittent, convulsif, et tendu, il y avoit des soubresaults dans les tendons des bras, des mains, et les muscles de la face étaient sensiblement agités, la machoire inferieure menacoit de tetanos, et je craignis un instant le tetanos universel ; le bas-ventre étoit meteorisé, mais point douloureux au tact ; quand je pus voir la langue, je ne la trouvai n'y seche n'y chargée : le malade n'anonçoit pas souffrir de coliques, il n'avait point vomi, et n'en avoit pas manifesté l'envie ou le besoin, les exutoires étoient ouverts, les urines libres, les selles aussi et la transpiration froide.

Je fis faire sur le champ un looch très rapproché, composé d'une infusion de fleurs de pavots et de coquelicots, édulcoré avec une once et demi de syrop diacode et de deux grains d'extrait d'opium.

A peine en eut-il avalé plusieurs cuillerées, que l'eretisme parut céder ; à deux heures environ le poulx se relacha un peu, il y eut un calme apparent, la respiration devint moins penible, les soubresaults cesserent ; et le malade temoigna l'envie de s'etendre sur un canapé pour y prendre du repos. Il y fut transporté, et en effet il y dormoit une demi-heure après, et il ne se reveilloit que par les efforts et le bruit qu'il faisoit en toussant.

Enfin à trois heures on le conduisit à son lit, et il put compter cette nuit-là environ deux heures et demie de sommeil interrompu. L'opium produisit visiblement ses trois effets, il calma d'abord, devint après narcotique et son effet diaphoretique fut marqué par une abondante transpiration.

Le matin à six heures le malade etoit aussi bien que son etat le pouvait permettre, son poulx etoit entièrement developpé, et libre, sa respiration était aisée, l'expectoration facile mais elle produisit quelques crachats sanguinolens que j'attribuai aux efforts faits pendant sa toux convulsive.

Je profittai de cet instant pour lui demander des renseignemens sur ce qu'il avoit fait pendant et après notre separation, et j'en obtins les eclaircissemens précités, soit sur son voyage de Francfort, soit sur sa vie privée, depuis son enfance.

Je dois observer ici qu'immediatement après l'extinction de ses spasmes nerveux, il en eprouvoit les resultats ordinaires sur le tube intestinal, c'est-à-dire que le ventre se remplissoit de vents, qu'il rendoit naturellement, et sans le secours d'aucun carminatif.

J'aquis pendant cette nuit, et la matinée qui lui succeda, la connoissance de l'état phisiologique et pathologique de mon malade, mais cette connoissance loin de me rassurer, me pénétra d'inquiétude sur les suites de la maladie qui prenoit de plus en plus un caractère alarmant : je l'engageai alors à convoquer près de lui les officiers de santé aux quels il auroit le plus de confiance, et il me repondit qu'il n'en vouloit voir d'aucune qualité n'y françois, n'y allemand, qu'il payoit déjà trop cher son ouverture près du dernier qu'il avoit consulté, et que j'aye à m'arranger comme je l'entendrois, qu'il ne vouloit avoir à faire qu'à moi seul ; il me remit les remèdes et les consultations qu'il avoit, et je cessai de le presser.

Je lui prescrivis ce jour-là, une legere eau de poulet edulcorée avec le sirop d'althea, une autre tisanne pectorale au syrop diacode, un looch calmant, et un lavement emollient : je lui fis changer de chambre et du rez de chaussée, il se fit transferer dans un lieu où il avoit moins d'objets de distraction, où le bruit l'incommodoit moins, et d'où il pouvoit interdire l'accès aux importuns, et à tous ceux qui lui venoient parler d'affaire.

Sa femme, son beau-frère, l'officier de garde et moi devions être les seuls introduits.

Nous résolumes cependant à son insçu d'inviter les officiers de santé en chef de l'armée, et les médecins Sigaud et Tilenius, à se rendre sans délai au quartier général : des courriers furent envoyés à cet effet : les médecins Tilenius et Sigaud arrivèrent les premiers, mais ils ne purent être admis; le General que j'en prévins, me chargea de les instruire de ses souffrances, et de les decider à attendre nos collègues venant de Bonn, en me citant les crispations qu'il avoit eues dans la journée, à trois reprises differentes, où il avoit eu la condescendance d'admettre plusieurs personnes qui l'avoient mis en colere.

Le lavement n'avoit produit d'autre effet que de pousser les vents vers l'estomac, et il s'en trouva un peu plus oppressé : l en rendit beaucoup, et l'exces d'oppression cessa, le poulx se maintint bon le reste de la journée ; l'expectoration fut facile, es crachats muqueux, glaireux et transparens, une moiteur au ieu de sueurs : il prit quelques cucillerées de son looch avec l'opium, et passa la nuit la plus tranquille, il ne se réveilla que deux ou trois fois pour demander à boire de sa tisanne pectorale et de son looch.

Lorsque j'entrai le matin chez lui, je le trouvai dans la plus agréable position pour lui et pour tous ceux qui s'interessoient à lui : j'annonçois à tout le monde cet heureux changement ; il fut gai toute la matinée, il chanta, se promena quelques instans, il admit à sa conversation ses amis les plus intimes, il entendit la lecture d'un discours facetieux qui l'amusa beaucoup, il put même donner sa signature et ses ordres pour le service de l'armée ; il sembloit en un mot renaître à la vie, lorsqu'il étoit le plus près de son extinction ; jusqu'à quatre heures après midi, il put s'occuper d'affaires ; se sentant fatigué, il demanda du repos, dormit un moment et se réveilla à six heures ; il étoit alors légèrement oppressé, et je lui fis prendre un quart de grain d'opium en Bol, sa tisanne de poulet et pectorale ; il souffrit insensiblement jusqu'à neuf heures : alors engageant son epouse à le quitter pour aller souper je restai seul avec lui, et l'officier chargé de le veiller. Je profitai de la circonstance pour le presser d'admettre les officiers de santé consultans, qui étoient arrivés, et j'obtins l'effet de ma demande. Ils furent introduits, ils l'interrogerent, l'examinerent, et nous remîmes au lendemain notre conference sur l'etat de la maladie et sur la marche a suivre. Mais une demi heure après être rentrés dans la sale à manger, l'officier de garde vint m'appeler avec precipitation, en annonçant une crise terrible et une prochaine suffocation.

En effet, nous trouvames ce malheureux assis sur son lit, la poitrine panchée en avant, ayant la respiration très genée, très accelerée, les traits du visage effacés, la bouche beante, les extremités froides, le poulx petit, convulsif, avec tous les symptômes d'un asthme convulsif à son plus haut période. Chaque minute augmentoit l'intensité du mal, on le transporta vis-à-vis une fenètre, l'on sait que l'air frais pénètre plus facilement que l'air chaud et rarefié ; il falut bientôt recourir à des moyens plus puissans ; les gouttes anodines d'Offmann, furent d'abord administrées sur des morceaux de sucre qu'il conservoit encore la force de macher et d'avaler, bientôt après le malade perdit toute connoissance ; on lui fit respirer l'esprit volatil du sel ammoniac, on employa le musc à la dose de six grains, avec un demi grain de Kermes et 12 grammes de sucre de lait ; huit fois, et de quart en quart d'heure ce remède fut administré ; la face devint hypocratique, les yeux vitrés et fermés, les sueurs froides, les extrémités glacées, on appliqua un large vessicatoire entre les deux épaules, les synapismes aux pieds, et le tout infructueusement. La mort termina sa vie et ses souffrances à 4 heures après minuit.

Vestlar le 1er Vendémiaire de l'an 6ème de la Republique Française.

Le Chirurgien en chef adjoint,

POUSSIELGUE.

P. S. Il est à remarquer qu'à la fin de la première crise conséquente qui eut lieu dans la nuit du 30 fructidor an I compl. le malade se plaignit d'avoir éprouvé de fortes crampes avec douleur dans les jambes, toutes les dents agacées et des renvois aigres de l'estomac.

POUSSIELGUE.

COPIE DES PRESCRIPTIONS DONNÉES A FRANCFORT AU GÉNÉRAL HOCHE PAR LE DOCTEUR ALLEMAND***

(Elle est sans date et sans signature.)

A. — Espèces diatragacantes. .	2 gros
Racine de reglisse et de pivoine.	1/2 gros de chacune
Fleurs de soufre.	1 gros
Sel de nitre.	XX grains
Saffran oriental	X grains
Magnesie blanche	1/2 gros
Sucre de Fenouil.	1 gros

Melès le tout et divisès en 12 paquets.

B. — Bouillon blanc.

Pas d'âne . . . . de chacun demi once
Plantain des montagnes. . .
Racine de reglisse. . . . . deux gros de chaque
Semence d'anis. . . . . . un gros
Melès le tout et faites des especes pour thé.

C. — Poudre scillitique de Stahl.

Sue de reglisse. . . . . . .
Gomme ammoniac très pure. de chacun un gros
Savon medicinal. . . . . .
Tartre vitriolé. . . . . . . de chacun un 1/2 gros
Soufre doré d'antimoine. . . huit grains
Pour en faire des pilules de deux grains.

Instruction pour l'usage des prescriptions ci-dessus.

On prend des poudres A, matin à jeun au lit, et soir en se couchant, chaque fois une dose, avec deux où trois tasses de thé, qu'on prépare chargé des herbes B, une bonne pincée, et sucré avec du *sucre candi brun.*

En même temps on prend des pilules C, 3 heures avant et 3 heures après diner, chaque fois 7 à 8 pilules avec deux tasses du thé B.

De deux fois l'un, on prend le soir avant de se coucher un bain de pied, jusqu'au gras des jambes, fait de l'eau plus que tiède, dans la qu'elle on met une poignée de levain, une cuillerée de moutarde en poudre, et une chopine de vinaigre, on y reste pendant un quart d'heure, se fait bien secher les pieds, et se met au lit.

Si le corps est constipé, on applique tous les jours un où deux lavements, faits d'une decoction de fleurs de camomille et du son.

Il est essentiel d'avoir un grand soin pour la transpiration et surtout si la nature paraît y être disposée le matin après avoir pris les remédes A et B, on la secondera en restant tranquille au lit.

La meilleure nourriture sera des crèmes d'orge, de ris, d'avoine, fait avec du bouillon dans lequel on se fait cuire des carottes, navettes, seller'i, persil et cerfeuil, avec de la viande de bœuf et de vaux. De même les racines susdites preparées en légumes et peu de viande blanche tendre, maigre et rotie, où du poisson de rivière. De tems en tems un œuf frais à la coque, pour boisson les eaux d'Ems où de Schangenbaad.

On evitera soigneusement de s'echauffer, de se refroidir et de s'exposer aux airs froids et humides, surtout du soir.

Pour copie conforme,
POUSSIELGUE.

II

PROCÈS-VERBAL DE L'OUVERTURE DU CORPS

Vetzlar, Aujourd'hui quatrieme jour Complementaire de l'an cinq de la République française, à neuf heures du matin, nous Chirurgiens en chefs de l'armée de Sambre-et-Meuse, assistés des citoyens Sigauld medecin ordinaire de l'armée, Talaber, chirurgien de première classe, Thilenius, medecin allemand de la ville de Lauterbach, Wendelstadt, medecin de Vetzlar, Hiepé, pharmacien de Vetzlar, Heintzenberger, chirurgien de Vetzlar, le docteur Kich, praticien, et Heidenreich, chirurgien, à portes ouvertes, en présence du citoyen d'Autanne, chef de l'État-Major de l'armée, du citoyen Simon, adjudant général, de plusieurs autres officiers de l'État-major, de tous les soussignés, avons procédé à l'ouverture du corps du citoyen Lazard Hoche, général en chef de l'armée de Sambre-et-Meuse, décédé hier, troisième jour Complementaire, à quatre heures précises du matin et avons observé ce qui suit :

L'extérieur du corps ne nous a présenté rien de particulier, sinon la météorisation du bas-ventre ; nous avons mis ensuite le crâne et le cerveau à découvert et nous avons trouvé les

meninges de couleur naturelle quoique les gros vaisseaux sanguins se trouvoient engorgés : nous avons passé ensuite à
l'examen de la substance propre du cerveau que nous avons
trouvée très saine, les trois ventricules n'ont présenté rien
d'extraordinaire non plus que les autres parties du cerveau, du
cervelet et de la moelle alongée.

Le bas-ventre que nous avons ouvert après, nous a présenté
la masse de visceres, ainsi qu'il suit : l'estomac boursouflé,
l'épiploon sain, et après l'avoir enlevé tous les intestins se
sont présenté également boursouflés et distandus, mais moins
que l'estomac.

Après avoir vu l'ensemble de ces visceres, nous les avons
examiné en particulier, et avons trouvé d'abord que l'estomac
vers le pilore et à l'extérieur de la partie qui avoisine la vési-
culle du fiel, et qui la touche dans certains cas de plénitude,
avoit une tache livide noiratre, à peu près de la largeur d'un
écu de six livres, et inclinée un peu de haut en bas, nous
avons suivi le tube intestinal, de l'estomac, par le duodenum
et nous avons trouvé cet intestin coloré en rouge foncé, dans
toute son étendue, parsemé de plusieurs petites taches plus
foncées et d'une, entre autres, plus large, située un peu
au-dessous de l'endroit percé par les canaux coledoques et
pancréatiques.

Le jejunum et l'ileum n'ont rien offert de remarquable, que
la légère différence de leur couleur à celle de l'état naturel. Le Cœcum, le Colon et le Rectum n'étoient que boursoufflés.

Le foie d'un volume ordinaire étoit sain à sa partie ante-
rieure, mais la grande convexité correspondante à la face
inferieure du diaphragme ainsi que sa face inferieure, avoient
acquis une couleur livide et noiratre dans toute son etendue
et principalement à droite. La vesicule du fiel étoit dans un
état naturel.

La rate étoit saine et dans son état naturel, le pancréas, le
mésintère, le mésocolon, le mésorectum et le péritoine ainsi
que tous ses replis etoient sains à l'exception de la portion

qui recouvre la face inférieure du diaphragme qui étoit foncée, livide et plus vivement du côté droit. Les reins étoient tous deux livides et brunatres à l'extérieur et le droit plus affecté que le gauche : les urétéres et la vessie n'ont rien offert de particulier.

Après cet examen extérieur nous avons procédé à celui des parties intérieures de ces viscères.

L'estomac et les intestins ont été ouverts dans toute leur longueur. Le premier a présenté de très larges taches noires au centre, et moins chargées de cette couleur à la circonférence, mouchetées par placards avec des séparations entr'elles, et les mouchetures correspondantes à la tache extérieure, beaucoup plus rapprochées et presque confondues : le duodenum etoit phlogosé, noirâtre, dans la partie correspondante aux taches extérieures, et sphacelé à l'endroit correspondant à sa large tache, près de l'ouverture du canal colédoque.

Le jejunum et l'illéum n'ont offert de remarquable qu'un rouge plus intense que dans l'état naturel.

Nous n'avons trouvé dans le cœcum, le colon et le rectum, que très peu de matière fécale un peu dure et un leger changement de couleur dans les tuniques. Le foie étoit désorganisé dans ses parties en contact immediat avec l'estomac et dans ses parties correspondantes à celles exterieurement affectées.

La rate étoit saine dans sa substance interne, et le pancréas ne paroissoit pas affecté.

Les reins étoient engorgés dans leur substance corticale et notamment celui du côté droit.

Les urétérés n'offroient rien de particulier, mais la vessie étoit légèrement phlogosée dans son bas fond, et vers son col ; les différents replis du péritoine qui retiennent les visceres de l'abdomen en position, étoient un peu plus ad'herens aux parties postérieures des lombes, que dans l'état naturel.

La poitrine étant ensuite ouverte, nous avons examiné les visceres en général, et observé d'abord les poulmons qui se sont présentés d'une couleur noire et désorganisés du côté droit : noiratres, livides, du côté gauche ; la partie inférieure de cet organe ad'herente du côté droit et par sa base, à la plevre et au diaphragme.

Le péricarde et le cœur sain, le mediastin ad'herent aux bronches et enflamé dans cet endroit.

Ayant fait l'extraction de ces parties, en déttachant la trachée artère et l'œsophage au-dessus du larynx, et du pharinx, nous avons examiné la plèvre et la partie superieure du diaphragme que nous avons trouvé l'un et l'autre noiratres, livides et tendant au sphacel du côté droit.

Nous avons ensuite procédé à l'ouverture des bronches, de la trachée artère et du larinx. Les premières, tachées de distance en distance se sont trouvées remplies d'une humeur noirâtre à peu près semblable à du sang en dissolution : en remontant nous avons trouvé une escarre située antérieure-ment et vers la jonction du tiers supérieur au tiers moyen de la trachée-artère : cette escarre avait détruit la partie moyenne d'environ trois anneaux cartilagineux et de leurs ligaments intermediaires, de façon à permettre l'introduction du doigt auriculaire dans la trachée-artère : elle faisait saillie dans le canal et la partie cartilagineuse saillante, avoit une forme scaphoïde.

En remontant encore jusqu'au larinx, nous avons observé que son intérieur étoit marqueté et que sur l'épiglotte, il y avait une tache noire considérable. Après l'examen des voies de la respiration, nous nous somme occupé de celles de la deglutition, et nous n'y avons rien remarqué qui dut fixer l'attention, si ce n'est l'extérieur de l'œsophage qui étoit plus rouge que dans l'état naturel.

Nous enverrons par les premiers courriers, la trachée-artère, l'estomac et le duodenum.

De tout quoi, nous avons dressé le présent procès verbal, les jours, mois et an que dessus et l'avons signé.

Signés à l'original : Dupont Chirurgien en chef, Poussielgue Chirurgien en chef adjoint, Sigault medecin, Talaber Chirurgien de première classe, Docteur Wendelstadt medecin de la ville de Vetzlar. Tilenius medecin de la ville de Lauterbach, Kich praticien, Hiepe pharmacien, Heidenreich chirurgien, Simon adjudant-général.

L'adjudant général, chef de l'Etat Major,

Général Daultanne.

Pour copie :

L'adjudant général, chef de l'Etat Major de l'armée,

Par interim, Daultanne.

III

Observations médico-légales du docteur Chaussier sur le procès verbal d'autopsie du général Hoche (1).

On sentira bien que nous ne présentons point ce procès-verbal comme un modèle de méthode et de précision, mais à d'autres égards il nous a paru mériter d'être connu.

Comme dans le temps la mort de Hoche fut le sujet des conversations, et que quelques personnes élevèrent des doutes sur sa véritable cause, le gouvernement consulta l'école de médecine, et lui fit remettre le précis de la maladie rédigé par l'officier de santé qui avait donné ses soins au général, le procès-verbal de l'ouverture du corps, ainsi que la trachée artère, l'estomac et le duodénum qui avaient été détachés du cadavre, et mis dans un bocal avec de l'alcool faible.

En examinant d'abord le procès-verbal, on voit que les altérations observées à l'ouverture du corps, sont de deux sortes :

(1) *Médecine légale*, par Chaussier, pp. 265 et suivantes. Nous ne connaissions pas cet ouvrage, quand nous publiâmes, en 1897, notre étude sur *la mort de Hoche*, dans la *Revue des Revues*. Nous n'avions pas non plus eu connaissance du document qui vient à la suite de celui-ci. Pour le surplus, nous avons complètement remanié notre version primitive.

les unes sont relatives aux viscères abdominaux, les autres à l'état des poumons et de la trachée artère.

D'après les détails consignés dans le procès-verbal, l'estomac était boursouflé ; il y avait à l'extérieur, vers le pylore, à la partie qui avoisine la vésicule biliaire et qui la touche dans quelques cas de plénitude, *une tache livide, noirâtre, à peu près de la largeur d'un écu de six livres* et à l'intérieur de ce viscère on a trouvé de *très larges taches noires au centre, moins chargées de cette couleur à la circonférence*, mouchetées par placards, etc.

L'intestin duodenum était à l'extérieur d'un rouge foncé ; dans toute son étendue parsemé de plusieurs petites taches plus foncées ; il y en avait surtout une plus large, un peu au dessous de l'endroit percé par les canaux cholédoque et pancréatique, et à l'intérieur cet intestin était phlogosé, noirâtre dans la partie correspondante aux taches extérieures, il était même, dit-on encore, *sphacélé* à l'endroit de la grande tache qui se trouvait près l'ouverture du canal cholédoque, enfin on dit dans le procès-verbal, que le *foye* était *désorganisé* dans ses parties en contact immédiat avec l'estomac ; et c'est d'après ces apparences si formellement énoncées dans le procès d'ouverture du corps, que quelques personnes pensèrent que cette mort n'était point naturelle, mais paraissait produite par un poison porté dans l'estomac, comme semblent l'indiquer ces *taches livides, noirâtres et sphacélées*, que l'on a trouvées à l'extérieur et à l'intérieur de l'estomac et de l'intestin duodenum.

Mais il est facile de démontrer que cette opinion n'est fondée que sur des apparences entièrement illusoires ; en effet, si nous consultons le récit de la maladie qui a amené la mort de Hoche, nous n'apercevons aucun symptôme qui puisse donner le plus léger indice d'un poison âcre, septique, capable de produire le sphacèle de l'estomac et du duodenum, et si nous examinons ces diverses taches trouvées à l'estomac, au duodenum, que l'on dit *noirâtres, livides* et même *sphacélées*, nous verrons également qu'on ne peut point les considérer comme des indices de l'action d'une substance délétère. Il n'est pas

IV   20

rare, en effet, à la suite des différentes maladies aiguës ou chroniques, de trouver à l'estomac, au duodenum et au colon des taches livides, brunâtres qui présentent même par leur teinte noirâtre, l'apparence du sphacèle, mais on ne doit point se borner à ce premier aperçu, et pour bien saisir le caractère de ces taches, en déterminer la cause, il faut en observer avec soin non seulement la forme, la disposition, mais encore le siège et surtout l'état des parties où elles se rencontrent ; quelquefois ces taches ont leur siège sous la membrane extérieure, dans le tissu même de la partie, et dépendent uniquement de la stase, de la congestion du sang dans les réseaux capillaires ; elles sont plus ou moins rouges ou livides, étendues, irrégulières, et se forment à l'approche ou à l'instant de la mort, comme ces lividités que l'on voit si souvent à la peau des cadavres. Quelquefois aussi, suivant les circonstances qui ont précédé la mort, elles sont produites par l'effusion ou l'infiltration d'une certaine quantité de sang dans le tissu lamineux de la partie, ce sont de véritables ecchymoses ; souvent, comme on le sait généralement, elles sont produites par la bile qui transude à travers les parois de sa vésicule, se répand peu à peu à la surface des parties qui sont dans son voisinage, et en pénètre plus ou moins profondément le tissu : l'étendue, la teinte de ces taches varient beaucoup, suivant le tems où l'on fait l'examen du corps, et suivant la fluidité de la couleur de la bile.

Plusieurs fois aussi, comme nous l'avons déjà indiqué, nous avons vu la portion de l'estomac qui est recouverte par le foye, présenter à sa face externe une teinte livide, brunâtre, évidemment produite par la transudation des humeurs contenues dans les aréoles et les réseaux capillaires du foye ; il en est de même par rapport à la rate ; enfin lorsqu'il y a du sang épanché dans l'abdomen ou infiltré dans le tissu lamineux du péritoine, et qu'il reste fluide ou commence à s'altérer, il suinte, transude à travers les porosités des membranes, et forme sur les viscères circonvoisins, des taches plus ou moins étendues et colorées.

D'autrefois les taches que l'on observe à l'estomac ou à
quelque portion de l'intestin, sont très marquées à la face
interne de ces viscères, plus claires et moins apparentes à la
face externe, et cette circonstance mérite une attention particulière, parce qu'elle indique que la cause de ces altérations
a commencé son action par la face interne. Dans ce cas, en
faisant l'ouverture de l'estomac, on trouve la membrane
interne de ce viscère parsemée d'un plus ou moins grand
nombre de taches régulièrement circulaires, souvent plus
noires au centre qu'à leur circonférence et qui par leur forme
semblent se rapprocher de certains exanthèmes cutanés. Plus
ordinairement, ces sortes de taches régulières et entourées
d'une auréole, sont produites par quelques flocons de bile noirâtre à demi concrète, qui s'accolent, s'incrustent en quelque
sorte à la membrane interne du viscère, et y font une impression plus ou moins profonde, plus ou moins étendue.

Il n'est pas rare à la suite de quelques maladies, de voir
l'intestin côlon parsemé de taches brunâtres plus ou moins
régulières, et en les examinant on reconnaît que ces taches
sont formées par des portions de matières fécales disséminées
qui adhèrent plus ou moins intimement à la face interne de
cet intestin.

Quelquefois aussi il nous a paru que ces taches de l'estomac
avaient été déterminées par les substances médicamenteuses,
pulvérulentes, peu solubles, colorantes que l'on a administrées
dans les derniers temps de la vie ; par exemple dans le cas
qui nous occupe, nous voyons que peu avant la mort, et dans
l'espace de deux heures, on a fait prendre en huit doses,
quatre grains de Kermès minéral, quarante-huit grains de
musc ; et ces substances portées dans un estomac dont les
propriétés vitales commençaient à s'anéantir, étant d'ailleurs
peu délayés, n'y ont-elles pas produit, par la manière dont
elles s'y sont disséminées, *ces taches noires au centre..., mouchetées par placards*, qui sont décrites dans le procès-verbal.

Au reste, quelle que soit la forme, la couleur de ces taches,
on peut toujours les distinguer des escarres gangréneuses et

du sphacèle, et on y parvient en séparant avec la pointe du scal-
pel les différentes membranes qui composent les parois de
l'organe, en abstergeant, en lavant avec une éponge fine et
imbibée d'eau les surfaces altérées ; on délaye, on enlève
ainsi les substances qui coloraient accidentellement le tissu de
la partie, et par ces moyens simples et faciles on reconnaît si
la partie conserve la texture, la consistance qui lui est naturelle.

Lorsque l'on envoya à l'école de médecine les différentes
parties qui avaient été détachées du corps de Hoche, *nous les
examinâmes* (1) dans le tems, avec MM. Thillaye et Mahon (2) ;
toutes ces taches noires au centre et mouchetées par placards
que l'on avait observées à l'intérieur de l'estomac, et qui se
trouvent décrites dans le procès-verbal, avaient alors entièrement disparu ; il restait seulement à la face externe de l'estomac, dans sa partie qui avoisine la vésicule biliaire, une tache

(1) C'est ce qui donne au document que nous reproduisons
toute la valeur d'un témoignage de premier ordre. N'oublions
pas que Chaussier était alors un des maîtres de la médecine
légale. Nous avons donc, dans son rapport, le reflet de l'état
de cette science à l'époque de la mort de Hoche (A. C.)

(2) Le 29 novembre, le Directoire avait nommé des médecins
experts pour examiner le procès-verbal de l'autopsie faite par
les docteurs Sigault, Thilenius, etc., ainsi que les pièces
extraites du corps de Hoche, notamment le cœur et le larynx.

Cette commission médicale était composée de Corvisart,
Pelletan, *Chaussier*, Thouret, Thillaye, Leclerc et Fourcroy ; le
docteur *Mahon* fut nommé par ses collègues rapporteur. Le
19 décembre, Mahon faisait connaître à la commission spéciale,
qu'il résultait de son rapport « que la mort avait été la suite
d'une maladie de la trachée artère et des poumons ». Le rapport du docteur Mahon, qui se prononçait pour la mort ame-
née par une affection pulmonaire et une phtisie laryngo-tra-
chéale, fut définitivement adopté le 29 décembre 1797, sans
qu'aucun des médecins-experts fît la moindre critique.

qui, au lieu d'être livide et noirâtre, était d'un jaune clair, et
manifestement produite par la transudation de la bile, et au
lieu de trouver l'intestin duodenum phlogosé, noirâtre et
même sphacelé comme on l'annonçait dans le procès-verbal,
nous n'y aperçûmes qu'une légère teinte jaunâtre, produite par
le séjour de l'imbibition de la bile ; nous remarquâmes aussi
que les différentes membranes qui composent les parois de
ces organes, avaient la même consistance que dans l'état naturel ; d'après ces diverses observations, nous n'hésitâmes point
à conclure que ces taches observées à l'estomac, au duodenum, ces apparences de phlogose, de sphacèle, n'étaient qu'un
effet de la mort ou des derniers instants qui l'avaient précédée,
et pouvions-nous hésiter quand d'ailleurs nous trouvions dans
le précis de la maladie ainsi que dans les détails de l'ouverture
du cadavre, des causes naturelles et bien évidentes de la
mort.

Quoique le précis de la maladie tel qu'on nous l'a communiqué, soit assurément fort incomplet, et qu'on y ait négligé
l'énumération de plusieurs symptômes importans qui sans
doute avaient eu lieu, cependant malgré ces omissions, le
médecin praticien peut y reconnaître le caractère essentiel de
l'affection. L'opiniâtreté de la toux, la manière dont s'exécu-
taient l'inspiration et l'expiration, l'espèce de bruit creux et le
sifflement qui l'accompagnaient, l'oppression qui survenait par
intervalles, enfin l'altération de la voix, la nature, l'abondance
de l'expectoration suffisaient bien pour démontrer une affection grave des voies aériennes, et si l'on ajoute, ce qui sans
doute a échappé dans le récit de la maladie, qu'il y avait en
même tems à la trachée artère un point fixe, d'engorgement
de gêne ou de douleur sourde qui devenait plus sensible par
une pression légère, et même dans quelques mouvemens du
col, on aura l'ensemble des symptômes propres à faire reconnaître la phtisie trachéale, maladie lente dans son cours, obs-
cure dans son commencement, souvent accompagnée d'accidents nerveux, et qui toujours fait périr plus ou moins promptement ceux qui en sont attaqués.

Les altérations observées à l'ouverture du corps, ne laissent d'ailleurs aucun doute sur la nature de la maladie, sur la véritable cause de la mort ; il y avait en effet, comme l'ont bien indiqué les rédacteurs du procès-verbal, et comme nous l'avons vérifié par l'examen des parties, à la face interne et antérieure de la trachée-artère (1), un peu au-dessous du larynx, une

(1) Après la mort de Hoche, la relation de la maladie du général et le procès-verbal d'autopsie furent adressés au Directoire, et à cet envoi fut jointe une caisse contenant deux bocaux et un vase, où étaient renfermés le cœur et plusieurs restes précieux du général Hoche... Les reliques de Hoche, déposées d'abord dans un des musées de la Faculté de médecine de Paris, furent remises plus tard à la veuve du général et inhumées au cimetière de l'Est. En 1819, Mme la comtesse Des Roys, fille du général, fut autorisée, comme nous l'avons dit plus haut, à transporter ces restes à Versailles ; l'urne et les deux bocaux furent déposés à l'église Notre-Dame.

Le 28 juillet 1860, en présence de l'administration municipale versaillaise, le cœur et le larynx de Hoche furent retirés des vases, desséchés et placés dans une boîte d'argent.

« Ce jour-là, — écrit le docteur Remilly, un des témoins oculaires, — j'accompagnais mon père, alors maire de la ville, et j'ai assisté à l'opération qui consista à retirer des vases le cœur et le larynx de Hoche, à les dessécher dans de la poudre d'encens ; j'ai tenu dans mes mains le cœur et le larynx, et fus alors très frappé de voir, vers le milieu de la trachée, que trois anneaux étaient en partie détruits, qu'il en résultait une ouverture par laquelle on pouvait engager l'extrémité du petit doigt. Cette lésion devint pour moi la cause de la mort du général et de ses souffrances pendant les derniers temps de sa vie. Hoche avait succombé à une *phtisie laryngée...* »

M. Vatel, avocat à Versailles, fit exécuter une photographie du bocal qui renfermait le larynx et la trachée artère. Quatre épreuves furent tirées d'après cette première photographie et l'une devint la propriété de M. Dussieux. De cette dernière

escarre noirâtre de forme elliptique, ayant 25 millimètres de longueur sur 15 de large ; sous cette escarre d'une consistance molasse, qui faisait saillie dans la trachée-artère, et qui était percée de plusieurs petits trous. on trouva une sorte de poche ou espace vide, qui comprenait la hauteur de trois anneaux cartilagineux qui étaient amincis, presque entièrement détruits, ainsi que leurs *ligamens intermédiaires, de façon à permettre l'introduction du doigt auriculaire dans la trachée-artère*; d'après un genre d'altération si bien observé, il est évident qu'il y avait eu en cet endroit de la trachée artère, un abcès ou collection de pus, qui, par son séjour avait contribué à l'altération des anneaux cartilagineux, et s'était ensuite ouvert une issue dans l'intérieur de la trachée-artère. De tels faits ne sont point fort rares dans la pratique de la médecine, et on en trouve dans les recueils des observations plusieurs exemples entièrement semblables, soit par les symptômes, soit par les altérations trouvées à l'ouverture du corps.

Ainsi il ne pouvait et il ne peut dans ce cas y avoir aucun doute sur la nature de la maladie, sur la véritable cause de la mort. Nous insistons sur ce point, parce que quelques écrivains (voy. la *Biographie moderne*, t. II, p. 442), ont avancé contre toute raison que la mort de Hoche était due à une espèce de poison, et que la faculté de Paris hésita de prononcer sur son genre de mort.

A ces considérations sur l'objet principal, nous ajouterons quelques remarques sur plusieurs articles du procès-verbal qui, pour être bien appréciés, exigent une explication : ainsi les rédacteurs du procès-verbal disent qu'à l'ouverture du canal aérien, ils ont trouvé l'intérieur du larynx *marqueté* de plusieurs petites taches noires ; il y en avait *une considérable sur l'épiglotte* et les bronches étaient *remplies d'une humeur noirâtre à peu près semblable à du sang en dissolution* ; nous

photographie on tira plus tard la photogravure que nous reproduisons, d'après le t. 15 des *Mémoires de la Société des sciences morales de Seine-et-Oise* (A. C.)

n'élevons assurément aucun doute sur l'exactitude de ces observations, nous nous proposons seulement d'examiner la nature de ces taches noires, d'en rechercher l'origine.

Lorsque nous examinâmes les pièces conservées dans l'alcool, il n'existait plus aucun vestige de ces taches, et les membranes avaient la texture, l'épaisseur, la consistance qui leur est naturelle ; ces taches étaient donc superficielles, puisqu'elles se sont enlevées si facilement et sans laisser aucune trace de leur impression ; elles étaient donc produites, soit par quelque lambeau détaché de l'escarre qui existait dans la trachée artère, soit par quelques flocons à demi concrets de cette humeur noirâtre, dont les bronches étaient remplies ; mais cette humeur noirâtre ne peut point être considérée comme cause de maladie, comme un indice de gangrène ou de sphacèle, on la rencontre dans un grand nombre de cas très différens ; il est, en effet, fort ordinaire, surtout à un certain âge, de trouver les poumons parsemés de taches bleuâtres, noirâtres, plus ou moins rapprochées, qui leur donnent une apparence marbrée ; et en examinant l'état de ces organes, on trouve les ganglions lymphatiques si abondamment disséminés dans leur tissu, remplis d'une humeur noire plus ou moins foncée, que l'on peut en exprimer par la pression et même en faire refluer dans les vésicules et cavités bronchiques. Souvent aussi les ganglions lymphatiques du médiastin, qui communiquent avec ceux des poumons, sont remplis de la même humeur, et présentent la même teinte ; ne voit-on pas souvent les personnes qui ont passé la nuit dans une chambre éclairée par des lampes qui donnent beaucoup de fumée, rendre par l'expectoration des matières muqueuses grisâtres, brunâtres ou parsemées de stries entièrement noires ? L'existence d'une matière noirâtre dans les bronches, n'est donc point un phénomène extraordinaire, et qui, dans le cas actuel, puisse fournir quelque induction sur la cause ou le caractère de la maladie.

Dans un autre endroit, les rédacteurs du procès-verbal disent que le poumon gauche était noirâtre, livide ; que le droit était d'une couleur noire, *désorganisé* et adhérent par sa base à la plèvre et au diaphragme ; que l'un et l'autre étaient *noirâtres, livides et tendant au sphacèle* ; mais les adhérences des poumons à la plèvre ou au diaphragme sont très fréquentes, et montrent seulement qu'il y a eu à la surface de ces organes, et à des époques plus ou moins éloignées, un certain degré d'inflammation (1).

Quand à cette couleur livide, noirâtre que l'on a trouvé aux poumons, à la plèvre et au diaphragme, et que l'on dit tendante au sphacèle, nous sommes disposés à penser qu'ici, comme dans plusieurs autres cas, on a pris l'apparence pour la réalité. Rien n'est plus ordinaire que de trouver les poumons livides, noirâtres dans une partie plus ou moins grande de leur étendue : et lorsque l'agonie est longue, la respiration très laborieuse et que le sujet conserve une certaine quantité de sang, non seulement les poumons présentent une couleur noire très foncée, mais encore les veines qui rampent sur le diaphragme, sont fortement engorgées, et les faisceaux musculeux prennent une teinte brunâtre, qui ordinairement est plus marquée du côté droit et dans l'endroit qui correspond au foye. Mais cette coloration, qui peut à quelques personnes présenter l'apparence du sphacèle, est uniquement déterminée par la stase, la congestion du sang dans les ramifications capillaires de la partie, et on peut facilement s'en convaincre, ainsi que nous l'avons déjà dit, par la dissection, l'immersion, la lotion dans de l'eau.

Les rédacteurs du procès-verbal disent encore que le poumon droit était *désorganisé* ; le foye était aussi *désorganisé dans ses parties en contact immédiat avec l'estomac...*, mais quel était ce genre d'altération que l'on a voulu désigner ? et comment s'en est-on assuré ? Est-ce par la couleur, la consistance, l'engorgement, la destruction du tissu primitif de l'organe, la formation d'un tissu nouveau ? Nous l'ignorons entièrement, nous savons seulement, d'après l'observation clinique, que

(1) V. le document qui suit celui-ci et qui établit que Hoche était vraisemblablement atteint de *pleurésie diaphragmatique.*

dans la phtisie trachéale ou laryngienne, les poumons sont
toujours plus ou moins affectés; que souvent aussi on trouve
dans ces cas le foye tantôt amolli, brunâtre, tantôt plus gros,
plus compact, quelquefois schirreux ou parsemé de granula-
tions, de tubercules, de couleur et de consistance différentes, etc. Mais nous ne pouvons deviner quel genre d'altération on a voulu désigner en nous disant que le poumon et
le foye étaient *désorganisés*; ne serait-ce point ici une de ces
expressions d'invention moderne, que la mode met en faveur,
que l'on répète sans y attacher un sens bien déterminé, et qui,
par conséquent, ne doivent jamais être admises dans la rédac-
tion des rapports judiciaires.

IV

RAPPORT DES INSPECTEURS GÉNÉRAUX DU SERVICE DE SANTÉ, SUR LES VÉRITABLES CAUSES DE LA MORT DE HOCHE (1).

La mort de Hoche était annoncée aux inspecteurs généraux
du service de santé par la dépêche suivante de Dupont, chirurgien en chef de l'armée de Sambre-et-Meuse. Cette dépêche
est datée de « Vetzlard (2), le 3ᵉ jour complémentaire de l'an V,

(1) Extrait des *Archives de médecine et pharmacie militaires*, 1890, t. 16, p. 73.

(2) Nous avions jadis chargé notre ami Otto FRIEDRICHS de
rechercher s'il existait quelques documents particuliers relatifs
à la mort de Hoche dans les archives de Westlar. Voici sa
réponse négative :

« Paris, 9 avril 97.
rue Blanche, 27.

« Cher ami,

« Enfin, réponse de Westlar. Pas de documents sur Hoche
à Westlar ni à Hoschstenbach, où Hoche a été, dit-on, blessé

(19 septembre 1797) 5 heures du matin » : Hoche venait d'expirer.

DUPONT, *chirurgien en chef de l'armée, aux citoyens inspecteurs généraux du service de santé*, à Paris.

Citoyens collègues,

Le 30 fructidor dernier, le citoyen Poussielgue m'écrivait de Vetzlard, le billet suivant :

« Je vous prie, mon cher Dupont, de vous transporter sans délai ici, ainsi que Michelon ou Mollet ; c'est de la part du général Hoche et pour lui.

« *P.-S.* — Point de délai.
                                        Signé : POUSSIELGUE. »

Je reçus ce billet à Bonn (où sont établis les bureaux de l'ordonnateur chargé de la police des hôpitaux de l'armée), le 1ᵉʳ jour complémentaire, à quatre heures du soir ; j'écrivis à Mollet qui se trouvait à Cologne ; je le chargeai d'écrire à Michelon qui, pour sa santé, se trouvait à Aix-la-Chapelle, à cinq heures j'étais en voiture avec le citoyen Talabert que j'enmenais avec moi. Nous marchâmes toute la nuit ; mais la lenteur des postes allemands, les mauvais chemins et la difficulté de passer le Rhin la nuit, firent que nous n'arrivâmes à Vetzlard que le deuxième jour complémentaire à environ huit heures du soir.

Nous nous transportâmes aussitôt chez le général en chef, où nous trouvâmes les citoyens Poussielgue, chirurgien en chef adjoint, Sigaud, médecin ordinaire de l'armée et un médecin allemand dont j'ignore le nom.

par un meurtrier français stipendié. Mais à Weissenthurm (près Neuwied), se trouve un document de donation de l'armée de Sambre-et-Meuse pour l'entretien du monument de Hoche... »

Je ne me propose, en ce moment, que de rendre compte des faits. Sur les neuf heures, on nous introduisit dans l'appartement du malade, que nous trouvâmes assis dans son lit, le corps courbé en avant, parlant avec un peu de difficulté parce que la respiration était gênée, mais raisonnant fort juste. On nous dit qu'il était au commencement d'une troisième crise, et que dans les précédentes, l'érétisme et le spasme avaient été considérables.

La face était blême et le pouls se ressentait de l'embarras de la poitrine. Le malade désira être seul. Nous nous retirâmes à 10 heures, on nous fit appeler ; les symptômes avaient considérablement augmenté ; le spasme était général ; il y avait des soubresauts dans les tendons : le malade suffoquait, on le porta près d'une fenêtre. On eut recours aux calmants, même aux plus forts, on employa le musc à grande dose ; néanmoins les symptômes firent des progrès étonnants ; la respiration ne se faisait plus que par des efforts convulsifs. A minuit on appliqua un large vésicatoire entre les épaules. Dès qu'on crut en apercevoir les premiers signes de douleur à la peau, on appliqua des sinapismes aux pieds, etc.

On a employé, dans le temps, bien des soins et des petits moyens, dont les détails ne se présentent pas sous ma plume.

Tous nos efforts ont été inutiles ; vers deux heures et demie, le général a perdu connaissance, et à quatre heures précises, il a succombé, après la plus cruelle agonie.

Lorsque le temps prescrit par la loi sera expiré, je requerrai l'ouverture du cadavre ; peut-être mes collègues seront-ils arrivés.

Tels sont, citoyens collègues, les affreux événements qui se sont passés en bien peu d'heures, et dont nous vous rendrons un compte plus détaillé dès que les circonstances nous le permettront.

Salut et Fraternité.

DUPONT.

Quelques jours plus tard, Poussielgue, chirurgien en chef

adjoint, médecin personnel de Hoche, adressait de son côté aux inspecteurs généraux la lettre suivante :

Vetzlar, le 8 vendémiaire, 6ᵉ année républicaine.

Poussielgue, chirurgien en chef adjoint, aux citoyens inspecteurs généraux du service de santé des armées.

Citoyens inspecteurs,

Il m'a été impossible de vous rendre plus tôt compte d'un événement qui a dû vous surprendre et vous affliger ; une mort imprévue, survenue presque en même temps que les dangers se sont fait connaître, m'ont empêché de recourir, pendant la maladie, à vos sages conseils, et, après le décès du général Hoche, plusieurs incidens ont suspendu l'exécution du projet que j'avais de vous instruire de tout ce qui était arrivé.

Je satisfais aujourd'hui à ce devoir, en vous adressant plusieurs exemplaires d'un précis historique de la maladie et de la mort du général Hoche.

Ce détail succint m'avait été demandé par un des amis intimes du général ; il était très pressé de rejoindre la famille du défunt, qui voulait être instruite des particularités de sa maladie et de mon opinion sur sa mort. Je n'eus que quelques heures à donner à ce travail, que l'on copiait sous ma dictée, et dans le même temps que je l'écrivais ; lorsque je l'eus achevé et communiqué, plusieurs personnes en voulurent avoir des exemplaires, et le chef de l'état-major me décida à le livrer à l'impression le plus promptement possible, pour arrêter les différentes versions qui avaient lieu sur la mort du général.

J'ai donc été contraint de livrer ma minute, et je n'ai pas pu vous détailler plus tôt les circonstances de cet événement.

Daignez être, citoyens inspecteurs, aussi indulgens sur le retard forcé que je vous ai fait éprouver, que sur le style et narration de l'opuscule que je vous offre.

Salut et respect.

                                        Poussielgue

L'opinion des inspecteurs généraux sur les causes de la mort de Hoche est exprimée dans le rapport suivant :

Rapport au ministre (1).

Les officiers de santé en chef de l'armée de Sambre-et-Meuse qui avaient adressé aux inspecteurs généraux du service de santé des armées une expédition du procès-verbal d'ouverture du corps du général Hoche, leur avaient annoncé l'envoi de quelques-uns des viscères de ce général conservés dans de l'esprit-de-vin.

Ces pièces sont arrivées, ce sont : l'œsophage, l'estomac et l'intestin duodenum, et la portion supérieure de la trachée-artère (2). Quoique ces parties soient altérées par les effets du transport et de la macération, les inspecteurs ont pu cependant vérifier le plus grand nombre des accidents reconnus au moment de l'ouverture du corps.

Cet examen confirme leur opinion, exprimée dans leur rapport du 9 de ce mois (3).

Ils sont toujours persuadés que *la cause de la maladie qui a terminé les jours du général Hoche, était ancienne, et que le siège principal de cette maladie était dans le côté droit de la poitrine et dans le foie, d'où les accidents se sont propagés aux parties environnantes.*

A Paris, le 19 vendémiaire, an VI.

Les inspecteurs généraux :
HEURTELOUP, BIRON, VILLARS, VERGÈS FILS.

---

(1) *Archives de médecine et de pharmacie militaires,* 1890, t. XVI, p. 262.

(2) Elles furent ensuite remises, sur l'ordre des ministres de la Guerre et de l'Intérieur, aux professeurs Thillaye et Thouret, commissaires nommés à cet effet par l'École de Médecine de Paris.

(3) Ce rapport rendait compte des diverses phases de la maladie, d'après la brochure de Poussielgue.

Il est regrettable que les médecins de Hoche n'aient pas joint aux viscères recueillis des fragments de poumon et de diaphragme, dont l'examen aurait sans doute permis aux inspecteurs généraux d'émettre une opinion plus explicite. Certains détails cliniques, rapprochés de l'état de la plèvre ou du poumon, relevés à l'autopsie, donnent lieu de supposer, en effet, que Hoche, *atteint d'une maladie chronique du poumon*, a succombé à une *pleurésie diaphragmatique, d'origine tuberculeuse*.

V

UNE VERSION CURIEUSE DE LA MORT DE HOCHE.

Au moment où s'engagea le débat qui nous mit aux prises avec M. Déroulède, lequel, on se le rappelle, avait soutenu la version du suicide, dans sa pièce sur la mort de Hoche, *l'Intransigeant* publia (n° du 26 septembre 1897), un très curieux article, d'où nous extrayons le passage qui suit.

D'après le rédacteur de cet article, Hoche aurait absorbé une substance aphrodisiaque, mais à des doses trop fortes, et il se serait ainsi empoisonné : de la sorte, se trouveraient conciliés ou réconciliés les partisans de la mort naturelle et du suicide.

Hoche avait une constitution altérée, et c'est pourquoi le poison qu'imprudemment il aurait absorbé, aurait hâté sa fin. Nous ne donnons cette nouvelle version que sous toutes réserves.

Le petit-neveu du tambour Husson, un Lorrain, natif de Baccarat, qui assistait, au camp de Wetzlar, dans la nuit du 18 au 19 septembre 1797, aux derniers moments de Hoche, nous a fait l'intéressante déclaration qui suit :

— «Mon grand-oncle a connu, par l'ordonnance de Poussielgue, le médecin de Hoche, toutes les circonstances de cette mort mystérieuse.

« Il était présent lorsque le général rendit le dernier soupir. Il avait été témoin des souffrances endurées, il avait entendu les plaintes de l'agonisant, il avait assisté à la lutte désespérée de ce colosse — car Hoche était d'une prestance superbe — contre la mort.

« Le malheureux se tordait, pris d'atroces convulsions et de terribles maux d'entrailles.

« Il mourut au cours d'une crise plus violente que les autres, laissant exhaler cette plainte : « Est-ce donc la tunique empoisonnée de Nessus qui m'étreint! »

« Tunique empoisonnée... » On songea immédiatement au poison, à un crime...

« Hoche, en effet, mourait empoisonné, victime non d'un crime, mais de sa propre imprudence.

« Et voici alors l'histoire qui se chuchota dans l'entourage immédiat du général et que l'ordonnance du médecin narra tout au long à mon grand-oncle :

« — Hoche, très bel homme, avait été remarqué par une jolie veuve, une comtesse d'origine française, ayant épousé un colonel prussien tué dans un récent combat.

« La comtesse habitait un château, situé non loin du camp, où rendez-vous avait été pris pour la nuit du 17 septembre.

« Le matin de ce jour, Hoche, en se levant, se sentit fiévreux, indisposé, pris d'une faiblesse subite par tout le corps.

« Il fit venir son médecin, qui lui ordonna de garder le lit, prescrivant un repos absolu de quelques jours : « — C'est « impossible, fit Hoche, j'ai un rendez-vous, ce soir, auquel « je ne puis manquer. Donnez-moi un remède qui agisse promp- « tement, tout ce que vous aurez de plus énergique. Il faut « qu'à minuit, heure du berger, je sois vaillant comme un « mousquetaire en bonne fortune. » — Eh bien ! fit le médecin, « puisque vous y tenez, je vais vous préparer une potion « dont vous prendrez une cuillerée toutes les deux heures,

« et je crois qu'avec cela vous serez sur pied au moment
« voulu.

« Quelques minutes après, la potion était prête et Hoche en
absorbait une gorgée.

« Resté seul, impatient et nerveux, trouvant que le remède
agissait trop lentement et craignant de manquer son rendez-
vous, il dit à haute voix à l'un des officiers de son état-major,
qui venait prendre de ses nouvelles : « Bast ! à un coffre
« comme le mien, il faut des remèdes de cheval, je vais avaler
« toute la fiole et je n'en serai que plus vite guéri. »

« Et il avala d'un trait la potion dont il n'eût dû absorber
que le tiers ou le quart en une demi-journée.

« Une heure après, les premiers symptômes du mal, des
crampes d'estomac atroces, se manifestaient.

« Le lendemain soir, Hoche était mort — mort involontairement empoisonné ! »

Ce récit n'est peut-être pas tout à fait exact dans les détails
et ne concorde probablement pas d'une façon absolue avec la
« tradition » conservée dans les archives de la famille Hoche
et à laquelle a fait allusion M. des Roys ; mais il est très vraisemblable.

De plus, les relations qui nous sont parvenues, d'autres
sources, sur l'agonie de l'illustre homme de guerre, ainsi victime de son imprudence, réellement empoisonné, mais par lui-
même et bien involontairement, confirment dans beaucoup
de leurs parties les souvenirs conservés dans la famille
Husson.

Les divers *Mémoires* du temps s'accordent, en effet, à décrire
ainsi les souffrances du général : « A des convulsions ner-
veuses, accompagnées de toux et de crachements de sang,
succédèrent bientôt de violentes douleurs d'entrailles... »

Quel est le produit toxique dont l'absorption se caractérise
par ces symptômes ? N'est-ce pas la strychnine ? La strychnine
employée comme spécifique, à très petites doses — dont le
dosage et l'emploi étaient alors fort peu connus — contre la
faiblesse générale, l'anémie, les paralysies saturnines, l'im-

puissance, etc. — tous maux dont souffrait peut-être le général à ce moment — en un moment très critique, puisqu'un rendez-vous galant l'attendait.

Les lésions révélées à l'intérieur du corps, par l'autopsie, sur la muqueuse stomacale et les parois intestinales en parti-culier, tendraient à prouver que la potion si imprudemment absorbée d'un trait, était, en effet, à base de strychnine (1).

Quoi qu'il en soit, nous venons d'ajouter aux nombreuses versions de la mort de Hoche, une version ou tout au moins une explication nouvelle. Nous opposons aux hypothèses et aux déductions plus ou moins logiques des historiens et des au-teurs de *Mémoires* un fait, et non point un fait banal, vulgaire ou inadmissible, mais un fait très plausible et probablement vrai, obéissant ainsi, sans nous en douter, à la devise de Hoche lui-même : *Res non verba* — des faits et non des mots.

C'est, croyons-nous, sur cette mort par le poison, que s'est imprudemment donnée le général, que devront désormais porter les recherches des bibliophiles et des curieux avides de sonder les petits dessous de l'Histoire.

Charles Roger.

VI

OPINION DE M. Déroulède SUR LA MORT DE Hoche.

Voici comment M. Déroulède, dans deux lettres adres-sées, l'une au *Gaulois* (11 septembre 1897), l'autre au *Soir* (24 septembre 1897), défendait son opinion, relative à la cause de la mort de Hoche, qu'il attribuait au *suicide* ; nous ne citons que les passages essentiels :

... Les raisons sont multiples qui m'ont décidé à ne pas don-

(1) La strychnine était-elle inventée à cette époque, nous avons tout lieu d'en douter (A. C.).

ner à la mort de Hoche le motif impersonnel d'un accident ou
d'un crime, d'une maladie ou d'un assassinat. La mise en action
de sa volonté et l'accomplissement réfléchi d'un acte dont il
pouvait prévoir les conséquences m'ont semblé de beaucoup
plus dignes de lui que son écrasement inconscient par les
hommes ou par les choses.

Avais-je le droit ou tout au moins la permission d'en user de
la sorte? C'est ce que je vais tâcher de vous démontrer.

Dans ses *Soldats de la Révolution*, après avoir tracé du jeune
général républicain l'admirable portrait que nous avons tous
lu, notre grand voyant de Michelet conclut ainsi : « Hoche
mourut à vingt-neuf ans. *Tué par le chagrin ou empoisonné? On
ne sait.* »

Cette alternative, si nettement posée par l'ardent historien,
servira de base à mon premier raisonnement.

N'est-il pas, en effet, logique d'affirmer qu'un chagrin assez
poignant pour tuer en quelques jours un général de vingt-
neuf ans peut tout aussi bien l'avoir réduit à se tuer lui-
même ?

Vous avez très justement rappelé que le général Hoche,
trahi et abandonné par Barras, traité d'insurgé militaire et
presque de voleur, revint au camp de Wetzlar « profondément
triste et découragé ».

Pourquoi cette tristesse, pourquoi ce découragement n'au-
raient-ils pas fait verser par sa propre main ce poison, dont
l'autopsie a retrouvé la trace, mais dont aucune recherche n'a
encore découvert l'origine ?

Parmi les historiens qui croient à son empoisonnement et qui
en parlent, vous constatez que ceux-ci accusent follement Bonaparte ; ceux-là, Barras, plus logiquement ; d'autres, Puisaye
et les royalistes ; d'autres, Pitt et les Anglais, d'autres, enfin,
Wurmser et l'Autriche. Rien ne prouve mieux que rien n'est
prouvé...

La période révolutionnaire abonde en suicides ; le mépris
de la vie et l'oubli de Dieu y conduisaient à pas précipités.
Condorcet, Barbaroux, Buzot, Péthion, Clavière, Roland,

Robespierre jeune, Chabot et *cent autres* sont là pour l'attester.

Cette constatation d'ordre général, qui a son importance, n'est pas, je le reconnais, un argument décisif.

Dès 1794, Hoche n'était plus catholique, non plus même chrétien, il était déiste (les registres de l'état civil de Thionville, en date du 11 ventôse an II, sont là pour l'attester).

En outre, à aucun moment de sa vie, Hoche n'a partagé l'opinion de Jean-Jacques, si résolument contraire au suicide. Il en était, lui, un déterminé partisan.

Aux citations probantes, déjà faites par moi et par d'autres dans divers journaux, je joindrai aujourd'hui ces deux lignes, prises également dans une lettre du général Hoche, et qui m'ont inspiré, je dois l'avouer, l'idée première et définitive du dénouement de mon drame : « Si la perte de ma vie pouvait rendre la Patrie libre et heureuse, je n'en chargerais pas d'autres mains. » *Correspondance*, p. 58, édition Cunéo d'Ornano ; chez Dumaine, Paris, 1892.

Supposer que, sous le sceau du secret et en ne confiant son dessein qu'à deux frères d'armes liés à lui par une longue et solide amitié, Hoche ait pu se résoudre à se sacrifier à ce qu'il croyait être le salut de la Patrie, ce peut être une conjecture hasardée, ce ne saurait être une accusation calomnieuse, ni un travestissement de la vérité.

VII

LA VERSION DU MARQUIS DES ROYS, PETIT-FILS DE HOCHE.

Le marquis des Roys a laissé entendre que Hoche avait été victime d'un empoisonnement ; mais il n'a pas été très affirmatif sur ce point, se réservant de parler... plus tard. En tout cas, il s'est élevé très nettement contre l'hypothèse du suicide, émise par M. Paul Déroulède.

Voici ce que le marquis des Roys écrivait au *Gaulois*, le 22 septembre 1897 :

Gaillefontaine, ce 22 septembre 1897.

Monsieur le directeur,

L'historien a le droit de juger à son point de vue les événements et le rôle des hommes qui y ont pris part. Le poète jouit de privilèges encore plus grands. Les descendants d'un personnage historique n'ont que des devoirs, et le plus grand pour eux est de veiller à ce qu'une légende ne vienne pas amoindrir leur mémoire.

Pour la première fois, le général Hoche est accusé de s'être suicidé.

Ni les récits de Mme Hoche, ma grand'mère, qui a voulu me raconter, après soixante ans de veuvage et avec une émotion dont je ressens encore la douleur communicative, les derniers moments de son mari ; ni les souvenirs de sa sœur, Mme de Belle, qui se trouvait à Wetzlar, auprès d'elle, ni ceux des anciens aides de camp et des officiers de l'armée de Sambre-et-Meuse, qui avaient été témoins de cette mort et que j'ai encore connus, n'ont jamais fait allusion au suicide.

Le procès-verbal de la maladie et de la mort de Hoche, rédigé par Poussielgue, médecin attaché à sa personne, ne permet pas de penser à cette hypothèse. Les nombreuses biographies, même celles publiées à l'étranger, les discours qui ont été prononcés aux cérémonies funèbres qui ont eu lieu après sa mort, ne laissent soupçonner rien de semblable.

Jamais, jusqu'ici, on n'a dit que Hoche était sorti de la vie volontairement.

Les traditions conservées dans sa famille sont autres. Un jour viendra peut-être où on pourra les faire connaître.

Dans le courant de 1896, M. Déroulède m'a fait l'honneur de venir chez moi. Je l'ai vu assez pour être persuadé qu'il sera peiné lorsqu'il saura le chagrin que son opinion a fait naître chez moi.

Je vous serai bien reconnaissant, monsieur le Directeur, de vouloir bien accueillir cette réponse et veuillez agréer l'expression distinguée de ma haute considération.

MARQUIS DES ROYS.

LIVRE DE COMPTES DE PIERRON A L'ILE

DE SAINTE-HÉLÈNE

(Voir page 195)

DÉPENSE DE L'ANNÉE 1818

Dépense arriérée des mois de janvier et février 1818.

	L	S	P
M. Lepage pour friture poulet œufs et cresson	9	8	6
Remboursé le pâté pour M. Cyprien	6	19	0
Pour les hommes de cuisine d'office et d'argen-terie	11		
Total	27	7	6

Dépense du mois de mars 1818.

M. Salomon le 6 mars 1818.

	L	S	P
6 bocal d'olives.	1	10	0
2 id. de cornichons		10	0
1 rame de papier	3	10	0
1 livre de comptes.		7	0
6 tamis.		18	0
3 pots de confitures	4	10	0
2 id.	2	00	0

M. O'conor le 17 mars 1818.

	l.	s	p
2 jambons	2	18	6
1 boite de fleures artificielles	1	5	0
2 bouteilles de moutarde		16	0
6 bouteilles d'huille	2	5	0
2 bouteilles de cornichons	1	5	0
6 bouteilles de câpres	2	8	0
3 bouteilles de moutarde	1	4	0
25 l. d'amendes	1	17	6
M. lepage pour friture	2	6	6
Le Tuage d'une tortue	1		0
3/4 de porc	2	6	9
OEufs	4	2	6
Pêches	1	5	6
Pommes de Tère		12	6
Des roses fraiches pour la table de S. M.		10	0
Aler à la vile 4 fois au soldat	1		0
Citron cresson et œufs	2	10	0
Les hommes de cuisine d'office et d'argenterie		6	0
Total	48	17	9

Dépense du mois d'avril 1818.

M. Salomon le 13 avril 1818.

	l.	s	p
112 l. de café à 2 f.	11	4	0
6 l. de vermicelle	3	12	0
6 bouteilles d'olives	1	10	0
12 carafes	12		0
6 salières	1	2	6
3 raps de fère blanc		6	6

	L	S	P
1 douzennes d'assiettes		12	0
2 1/2 f. De selle		5	
M. SALOMON le 23 avril 1818.			
1 barille de sucre candyc	4		0
1 douzenne de tasses ordinaire	1	1	0
3 balets		15	0
1 passon de ferblanc		9	0
1 moulin à caffé		13	0
1 pot à l'eau		15	0
M. O'CONOR le 14 avril, 6 main de papier	1	4	0
12 l. de biscuit		15	0
8 l. de raisin		16	0
8 l. de poires sèches		16	0
8 l. d'abricots		16	0
Des citrons et pommes de tèr	1	2	6
Des marrons	1	15	0
3 l. de selle		2	6
Aler à la vile		10	0
Donner pour le soin du chevalle		10	0
14 douzennes d'œufs	3	10	0
Pommes et cresson	1		0
M. LE PAGE, 45 l. de friture	2	5	0
Les hommes de cuisine d'office et d'argenterie	6		0
	59	7	0

Dépense du mois de May 1818.

M. O. CONOR.

	L	S	P
Pour dépence arrier la somme de	24	19	3
M. Portions arrier la somme de	3	16	0

		L	S	P
Dindons 3.		4	10	0
M. Salomon 25 l. de figues.		8	15	0
Nois id.		3	15	0
Amendes id.		1	17	6
Boites de fère blanc 1			15	0
Oyons 100 l.		3	15	0
Poèle à frire 1.			7	6
Burettes à huillier 2			15	0
Boutcilles D'eau De rose 4		1		
Raisin de Corrinthe 1 Boite	23 16 0	2	16	0

M. Brouck

	L	S	P
15 mai. 30 boutcilles d'huille.	6		
Prunnes 2 boites.	3	10	0
Raisin 3 boites	4	14	6
Beure 3 barillet.	8	1	9
Gembons 4	10	6	3
Fromages 8	1	6	3
Anchois 4 pot	4		
Confiture 6 pot	6		
Sirop de vinaigre 12 boutcilles à 8 s. ch.	4	16	0
Tirbouchon 2.		16	0
Carafe à l'huille.	1		0
Fleurs d'orange 2 boutcille.	1	12	
Liqueur 6 boutcilles	3		
Pot à l'eau 2.		10	
Casserolle de fère blanc 6	2	6	0
Sallière de cuisine 1	1		
Pommes		15	
Citrons.		15	
Roses pour la table de S. M.		16	
Déjeuner à la vile.	3		

	L	S	P

Mai 1818.

	L	S	P
Porc 123 l. 1/2 à 1 chiling	6	3	6
Poulet 4	1		0
Pigeons 12		15	0
Œufs 16 douzaines 1/2	4	2	6
Lepage pour 46 l. 1/2 friture à 1 ch.	2	6	6
Pommes de tère.		16	0
Cresson		15	0
Brosses pour l'argenterie		5	
Les hommes de cuisine d'office et d'argenterie.	6		
Aler à la vile 5 fois donner au soldat	1	5	
Pour le soin du cheval		12	6
Marron		5	
Total.	145	00	0

Dépence du mois de juin 1818.

Capitaine B. Bunn, le 23 juin 1818.

	L	S	P
3 l. de vermicelle		7	0
16 bouteilles de fruits conlis et dragée line .	21	15	0
1 livre de compte		7	0
13 1/2 de fromage de Holande	1	7	0
6 boites de pruneau et raisin	12		0
1 fromage de Stilton.	2	10	0
1 caisse de sirops contenant 48 bouteilles . .	14	4	0
100 l. d'amendes	7	10	0
4 douzennes de vères de table.	7	2	0
1 boite contenant 12 petites bouteilles désence			
de menthe.	3		0
6 douzennes de coutaux et fourchettes . . .	15	19	0
4 bouteilles de sirops de vinaigre à 8	1	12	0
1 flaquond d'essence de rose	1	5	0

	L	S	P
1/2 once de safranc		10	0
30 l. d'amendes à 1/6.	2	5	0
20 l. de noix à 1/8.	1	13	4
22 l. de porc à 1/6	1	13	0
15 d'oyous.		15	0
2 dindons à 1/10	3		0
3 poulets à 5 s.		15	0
15 douzennes d'œufs	3	15	0
1 brosse		2	6
5 aler à la vile donner au soldat.	1	5	0
Du cheval pour le soin.		13	0
Pommes de tère		15	0
2 pour Chinois de cuisine.	6		0
4 Chinois de cuisine d'office et d'argenterie	6		0
Cresson.		15	0
TOTAL	118	14	10

Dépence du mois de juillet 1818.

	L	S	P
1 baril d'orge perlée	5		0
14 mouchoires pour les Chinois de cuisine et d'office à 5 cheling.	3		0
6 l. de ficelle.	1		0
4 bouteilles de moutarde	1		0
1 boite de rorot.	1		0
12 pigeons		15	0
4 poulet	1		0
16 douzennes d'œufs à 5 cheling.	4		0
20 l. d'oyons à 1 cheling.	1		0
2 petites cérures pour l'office		10	0
2 pelles pour M. Noveraz	1		0
2 rateau id		10	0

	L	S	P
Payé à M. Noveraz	2		1
2 balets de crin	1		0
Cresson		15	0
Pour le payement des Chinois de cuisine d'office et d'argenterie	11	5	0
Aller en ville six fois donné au soldat et pour le soin du cheval	2	5	0
Un encrier		10	0
TOTAL	39	2	1

Des vin reçu provenant de Holande, dans le courant du mois de juillet 1818 :

12 caisses de vins de Cheret 72 B. chaque... 72 douzenne.

1   id   de Sauterne . . . . . 6 douzenne

1   id   de Lunelle 117 bouteille.

Dépence du mois d'auguste 1818.

	L	S	P
4 bouteille de sirop de vinaigre à 10 s. . . .	2		0
3 boites de root. . . . . à 36 s.	5	8	0
16 bouteilles de fruit confit à 6 cheling . . .	3		0
3 bouteilles de moutarde à 5 cheling	0	15	0
1 bouilloire	0	12	0
27 1/2 Douzenne d'œuf	6	17	6
8 poulets	2		0
1 dindon	3		0
1 id	2	15	0
12 pigeons.	0	15	0
10 l. d'oyons.	0	10	0
Les Chinois de cuisine d'office et d'argenterie .	10	10	0
Cresson	0	15	0

	L.	s.	p.
Aller en ville deux fois	0	15	0
	40	10	6
50 l. de figues à 5 s.	12	10	
50 l. de noix à 4 s.	10		
2 l. de chocolat à 5 s.		10	
TOTAL	63	0	6

Dépence du mois de septembre 1818.

	L.	s.	p.
1 ramme de papier	3		
6 brosse pour l'argenterie		10	0
3 de ficelle		15	
6 l. de plom pour l'argenterie		6	
3 eponges		15	
5 Jards de toille verte	1	5	3
1 fromage 5 l.	1	5	
12 pigeons		15	
4 poulets	1		
26 douzennes d'œufs	6	10	
Cresson		15	
3 fois aller en ville au soldat le cheval	1	2	6
Payment des hommes de cuisine	10	10	
TOTAL	28	8	9

Dépence du mois d'octobre 1818.

	L.	s.	p.
1 dindon	3		
payement des hommes de cuisine etc.	10	10	0
cresson		15	0
colle forte.		15	0
eoufs 28 douzennes	7		0

SALOMON pour LEPAGE.

	L	S	P
45 bouteilles de vin du Cap à 2/6	5	12	6
20 l. de farines.		10	0
2 boites de root	2		0
20 l. de bœure	2	10	0
Dépence extraordinaire	1	10	0
2 moule à biscuit	2		0
TOTAL	36	2	6
12 grod de carmin	2		0
2 mins de grand papier pour cartons. . . .		8	0
	38	10	6
rapport de dépenses de septembre dernier . .	28	8	9
somme totale	66	19	3

Dépence du mois de novembre 1818.

	L	S	P
1 douzenne de tasses et secoup	1	1	0
1 sucrier		3	6
1 moulin à poivre.	1	1	0
3 miroirs	3		0
2 tellières.		14	0
2 boîtes à thés	3	10	0
1 coutau de cuisine		5	0
30 l. de riz		10	0
28 douzennes d'œufs	7		0
1 dindon	3		0
115 l. de porc à 1/3 h	7	3	3
payement des hommes de cuisine etc	10	10	0
dépence extraordinaire	3	10	0
cresson		15	0
salade		10	0
	42	12	9

Dépence du mois de décembre 1818.

	L	s	P
1 fromage de parmesant	10	3	0
23 l. de sucre en pin à 2	2	6	0
9 l. d'amendes amère	1	15	0
1 flaquont d'essences de roses	1	10	0
1/2 once de safrane		15	0
12 main de papier d'office	1	4	0
12 mains de papier gris		3	0
12 l. de sucre candic		15	0
6 l. de thé vère	1	10	0
6 Pot de nuit	1	10	0
4 cuillière à moutarde		10	0
2 pères de siseaux		16	0
Cresson		15	0
1 agneau	1	10	0
4 poulets	1		0
31 Douzennes d'œufs	7	15	0
12 Pigeons		15	0
Payement des hommes de cuisine etc	10	10	0
Gratification	16		0
Dépence extraordinaire	6	16	0
2 l. de ficelles		10	0
Salades		10	0
	70	2	0
	42	12	9
Total	112	14	9

Année 1819.

Dépence du mois de Janvier 1819.

	L	s	P
M. Salomon 49 l. de vermicelle à 10 s. . . .	24	10	0
id. 6 l. de chocolat	1	16	0

	L	S	P
id. 3 pots au lait.		6	9
1 fromage.		14	3
4 mains de papier d'office		12	0
1 lanterne.		9	0
1 achette		12	0
6 l. de biscuit		7	6
Salades et divers légumes	2		0
Citrons.		10	0
Cresson		15	0
30 douzennes d'œufs	7	10	0
Chinois de cuisine d'office et d'argenterie	10	10	0
Dépence extraordinaire	4	10	0
TOTAL . . .	55	2	6

Dépence du mois de février 1819.

	L	S	P
24 bouteilles de sirop de capillaire	4	4	
28 douzennes d'œufs	7		
12 poulets.	3		0
Asperges	1		0
Cresson		15	0
6 pigeons		7	6
Payemens des Chinois de cuisine, etc	10	10	0
1 jeu d'échec.	2	10	0
Dépences extraordinaires	3	15	0
TOTAL	33	1	6

Dépence du mois de mars 1819.

	L	S	P
4 mains de papier d'office à 4/6 s.		18	0
Fruits poires et pommes.	1	5	
1 fromage à 3/£ 5 1/4 pesant		15	9

IV   22

	L.	S	P
5 dindons à 1 ℃ 5/c	6	5	0
12 poulets à 5/c. . . . . , . .	3		0
2 oies à 1 ℃. 4/c	2	2	0
8 canars à 10/c	4		0
29 douzennes d'œufs à 5,c	7	5	0
1 chèvre	6		0
Tuage d'une tortue		10	0
Éguille à passer pour cuisine		10	6
Brosse pour l'argenterie	1	4	0
Cresson		15	0
Paiement des hommes de cuisine, etc	15	10	0
Dépence extraordinaire aller en ville	4	5	0
Total	54	5	3
	33	1	6
	87	6	9

Dépence du mois d'avril 1819.

	L.	S	P
4 l. de thée vère.	1		0
4 l. id noir		10	0
6 l. de figues.	1	10	0
2 fromages	1	7	0
35 l. de porc frès à 1/3 h.	2	3	9
25 douzennes d'œuf	6	5	0
20 poulets changés à l'écurie à 1 c	1		0
2 dindons id. à 5,c.		10	0
2 yoies id. à 5/c		10	0
4 canards id. à 2/6		10	0
12 tamis à 3/.	1	16	0
2 antonnoirs.		8	0
Fut de laiton		15	0
Fruits poirs pêches chataignes	1	10	0

	L	S	P
Payement des hommes de cuisine	15	10	0
Dépence extraordinaire, aller en ville. . . .	3		0
Cresson		15	0
	38	19	9

Dépence du mois de mai 1819

	L	S	P
12 l. de figues à 5/ch	3		0
8 bouteilles de sirop de framboises à 5/c. . .	2		0
8 pots de gellée de groseilles à 4/c	1	16	0
3 bouteilles de pastilles de menthe à 1 L . . .	3		0
6 mains de papier d'office	1	7	0
6 brosses pour l'argenterie.	1	1	0
22 douzennes d'œufs à 5/	5	10	0
15 poulet changér à l'écurie		15	0
2 dindons id.		10	0
2 oyes id.		10	0
4 canards id.		10	0
Cresson		15	0
Payement des hommes de cuisine d'office . .	15	10	0
Un extra à la cuisine		10	0
Dépence extraordinaire aller en ville	2	15	0
TOTAL	39	9	0

Dépence du mois de juin 1819.

	L	S	P
8 bassins pour cuisine à 7/6	3		0
12 l. d'amendes à 2/	1	4	0
22 douzennes d'œuf 5/	5	10	0
4 poulets changés à l'écurie		4	0
3 dindons id.		15	0
1 oyes id.		5	0

	L	S	P
8 canards id.	1		0
Cresson		15	0
Extraordinaire aller en ville	3	5	0
Payement des hommes de cuisine d'office . .	16		0
Mémoires de M. Ritcher.	16	1	0
Achat de poulets	31	8	0
Fourni par Archambault	12	5	0
Dep. chinois L. 16.	16		
OEuf et volailles	2		
Herbes amandes	2		
	20		

Dépence du mois de juillet 1819.

	L	S	P
Payement de Chinois de cuisine	16		
2 dindons à 2 l. 15.	5	10	
8 poulets à 5 s	2		
Boudins, saucisses.	1		
Volailles changées à l'écurie 2 dindons . . .		10	
6 poulets id . . .		6	
1 douzenne de vères	1	7	6
8 douzenne d'œuf	2		
Cresson salade		15	
Dépence extraordinaire	3	10	
Total	33	3	6

Dépence du mois d'août 1819.

	L	S	P
Artifice	5		
Fleurs artificiel	2		
4 l	2		
Payement des hommes de cuisine d'office . .	16		
OEuf 3 douzennes	0	15	

	L	S	P
Salades.	1		
Dépence extraordinaire	1	15	
Total	28	10	0

Dépence du mois de septembre 1819.

	L	S	P
Payement des hommes de cuisine d'office. . .	16		
Salades	1	0	0
Brosses pour l'argenterie	1	1	0
Dépence extraordinaire	2	0	0
	20	1	0

Dépence du mois d'octobre 1819.

	L	S	P
Payement des hommes de cuisine d'office . .	16	10	0
Œuf huit douzennes	2	0	0
Salade cresson	1	0	0
Citron	0	18	0
Amandes 15 l. à 1/6	1	7	6
Ficelle 1 l.	0	5	0
	20	0	6

Dépence du mois de novembre 1819.

	L	S	P
Une boite de thée perlée.	2	5	0
Les hommes de cuisine d'office	14	0	0
Œuf 8 douzennes	2	0	0
Cresson salades.	1	15	0
	29	0	0
Ustansile de jardin.	4	3	11
. . . .	4	0	0
	28	3	11

Dépence du mois de décembre 1819.

	L.	S.	P.
4 arrosoirs à 7/5	1	9	8
4 limes		3	4
1 père de tenailles.		3	2
2 hachettes		4	10
1 pioche		7	0
1 autre . . . . • .		2	4
Gratification.	19	0	0
Payement des hommes C.	14	0	0
16 douzenne d'œuf	4	0	0
2 livres d'oranges.	1	0	0
Salade	1	5	
	44	15	4

1820

Dépence du mois de janvier 1820.

	L.	S.	P.
1 moitié de porc.	3	10	0
3 père de pigeons	0	15	0
Payement des hommes	16	0	0
10 douzenne d'œuf	2	10	0
12 l. d'amandes.	0	18	0
Poisson	2	0	0
6 salades	1	0	0
2 casseroles de fér blanc	0	8	0
1 antonnoire	0	4	0
1 barille de pinture	3	10	0
Magasin 2 brosses.	0	5	2
1 compas	0	2	6
2 marteaux	0	4	8
2 vrilles	0	1	0
3 ciseau de menuisier.	0	5	2

	L	S	P
4 rateaux	0	18	10
2 gratoires	0	4	10
6 cornes à lanterne	0	2	0
2 rappes	0	4	4
1 hachette	0	2	5
3 pioches	0	15	0
1 père de ciseau de jardin	0	8	6
3 père de charnière	0	4	6
6 cordeaux	0	4	0
2 arrosoirs	0	4	10

Dépence du mois de février 1820.

	L	S	P
Le 10 6 paintes d'huille	0	5	8
6 id. d'essence	0	7	6
4 doubles D	2	8	4
3 brouettes	4	16	6
le 17 simples D	3	4	2
72 l. de cloud diférente qualité	2	14	0
2 fontaine de cuivre	1	10	0
le 24 30 simple D	9	12	6
6 galons 3 4 d'huille	2	10	0
5 galons d'essence	2	0	10
1 piéce de bois d'acajou	2	0	0
12 l. de cloud	1	4	9
4 douzenne de pot à confiture	3	12	0
8 douzenne d'œufs	2	0	0
Salade	1	5	0
Payement des hommes de cuisine, etc.	16	0	0
Frais fait en ville	3	0	0
Fruits	2	0	0
TOTAL	60	11	4

Dépence du mois de mars 1820.

	L.	S	P
Le 9. 1 bouteille de	2	0	0
14 simples D.	4	9	10
5 doubles D	2	14	2
Le 29. 30 simples D	9	12	6
7 doubles D	4	1	8
Des D	2	7	11
1 bouteille d'essence	4	12	9
1200 — 1 — 18 l. de plomb	24	12	4
24 pots de confiture	4	4	0
10 douzennes d'œuf	2	10	0
Salade	1	15	0
Frais fait en ville	4	0	0
payement de Chinois	16	0	0
	83	0	9

Dépence du mois d'avril 1820.

Le 4. 56 yard de Tuillau de plomb	10	18	0
27 l. de soudure	1	3	0
1 marteau.	0	2	4
1 pére de tenaille	0	3	2
6 barille de pinture verte	10	10	0
56 l. De blanc à l'huille	2	16	0
2 limes.	0	1	3
30 yards de corde	2	0	0
1 ratau.	0	8	2
assortiment de grenne	2	10	0
24 bouteilles de sirop de vinaigre	8	0	0
4 douzenne de saussisson	2	0	0
2 douzenne de véres de table	2	2	0
12 douzennes de v	0	10	0

	L	S	P
1 tonnau cuve	25	0	0
Payement de Chinois.	16	0	
8 douzennes d'œufs	2	0	0
Salade	1	0	0
Frais fait en ville	3	0	0
	91	3	11

Dépence du mois de mai 1820.

	L	S	P
4 choses en porcelaine	8	0	0
2 vases id.	3	0	0
3 caisses de prunaux	6	0	0
12 bouteilles de sirop d'orgeat	4	4	0
4 coutaux	3	0	0
1 achette	0	6	0
1 martau	0	5	0
8 verrous	0	16	0
2 l. de petit	0	10	0
4 douzenne d'œuf	1	0	0
2 tirbouchon	0	17	0
payement des Chinois	16	0	0
Encre	0	5	0
frais fait en ville	3	0	0
	47	3	0

Dépence du mois de juin 1820.

	L	S	P
6 coquetiers et coquetière employée avec six cuillers d'argent.	2	10	0
4 doubles	1	10	0
Payement des Chinois	16	0	0
Frais fait en ville	1	5	0
	21	5	0

Dépence du mois de juillet 1820.

	L	S	P
130 l. de café.	16	5	0
7 doubles dito	3	18	2
6 galons d'huille et d'essence.	2	7	10
10 l. de cloud.	1	5	0
3 planches de bois d'acajou.	6	5	0
6 cérures	3	0	0
42 visses	0	5	0
12 poignées de cuivre.	1	4	0
6 entrées de cérure.	0	3	0
12 père de charnière	2	8	0
320 visses	1	0	0
4 pères de charnière en fer pour cuisine	0	10	0
Ciage de 4 doubles.	1	0	0
3 pères de petites charnières	0	9	0
Les visses.	0	2	6
6 bouton de porte	0	6	0
2 l. de colle forte	0	10	0
1 caisse de prunaux	3	14	0
18 l. de datte	2	14	0
1 fromage.	0	17	6
1 sac de grenne pour les oyseaux	3	0	0
2 cordaux.	0	7	0
3 douzenne d'œuf	0	15	0
Payement des Chinois	16	0	0
Frais fait en ville	2	15	0
	71	1	0

Dépence du mois d'aout 1820.

	L	S	P
6 doubles D.	3	10	0

	L	S	P
4 simples D.	1	5	0
6 l. de peti cloud	0	9	6
60 yards de canevas	4	10	0
1 baril de gris à l'huille	0	16	4
1 id. de blanc	1	12	8
6 poulet	1	10	0
6 pigeons	0	15	0
2 canard	1	10	0
1 dindon	1	15	0
10 douzenne d'œuf	2	10	0
12 l. d'amende	0	18	0
4 bouquet de fleurs artificielles	2	0	0
1/2 once de safranc	0	10	0
1/2 id. de Carmin	0	12	0
1 flaquon d'essence de menthe	0	12	0
1 id. de bergamotte	0	8	0
4 livres d'oranges	2	0	0
2 bouteilles de vin de Porto	0	14	0
2 pères de siseaux	0	16	0
1 id.	0	10	0
payement des Chinois	16	0	0
frais fait en ville	1	0	0
	46	3	6

Dépence du mois de septembre 1820.

	L	S	P
9 pères de charnière	0	2	6
Visses	0	9	0
1 planche de bois d'acajou	3	0	0
1 petite cage	1	5	0
2 simple D.	0	10	0
3 double D.	1	2	

	L	S	P
3 galon d'huille	1	1	3
4 de mouton	3	17	4
1 baril de beur	7	7	6
6 l. de datt	1	1	0
4 poulet	1	0	0
2 canard	1	0	0
6 douzenne d'œuf	1	10	0
6 l. de cloud d'épingles	0	10	0
payement des Chinois	16	0	0
frais fait en ville	0	10	0
	41	6	1

Dépence du mois d'octobre 1820.

	L	S	P
3 double D	1	2	6
1 joint D	1	10	0
2 bouteille de pastille de menthe	2	0	0
12 l. de datt	2	5	0
2 double D	0	15	0
4 simple D	1	0	0
1 baril de blanc à l'huille	0	14	0
2 l. de colle forte	0	10	0
2 douzenne d'œuf	0	10	0
1 porc 85 l. et 1/3	5	6	3
1 baril de beur	9	5	3
2 poulet	0	10	0
Vermillion	0	10	0
Cloud	0	5	0
payement de Chinois	16	0	0
Aller en ville	1	0	0
	43	3	0

Dépence du mois de novembre 1820.

	L	S	P
peti tapis de table	1	0	0
1 poulet	0	10	0
6 briques à nétoyer les coutaux	0	15	0
3 yard d'étoffe pour des tasses	0	15	0
10 l. de gros cloud	0	10	0
6 l. de petit id	0	5	0
3 siseaux de menuisier	0	4	10
14 feuilles de papier sendré	0	0	10
1 père de tenailles	0	3	2
1 id de pinces	0	1	7
1 lime	0	1	0
2 double D	0	15	0
16 simple D	4	0	0
12 bouton de croisée	0	6	2
2 coupret de cuisine	0	10	0
2 grils id	0	10	0
1 caisse de datt	1	0	0
2 id pour l'office	0	15	0
4 père de charnière id	0	10	0
Viss	0	4	0
2 poulet	0	10	0
3 douzenne d'œuf	0	15	0
30 l. de petit plomb	1	10	0
1 boite de poudre	0	8	0
12 l. de grenne d'oysau	2	8	0
2 verou de cuivre	0	6	0
4 crochet	0	16	0
3 yards de corde	1	0	0
1 baril de vin de Constance	20	10	0
1 baril de vin vert	1	15	0

	L.	S	P
aller en ville.	2	5	0
payement de Chinois	16	0	0
	60	3	7

Dépence du mois de décembre 1820.

	L.	S	P
6 verre de croisée	0	12	0
1 double D	0	7	6
2 simple D	0	10	0
150 bouchon	0	15	0
1 louche	0	10	0
12 ver à quinquet	1	4	0
3 douzenne d'œuf	0	15	0
payement des Chinois	16	0	0
aller en ville.	1	0	0
	21	13	6

1821

Dépence du mois de janvier 1821.

	L.	S	P
80 yard de canevas	4	10	4
6 l. d'étain	0	9	6
4 pères de charnierre	0	18	0
2 verou de croisée.	0	6	0
12 vitres	0	12	0
3 doubles D	1	2	6
2 simple D	0	10	0
3 bouton de ferre	0	15	0
2 louis donné pour le racomodage d'un flambo.	2	0	0
4 douzenne d'œuf	1	0	0
6 pigeon	0	15	0
6 l. de pruneau	1	7	6

	L	S	P
4 l. de raisin	0	16	0
payement de Chinois	16	0	0
A la ville	1	0	0
	32	1	10

Dépence de février 1821 à Sainte-Hélène.

	L	S	P
2 doubles D	0	15	0
24 feuilles de papier sendré	0	1	2
6 paquet d'encre	0	3	0
1 livre pour le menuisier	0	10	10
2 bouteilles de pastille de menthe	2	0	0
2 l. de colle de poisson	3	0	0
6 père de charnierre et visse	0	12	6
200 plumes	1	10	0
12 l. de café	1	16	0
Racomodage du lit de S. M. L'Empereur	2	0	0
Au cuisinier anglais	2	0	0
6 pigeons	0	15	0
4 douzenne d'œuf	1	0	0
Extras	2	0	0
Chinois	16	0	0
	34	2	8

Dépense de mars 1821 à Saint-Hélène.

	L	S	P
1 équipage de Dames	18	0	0
2 planche d'acajou	6	0	0
1 cadre de fére pour la calèche	0	5	0
30 yard corde 8 l. de Cloud	0	15	0
4 pére de poignée de cuivre	1	0	0
24 bouton de cuivre	0	18	0

	l.	s	
2	0	18	0
2 seau à l'eau	0	12	6
1 pot a cole	0	7	6
Colforte	0	5	0
30 bouteille de sirop	9	0	0
1 caisse de pruneau	0	18	0
6 l. de café	0	18	0
6 l. de semouille	0	6	0
2 caisse de pain de Banyolle	6	0	0
8 pére de charniére	1	14	0
1 boite de thé . . . . , .	0	15	0
6 douzennes d'œuf.	1	10	0
payement des hommes . . . , ...	16	0	0
en ville	1	0	0
fournil	0	10	0
	67	12	0

Dépence d'avril 1821 à Saint-Hélène.

	l.	s	
3 bouteilles d'arorote	1	10	0
10 D de sirop	5	8	0
1 boîte de grueau	0	12	0
8 douzenne d'orange	2	48	0
6 Dᵉ de Limons	0	10	0
6 Dᵉ d'œuf	1	10	0
Chinois	15	0	0
30 poullet	15	0	0
	41	48	0

Mai 1821

5 mai 1821

UNE TRAGÉDIE MONDAINE SOUS LOUIS-PHILIPPE

(Voir page 213)

A

LETTRE DE Mlle DELUZY A VICTOR COUSIN.

A l'occasion du procès du duc de Praslin à la Cour des
Pairs, en 1847, Victor Cousin avait pris énergiquement la
défense de Mlle de Luzy, impliquée dans cette tragédie ; il
n'avait pas hésité à la soutenir de sa parole dans les délibé-
rations préliminaires de la Cour.

Il avait, sans doute, oublié l'appui qu'il avait accordé à une
personne qu'il jugeait innocente, lorsque, trois ans plus
tard, il recevait de Mlle de Luzy-Desportes la lettre suivante (1) :

New-York, 18 mars 1850.

Monsieur,

Avez-vous gardé quelque souvenir de la malheureuse
femme que la plus pénible des catastrophes vous amena un jour
comme accusée, et qu'un mot, un regard de vous sauvèrent
du désespoir, dans un moment où sa raison semblait prête à
l'abandonner. Quant à moi, dans les horreurs de la prison,
dans le long isolement de l'exil, je n'ai cessé de vous bénir

(1) Extraite de *Victor Cousin, sa vie et sa correspondance*, par
J. Barthélemy Saint-Hilaire, t. II, p. 410.

IV   23

pour l'intérêt que j'ai lu dans vos yeux quand le monde entier semblait m'accabler d'opprobre. Souvent, j'ai désiré vous dire tout le bien que vous m'aviez fait. Je n'ai jamais osé me rappeler à votre souvenir, avant d'avoir au moins, autant qu'il était en mon pouvoir, réhabilité mon nom ; et aujourd'hui, ici, vous parlant de ma reconnaissance, c'est un nouveau bienfait que j'ai à implorer de vous...

Un mot de vous peut me donner plus que la vie, que peut-être vous m'avez conservée, en m'encourageant à parler avec courage devant mes juges. Mais pour me faire comprendre, je dois reprendre ma vie au moment où on me jetait hors de prison, où j'avais gémi trois mois, et que seule au monde, en butte à l'injure et au soupçon, je n'avais pas un toit où reposer ma tête, pas un bras ami qui me protégeât.

Désespérée, doutant de Dieu et des hommes, je résolus de mourir. Au moment de mettre fin à mon existence qui m'était intolérable, je voulus prier une dernière fois ; et j'entrai dans la première église ouverte devant moi. C'était l'Oratoire ; M. Frédéric Monod prêchait. Il parlait de soumission à la volonté de Dieu ; de patience et de résignation dans l'affliction. Mon cœur se fondit en l'écoutant, et mes yeux, brûlés par la fièvre, versèrent des larmes, pour la première fois depuis bien longtemps. J'avais erré tout le matin dans les rues, cherchant à me faire écraser par quelque voiture, ma tête était en feu ; ma raison presque complètement égarée ; sans savoir même quel était l'homme qui venait de parler, sans savoir s'il me serait miséricordieux ou sévère, je le suivis comme il sortait de la chaire ; et me jetant à ses pieds, je le conjurai de me sauver de moi-même et de m'enseigner cette résignation qu'il prêchait. M. Monod calma mon délire, me visita dans ma solitude, que pas une âme sympathique n'avait cherchée ; et enfin, deux mois après notre rencontre, me recueillait dans sa famille, où sa femme et ses filles devinrent mes amies.

Là, ma santé se rétablit ; mon désespoir se calma ; et enfin, quinze mois après, des offres avantageuses m'ayant été faites pour passer en Amérique, je partis, accompagnée des béné-

dictions de ma nouvelle famille, protégée par leur honorable
recommandation et déterminée de reconquérir à tout prix
l'estime du monde. Grâce au nom de M. Monod, si généralе-
ment connu et estimé ici, les maisons les plus honorables me
furent ouvertes. Quelques personnes devinèrent que Mlle Desportes n'était autre que la gouvernante des malheureux enfants
de P... Mais ma nouvelle position en fut à peine ébranlée ; et
regagnant toute mon énergie, sous l'influence bienfaisante du
travail, je vivais non pas heureuse, mais tranquille et résignée.

Le cœur chargé du terrible secret qui pesait sur moi, j'avais
refusé sans hésitation deux établissements avantageux, mais
aujourd'hui c'est le bonheur qui se présente à moi, et je n'ai
pas la force de le rejeter, sans faire un dernier et suprême
effort pour vaincre ma triste destinée. L'homme généreux qui
m'offre son nom et sa main connaît toute mon histoire ; il a
pleine confiance en moi. S'il était seul, je n'aurais besoin
auprès de lui d'aucun témoignage humain. Mais il appartient
à une famille riche et considérée, qui ne le verra pas sans
peine unir sa destinée à la mienne, et qui n'en croira pas aussi
facilement mes attestations et mes larmes. Et cependant,
Monsieur, je n'ai aucune preuve à leur donner. Les papiers
saisis chez moi ne m'ont jamais été restitués. Le public n'en
a connu que ce qui m'accusait. Monsieur, pouvez-vous en
conscience, devant Dieu, me rendre ce témoignage que je
n'étais pas l'infâme intrigante qu'on a livrée au mépris du
monde ? Vous étiez là ; vous m'avez interrogée. Vous connaissez ce misérable intérieur ; vous avez pu mesurer d'un œil
impartial la part que j'ai eue dans ce sombre drame, où j'ai
joué en aveugle ma destinée et celle des êtres qui m'étaient
plus chers que la vie. Vous savez que ni l'ambition, ni l'amour
du pouvoir ne m'ont donné l'influence que j'avais sur mes malheureux élèves. Vous avez lu les lettres à Lui, et vous savez
qu'il ne m'aimait pas.

Mais rappelez-vous, Monsieur, que je n'implore pas votre
pitié ; mais qu'au nom d'un homme d'honneur, j'en appelle à
votre honneur. En me laissant le soin de vous écrire moi-même,

on m'a imposé le devoir d'être doublement scrupuleuse ; et si je vous dis, Monsieur, que le bonheur de toute ma vie dépend des lignes que vous tracerez, c'est parce que je sais que cela ne peut influencer le témoignage que vous me rendrez.

J'ai l'ambition de croire que vous me connaissez quelque force de caractère. Quoi que vous écriviez, je saurai que c'est l'expression sincère de la pensée d'un homme aussi bon, aussi généreux qu'il est grand aux yeux du monde ; et je m'y soumettrai, avec le profond sentiment de reconnaissance et de respect que je vous conserverai jusqu'à mon dernier soupir.

Henriette (Deluzy) Desportes.

Miss Desportes et Miss'Haines, institution Grammercy Park, 10, New-York, Liverpool Steamer.

M. Cousin n'a pas conservé la réponse qu'il a dû faire à Mlle De Luzy ; du moins, cette réponse ne s'est pas trouvée dans ses papiers. Comme la parfaite innocence de Mlle Deluzy était connue de M. Cousin, il est bien probable qu'il a dû répondre à la prière qu'elle lui adressait. (*Note de B. St-H.*).

B.

LETTRE DE M. MOLÉ A VICTOR COUSIN, RELATIVE A LA MISE EN JUGEMENT DU DUC DE PRASLIN (1).

Au Marais, 25 août 1847.

Mon cher ami, vous seriez bon et aimable de me tenir au courant de la marche de cet[te] horrible affaire. Le chancelier m'a répondu un mot ce matin et il promet de m'avertir du moment où il faudra me rendre à mon poste, mais il est trop occupé pour pouvoir écrire avec quelque détail. Vous êtes

(1) Communiquée par M. Félix Chambon.

de la commission et je m'adresse à vous : vous le voulez bien, n'est-ce pas? De ma vie je n'ai reçu une impression comparable à celle que m'a causé ce forfait. Est-il vrai que faute de surveillance il a avalé chez lui un poison dont sa santé et ses forces se ressentent malgré les remèdes qu'on lui a fait prendre ? Dites et répétez tous les jours au chancelier et au grand référendaire que ce serait un malheur public, si ce monstre échappoit par une mort volontaire au sort que lui réserve[nt] les lois. Jamais l'*égalité* devant elles n'a été plus nécessaire à maintenir. La morale, la justice, la politique sont ici parfaitement d'accord. Quand pensez-vous qu'on nous réunisse pour entendre le rapport? Pouvez-vous déjà me donner votre conjecture? — Je reviendrai certainement la veille et si on m'eût nommé de la commission j'aurais accouru. — Trouvez-vous des indices de complicité pour cette jeune gouvernante que j'ai vu[e] deux fois et dont la figure est encore devant mes yeux. — Je vous avoue qu'il me paraît impossible qu'elle ne soit pas en complicité morale et aussi de fait. Est-il vrai qu'elle est grosse? — Quel crime, bon Dieu! Et quelle nature morale et physique a-t-il fallu pour l'accomplir! Et le pauvre et vieux père de la victime, la vieille mère de l'assassin, les enfants, les frères et les sœurs!... On ne peut penser à tout cela. — Il y a eu dans tous les tems de ce que nous voyons aujourd'huy, mais non pas tant. La société est bien malade, et le mal vient de loin. — Le sujet serait inépuisable. — Ces terribles émotions sont venues me tirer de l'abattement et de la tristesse où ma vie s'achève. Vous n'avez donc pas été aux Eaux? Je voudrois apprendre que votre santé n'en avoit pas besoin. Adieu, et à revoir bientôt. Vous connaissez toute ma tendre amitié.

MOLÉ.

Je reçois de Paris des lettres qui me disent qu'on est révolté de ce qu'on a laissé par négligence ou autrement le duc de Praslin s'empoisonner.

C

LETTRES (INÉDITES) (1) DE MIGNET ET DE Mlle DOSNE
A VICTOR COUSIN, RELATIVES A L'ASSASSINAT DE LA DUCHESSE
DE PRASLIN.

Néris, samedi 21 août 1849.

Mon cher ami,

Votre seconde lettre m'a bouleversé. Quel épouvantable crime! J'avais appris la veille par des lettres arrivées à des personnes de notre hôtel que Mme de Praslin avait été assassinée et comme on la désignait mal, il me restait un vague espoir que ce n'était pas l'excellente femme que nous connaissions. Depuis que j'ai reçu votre lettre, je ne peux pas détourner ma pensée de cette horrible histoire dans laquelle la stupidité est aussi grande que l'atrocité. Comment ce misérable a-t-il pu concevoir le pensée de tuer la mère de ses neuf enfants et comment a-t-il pu espérer en la tuant qu'il ne serait pas découvert et qu'il pourrait s'unir à l'objet de son indigne passion? Je suis confondu autant qu'affligé de tout cela. Ces pauvres enfants me font une pitié profonde. Ils perdent leur mère, et sont réduits à détester et à maudire leur père. Je suis effrayé comme vous du coup qu'en recevra le maréchal et je crains que nous ne le revoyions point. Le mal qui en rejaillira sur la haute société et sur les classes qui gouvernent n'en sera pas moins grand. Tout conspire à les perdre ou à leur nuire dans l'imagination hostile du peuple, la corruption la plus basse et le crime le plus hideux. S'il continue à être assez lâche pour ne pas se tuer, cet odieux procès fera un affreux ravage. Cette nouvelle, qui me poursuit depuis deux jours, n'aide point, comme vous l'imaginez facilement, au bon effet des eaux. Elles m'agiteraient assez peut-être par leur seule action naturelle, peut-être aussi parce que, depuis

(1) Dues à l'obligeance de M. Félix CHAMBON.

votre départ, la chaleur est devenue plus accablante et le temps a été constamment orageux. Bref, mon épreuve sera finie jeudi matin 26, et jeudi soir je me mettrai en route pour Aix. J'irai m'y guérir de l'agitation des eaux, heureux si les eaux me guérissent des rhumatismes de l'hiver. M. de Falloux avec qui je continue mes promenades et nos conversations a été très touché de votre souvenir; il m'a chargé de tout ce que je pourrais trouver de meilleur et de plus gracieux à vous dire de sa part. C'est un homme charmant, doux et arrêté. Il a reçu des nouvelles de Castellane qui est arrivé assez heureusement à Tours. Il est entre les mains de M. Bretonneau qui le voit quatre fois par jour, et ne s'est pas encore prononcé sur le mal; il lui a donné un gramme de quinine en souhaitant que la fièvre soit une fièvre double tierce et en laissant percer la crainte qu'elle ne soit l'effet du mal local. Alors cela serait plus grave. Dans quelques jours, vous en saurez plus que nous.

Adieu, mon cher Cousin, dans mes agitations et mes tristesses, je conserve un agréable souvenir des dix jours que nous avons passés ensemble. J'aurais voulu qu'ils durassent davantage.

Mille amitiés.

MIGNET.

* *
* *

Paris, 1er septembre.

(Les premières pages sont consacrées à sa maladie.)

... Mon gendre me soignait comme une garde-malade, tenant mes mains brûlantes de fièvre, demeurant la nuit dans ma chambre à surveiller ceux qui me gardaient.

...Je vous plains d'avoir vu de si près cet horrible criminel qui déshonore son nom et la société française! Je ne puis éloigner ce funeste drame de mon imagination. J'y rêve la nuit, j'y pense le jour. Je déteste cette gouvernante, je plains cette malheureuse duchesse à laquelle on enlevait le cœur de ses enfants, et j'ai une antipathie prononcée pour ces deux jeunes filles qui ne savaient pas soutenir leur mère, cela annonce de vilaines âmes!

Soyez assez bon pour me dire si M. Andral sera encore à Paris quand nous y arriverons. Il doit être outré des attaques des journaux et nous prenons grande part à la contrariété qu'il doit en ressentir. Heureusement, son mérite et sa probité le mettent fort au dessus de ces piqûres de guêpes.

S. DOSNE.

D

EXAMEN DE LA CHAMBRE DE MADAME LA DUCHESSE DE PRASLIN

(Rapport des médecins légistes) (1).

Lorsque nous avons été introduits dans la chambre à coucher de madame la duchesse de Praslin, son cadavre était étendu sur un matelas, placé à terre au milieu de la chambre. La partie de ce matelas où reposait la tête était imprégnée d'une grande quantité de sang encore humide, provenant manifestement du contact du crâne ensanglanté. Mais, de plus, il existait un peu en dehors, sur le même côté du matelas, une large tache de sang desséché qui paraissait pénétrer à une assez grande profondeur.

Le lit était complètement défait, et nous avons remarqué, seulement sur le traversin, une tache de sang assez large, mais peu épaisse. Les rideaux de mousseline brodée qui entourent

---

(1) Baron Pasquier, premier chirurgien du Roi; Boys de Loury, chirurgien de Saint-Lazare; Ambroise Tardieu, professeur agrégé à la Faculté de médecine de Paris; Canuet et Simon, docteurs en médecine.

le lit sont également souillés de sang, non seulement au niveau
de la draperie qui tombe à droite de la tête du lit, mais surtout en arrière du montant même du lit, dans la partie qui fait
face à la petite porte d'entrée.

Cette dernière tache, large comme les deux mains, imprègne
fortement la mousseline. L'oreiller, qui a été transporté du lit
sur la causeuse près de la cheminée, est dans toute sa largeur
couvert de taches de sang très étendues et très colorées. Si, en
s'éloignant du lit, on fait le tour de la chambre, en commen-
çant par le côté de la cheminée, on constate que le bord du
marbre de la cheminée et celui du marbre blanc qui recouvre
un petit meuble placé entre celle-ci et la petite porte d'entrée,
offre d'une part une couche de sang étendu en nappe et semblant provenir du contact d'une main ensanglantée qui aurait
saisi cet appui; d'une autre part, une très grande quantité de
petites taches ponctuées ayant l'apparence du granit et produite
par du sang qui a jailli. Ces dernières taches se remarquent
principalement vers le côté gauche de la cheminée. Le chambranle droit est taché par le sang qui s'est écoulé le long des
bords du marbre.

Sur la cheminée sont placés deux candélabres revêtus d'un
étui en percaline et une pendule recouverte d'un globe de verre.
Deux cordons de sonnette, terminés par de gros glands en soie,
pendent de chaque côté. Il est à noter que celui de droite ne
tombe pas verticalement, mais a été tiré en dedans du candélabre. L'étoffe qui recouvre celui-ci est souillée à la base par
du sang, et la forme des taches indique que cette partie a été
saisie par une main ensanglantée. Il en est de même des deux
cordons de sonnette dont les franges sont fortement tachées.

Le candélabre du côté gauche, le globe de la pendule du
même côté, la glace, le montant de la porte du boudoir, cette
porte elle-même, le panneau qui la sépare de la fenêtre et qui
est situé à 2 mètres environ en arrière de la causeuse, tous ces
objets offrent un plus ou moins grand nombre de taches ponctuées et disséminées, formées par du sang qui a jailli en certains points jusqu'à une hauteur de 2 mètres et demi.

La causeuse placée près de la cheminée et de la porte du boudoir et sur laquelle le cadavre a été trouvé, est en quelque sorte traversée par le sang. La housse en étoffe perse qui la recouvre n'offre plus qu'une seule nuance, celle du sang qui l'imprègne et dont on retrouve des parties coagulées à la surface. Des cheveux adhèrent à cette housse ensanglantée et se mêlent aux caillots desséchés.

Un petit guéridon en bois de rose, qui a été trouvé renversé au milieu de la chambre, est comme moucheté par une très grande quantité de petites taches de sang, analogues à celles que nous avons notées sur la porte du boudoir et dans d'autres points.

La porte du salon, sur la face qui regarde la chambre à coucher, est souillée par des taches de sang nombreuses et dont la forme est tout à fait remarquable. On y reconnaît en effet, de la manière la plus évidente, l'empreinte de doigts ensanglantés qui auraient été successivement appliqués sur cette porte et principalement autour de la serrure et du verrou qui la fermaient.

Enfin, une tache plus petite et beaucoup mieux circonscrite, existait au niveau de la serrure intérieure de la petite porte d'entrée. Du côté de cette porte et près de la cheminée, le tapis était taché en plusieurs endroits : et nous avons trouvé également ment à terre, notamment près de la porte du boudoir, des touffes de cheveux coupés ou arrachés.

La chemise et le bonnet de nuit que portait madame la duchesse de Praslin sont dans toute leur étendue colorés par le sang.

Conclusions de l'autopsie de la duchesse de Praslin.

Des faits et de l'examen qui précèdent, nous concluons que :

1º Le cadavre de madame la duchesse de Praslin présente à la tête, au col, aux deux mains, plus de trente plaies larges et profondes, dont les unes ont le caractère des plaies contuses, et les autres celui des plaies par instrument piquant et tranchant. Il existe, en outre, sur les membres, des contusions et ecchymoses nombreuses; et à la face, l'empreinte des ongles fortement imprimée autour de la bouche.

2° La mort est le résultat de l'hémorrhagie qui a suivi les plaies que l'on a constatées au col et sur le crâne.

3° Le nombre des blessures, leur siège notamment à la partie interne des mains, et les excoriations qui existent autour de la bouche, attestent que la mort a été précédée d'une lutte violente. L'état de la chambre où le crime a été commis ne peut laisser de doute à cet égard.

4° La présence dans l'estomac d'une certaine quantité d'écume sanglante démontre que la victime a crié à plusieurs reprises, et a vécu assez longtemps pour avaler une assez grande quantité de salive mêlée de sang.

5° Quant à l'ordre dans lequel ont eu lieu les principales blessures, il est très probable que les plaies de l'occiput, en raison de leur gravité, ont été les dernières ; car la commotion qui a dû les suivre n'aurait pas laissé à la victime les moyens de lutter avec autant d'énergie ; et elles paraissent en effet avoir été faites dans l'endroit même de la chambre où a été trouvé le cadavre. Les plaies de la partie antérieure du col, notamment celle qui s'étend transversalement au-dessous de la mâchoire, auraient atteint la victime encore au lit, tandis que la main et les ongles du meurtrier étaient fortement appliqués sur la bouche pour étouffer les cris.

6° La nature des plaies pourrait faire admettre que diverses espèces d'instrumens (contondant, piquant et tranchant) auraient été employés dans l'exécution du crime. Mais il importe de faire remarquer que certaines armes (le yatagan par exemple) dont on ferait agir alternativement la lame et la poignée, pourraient produire ce triple effet.

Paris, le 18 août 1847.

Signé Baron PASQUIER, A. TARDIEU, CANUET,

SIMON, BOYS DE LOURY.

E

UN COIN IGNORÉ DES ARCHIVES : DERNIERS VESTIGES DE L'AFFAIRE PRASLIN.

Il existe, aux Archives nationales, dans une salle retirée, inaccessible au public, et où nous avons pu pénétrer grâce à l'obligeance de M. GUÉRIN (1), secrétaire général des Archives, qui nous en a accordé l'autorisation avec une exquise bonne grâce, une série d'objets ayant figuré dans différents procès célèbres du dix-huitième et de la première moitié du dix-neuvième siècle.

Là se trouvent groupés : la casaque de DAMIENS et un autographe du même ; la machine infernale, construite par FIESCHI ; le poignard avec lequel LOUVEL frappa le duc de Berry ; les couteaux de formes diverses dont se servirent les conventionnels ROMME, GOUJON, etc., pour tenter d'échapper au supplice qui leur était réservé ; enfin, ce qui nous intéressait plus particulièrement, la plupart des pièces à conviction du procès PRASLIN.

C'est un spectacle singulièrement évocateur, que la vue de cette chemise ensanglantée, de ce bonnet, de tout ce linge imprégné de sang, trouvé dans la chambre à coucher de la duchesse.

On éprouve un saisissement d'effroi et aussi un sentiment de répugnance à voir cette mèche de cheveux, cette pantoufle, ces cordons de sonnettes tout ensanglantés. On contemple curieusement le couteau à lame arrondie, le couteau de chasse et le sabre yatagan, saisis dans la commode de la chambre à coucher du duc.

Puis, pêle-mêle, se présentent à nos regards : un cordon « en tresse verte » avec lequel le duc a peut-être essayé d'étrangler sa victime ; une calotte grecque à l'usage de l'assassin ; la charge

(1) Nous devons aussi remercier un des archivistes, M. DE CURZON, qui s'est mis à notre disposition avec un empressement et une courtoisie dont nous lui sommes fort reconnaissant.

de deux pistolets de poche : une fiole étiquetée, ayant contenu du laudanum ; une autre, ayant renfermé de l'eau de Goulard (préparation à base de sous-acétate de plomb), qui a bien pu servir à des usages intimes » ; des cuillers en argent trouvées dans la fosse d'aisances ; une ceinture en flanelle, un gilet en percale blanche, un bout de corde, des débris d'étoffe et de linge brûlés ; deux carafes ayant contenu un liquide jaunâtre ; une autre ayant contenu un liquide rougeâtre et une substance blanchâtre (?) ; la plupart des réactifs qui ont servi au chimiste chargé de l'expertise ; des cupules de verre portant les traces du sublimé arsénical ; la clef de la porte de communication du couloir à la chambre à coucher ; deux chandeliers garnis encore de leurs bougies ; enfin, un indicateur de chemins de fer (!), le *Livret-Chaix*, portant la date de mai 1847 ; enfin, deux volumes en fort mauvais état : l'un broché, trouvé sur la table du guéridon de la chambre à coucher de la duchesse, et portant le titre : M^rs. Gorès, *Armitage or female domination* ; l'autre, recouvert d'un méchant cartonnage, intitulé : *les Gens comme il faut (sic)*.

Voilà, avec les pièces de la procédure et le récit que nous en ont légué les journaux du temps, tout ce qui reste d'un crime célèbre !

Encore peut-on se demander quelle utilité il peut y avoir à conserver tous ces débris ensanglantés, qui seraient mieux à leur place dans un greffe criminel que dans notre dépôt d'Archives nationales.

APPENDICE

CONSULTATION DU PROFESSEUR POZZI

SUR LE CAS DE « MADAME » (1).

Notre ouvrage était terminé, quand nous avons reçu de notre éminent maître et ami, M. le professeur Pozzi, la lettre suivante, relative au « cas de Madame ». Ne voulant pas rouvrir un débat, que nous considérons, pour notre part, comme clos, nous ne l'accompagnerons d'aucun commentaire, laissant à nos lecteurs, qui ont toutes les pièces du procès en mains, le soin de prononcer en dernier ressort.

Paris, 18 mars 1907.

Mon cher ami,

Vous me demandez de vous écrire le résumé de notre conversation sur la mort de MADAME ; le voici :

1º Les perforations, stomacale par ulcère, ou intestinale par appendicite gangréneuse, ne tuent pas comme ici en moins de *dix heures*, à partir du début des accidents, mais demandent au moins vingt-quatre heures et, le plus souvent, deux ou trois jours pour provoquer une péritonite mortelle.

Dans le cas d'ulcère stomacal, il y a des signes précurseurs, des hématémèses antérieures ; dans le cas d'appendicite, il y a des phénomènes de réaction générale. Or, tout

(1) V. pages 19 et suivantes.

cela manque ici : c'est en pleine santé que la Princesse a été foudroyée ; elle avait bien eu, les jours précédents, quelques maux de cœur, mais le jour de la catastrophe, elle avait dîné « et mangé comme à son ordinaire » (p. 24 de votre article).

2° La seule lésion qui ait pu amener une mort aussi rapide est une hémorragie interne foudroyante, *cataclysmique*, comme dit Barnes, par rupture d'une grossesse extra-utérine, à un moment où elle peut ne pas être soupçonnée (comme le premier ou le second mois) ;

3° Les symptômes observés se rapportent exactement à la description, qui est donnée par tous les ouvrages et toutes les monographies, de l'*inondation péritonéale* ou *hématocèle péri-utérine foudroyante*.

Tel est le résumé des réflexions que je vous ai présentées. Je les ferai suivre de quelques développements aussi brefs que possible.

Permettez-moi d'abord de vous renvoyer à mon TRAITÉ DE GYNÉCOLOGIE, (4° édition, tome II, p. 1121.) J'y copie ces courts passages :

« La rupture (de la grossesse ectopique) peut se produire dès la fin du premier mois, et les phénomènes qui l'accompagnent ne sont autres que ceux qui constituent le cortège symptomatique de l'hématocèle.

« Si l'épanchement est très abondant et continu, donnant « lieu à une *inondation péritonéale*, la marche peut être fou- « droyante, et, suivant l'expression de Barnes, *cataclys-* « *mique :* lipothymie, syncopes, refroidissement, mort immi- « nente » (p. 1089).

« *L'accident se produisant en pleine santé et peu de temps* « *après le repas a pu faire croire à un empoisonnement :* la « connaissance de ces faits est très importante en médecine « légale (*voyez :* Thèse de A. Gauthier, Paris, 1893, inspirée « par Brouardel). Les phénomènes sont ceux d'une hémor-

« ragie interne parfois foudroyante. Douleur vive au niveau
« des fosses iliaques, pouvant aller jusqu'à la syncope
« (p. 1121) ».

Or, tous les traits de ce tableau sont réunis dans les relations qui nous ont été données de la mort de Madame :

a) *Douleur atroce* (survenant après ingestion d'aliments) :
« Elle but et se prit le côté et dit avec un ton qui marquait
« beaucoup de douleur : « Ah, quel point de côté ! ah, quel
« mal ! Je n'en puis plus ! » (p. 27 de votre article).

b) *Signes d'hémorragie interne : pâleur, lipothymie, vomissement immédiat, nausées* : « *Elle pâlit d'une pâleur livide*
« qui nous surprit tous ; elle continua de crier et dit qu'on
« l'emportât, comme ne pouvant plus se soutenir... elle mar-
« chait à peine et toute courbée. » (*ibid.*)

« Elle me dit : Madame de Lafayette, *mon nez s'est déjà*
« *retiré* ». Mme de Gamaches nous dit qu'elle ne trouvait
« point de pouls à Madame et qu'elle avait toutes les extré-
« mités froides.

« Elle avait des envies continuelles de vomir... le hoquet
« la prit... » (p. 64).

« On la saigna du bras et ensuite du pied *sans pouvoir
lui tirer du sang* » (p. 262).

« M. Brayer, médecin, étant arrivé de Paris sur les
« 11 heures ou minuit, lui touchant le bras, *ne trouva plus
« de pouls*». Or, l'*accident* était arrivé entre 4 et 5 heures
du soir (pp. 261, 262). La mort survint entre 2 et 3 heures du
matin (p. 263).

L'autopsie peut-elle nous éclairer ? Nullement.

Elle a été tout à fait incomplète. Les médecins et les personnages qui y assistaient étaient évidemment préoccupés
d'une seule chose : répondre au soupçon terrible d'empoisonnement. De là leur émotion et leur hâte d'en finir. Ajoutez à cela que la nécropsie d'un cadavre royal leur impo-

sait une réserve instinctive ; enfin, on était en plein été
(30 juin 1670), il faisait donc fort chaud, la décomposition
était avancée (d'où la mauvaise odeur et l'apparence gangréneuse ou livide de l'épiploon, de l'intestin).

L'ambassadeur d'Angleterre et les seigneurs anglais
devaient, par leur dégoût bien naturel, rendre l'autopsie
plus expéditive encore. Aussi est-ce d'une main pressée que
le jeune Félix donne un coup de ciseau dans les parois de
l'abdomen ballonné : « on trouva le ventre bouffi », dit Bourdelot (p. 264), et aminci : « *Scarce* were the outward teguments », dit le certificat *post-mortem* anglais (p. 271), et
Félix fait ainsi d'emblée une petite perforation à l'estomac
distendu.

Le caractère accidentel de cette petite perforation ne saurait être mis en doute après les détails minutieux donnés à
ce sujet : « Au premier coup de ciseau que l'on donna dans
« le ventre à la région de l'estomac, *il en sortit une puan-*
« *teur horrible et le ventre s'abaissa beaucoup* » (p. 264, in
relation de Bourdelot, médecin qui assistait à l'autopsie).
Cette issue de gaz fétide, suivie de l'affaissement immédiat
du ventre est absolument caractéristique de l'ouverture
d'emblée de la cavité digestive.

Le chirurgien du Roy d'Angleterre, présent à la nécropsie, s'empressa du reste d'examiner l'estomac avec un soin
particulier, car c'est là qu'on recherchait les traces du poison : or, il déclare « n'y avoir trouvé aucune excoriation,
« depuis l'orifice d'en haut jusqu'en bas, que je visitay fort
« exactement, seulement un petit trou dans la partie moyenne
« et antérieure, laquelle (*sic*, pour *lequel*) était arrivé (*e*)
« par mégarde du chirurgien qui l'avait coupé. Sur quoy
« je fus le seul qui fis instance (*qui insistai sur l'incident*),
« mais l'ayant bien visité de près, je n'y trouvay aucune
« excoriation, ni corrosion, ni noirceur, ni dureté, ni ma-

« cule, ni lésion d'aucune autre partie. Au reste, fort bon
« dans toute l'étendue du ventricule (*l'estomac*) ».

Il semble bien que cette ouverture artificielle ait donné
lieu à une discussion approfondie sur l'initiative des gen-
tilshommes présents, Ambassadeur et Milords : « Il arriva
par mégarde », lit-on dans le récit de Bourdelot, « lors de la
« dissection (ouverture de l'abdomen) que la pointe du ciseau
« fit une ouverture à la partie supérieure du ventricule, *sur*
« *laquelle beaucoup de gens se récrièrent, demandant d'où*
« *elle venait ; le chirurgien dit qu'il l'avait faite par mé-*
« *garde ; et M. Vallot dit avoir vu quand ce coup avait été*
« *donné, M. Bourdelot fit voir que cette ouverture avait été*
« *faite en disséquant (sectionnant), car la peau (muqueuse)*
« *au bord de cette ouverture n'était ni cautérisée ni enflam-*
« *mée, ni avec veines gonflées autour de la peau (muqueuse),*
« *n'était point bouffie ni épaisse, ce qui arrive aux plaies*
« *qui sont faites dans les corps vivants* » (p. 267). On ne pensait certes pas alors à un *ulcère rond*, lésion non connue,
mais bien à une *plaie*, soit par instrument vulnérant, soit par
liquide corrosif, ayant pu amener la mort : c'est là ce qui
avait, sans doute, provoqué l'inquiétude des Milords « qui
se récrièrent », et ce qui nous a valu l'examen minutieux et
démonstratif de cet accident d'autopsie.

Il faut se représenter la mentalité de tous ces chirurgiens
et médecins, les uns, les Français, tremblant qu'on ne
découvrît les traces du crime dont tout le monde parlait à
voix basse ; les autres (quelques Anglais sans doute), espérant
qu'on démontrerait ainsi la perfidie d'une cour qu'ils haïs-
saient. C'était surtout dans l'espoir de trouver une explication
naturelle de la mort, qu'était faite l'autopsie par ceux qui la
dirigeaient. Aussi se hâtent-ils de la terminer, dès que « la
quantité de bile glaireuse, haute en couleur », contenue dans
l'estomac et l'œsophage — jointe à d'autres lésions expli-

cables pour nous par la putréfaction rapide — leur ont permis d'alléguer une cause scientifique (?) à la catastrophe :
« De sorte que la bile irritée abondante et bouillonnante
« est la véritable cause prochaine de sa mort ; la maladie a
« été un *colera morbus* très violent, lequel, en peu d'heures,
« a emporté la Princesse. Cette maladie et son succès funeste
« sont fort ordinaires, l'été, aux corps mal habitués et intem-
« pérés, etc. »

Voilà qui était clair et probant, au temps de Molière !
« Tous les médecins et gens de la Profession sont con-
« venus de cette cause de mort, et M. Bourdelot l'a fait
« comprendre à M. l'Ambassadeur d'Angleterre et à Mi-
« lords, qui étaient là » (pp. 266 et 267).

Ceux-ci se laissèrent sans doute d'autant plus aisément
convaincre qu'ils étaient absolument incompétents, et qu'ils
avaient hâte de fuir l'atmosphère empestée et étouffante qui
régnait dans la petite antichambre, en cette fin de journée de juillet. Ils étaient, du reste, déjà énervés par une
attente de plus de deux heures (p. 263), et l'ambassadeur
s'était plusieurs fois impatienté (p. 264). Quant aux chirurgiens, je le répète, ils avaient hâte d'en finir, et, après l'examen détaillé de l'estomac, de l'œsophage, du foie et de la
rate, et l'examen plus sommaire des poumons et des reins,
tout le monde se déclara satisfait.

On ne semble pas avoir ouvert le cœur, qui fut enfermé
dans une boîte d'or, pour être porté en grande pompe au
Val de Grâce (p. 274). Il est dit expressément que « l'on n'a
« pas ouvert la teste ni les boyaux, la cause de la mort
« ayant estée trouvée dans le ventre, qui est, à ce qu'on
« a jugé, une trop grande effusion de bile » (p. 270). (Dans
cette dernière phrase du Mémoire du chirurgien du Roy
d'Angleterre, ne semble t-il pas que « *ce qu'on a jugé* » le
laisse encore soupçonneux ?)

Mais ce qui me paraît plus grave, c'est qu'*on ne paraît pas avoir fait l'examen des organes pelviens*.

La relation de Bourdelot indique « qu'on continua l'ouver-« ture (commencée en haut au niveau de l'estomac) *jusqu'à* « *la serviette qui était au-dessous du nombril* » (p. 264) ; ce qui veut bien dire qu'on ne prolongea pas l'incision de l'ombilic au pubis, incision qui, seule, aurait permis d'examiner les organes génitaux internes et de reconnaître une hémorragie siégeant dans la cavité pelvienne. Le respect qu'inspirait le cadavre princier, qui aurait fait taxer d'inconvenance un examen inutile de cette région, autant que la hâte et le désarroi dont j'ai parlé, explique qu'on ait laissé l'autopsie aussi incomplète. Avant d'avoir remarqué ce fait, je n'osais encore m'arrêter à l'hypothèse d'une hémorragie péri-utérine, quelque vraisemblable qu'elle me parût, car une nécropsie régulièrement conduite eût révélé cette hémorragie. Mais elle a pu parfaitement échapper à des opérateurs manœuvrant avec une discrétion de commande, se bornant à examiner les organes au-dessus de l'ombilic, ne touchant même pas (sans doute), à la masse intestinale, sauf pour l'abaisser ou l'écarter afin d'examiner l'estomac, le foie, la rate et les reins. Un épanchement de sang suffisant pour amener la mort rapide peut s'amasser en arrière de l'utérus dans le cul-de-sac de Douglas et peut s'y coaguler *post-mortem*, de manière à ne pas se répandre dans le haut de l'abdomen. Il faut aller le chercher profondément pour le découvrir (1).

(1) Il est bien dit, dans la *Gazette de France* de 1670, que « les entrailles furent portées aux Célestins de Paris » ; mais ce terme vague « d'entrailles » se rapporte probablement à l'estomac qui, seul, avait été ouvert et probablement, pour cela, détaché. Rien ne prouve qu'on ait enlevé les intestins en entier (ce qui aurait probablement fait découvrir l'hémorragie).

Une abondante accumulation de caillots autour de l'utérus et une petite tumeur fœto-tubaire (d'un mois ou deux), a donc pu parfaitement passer inaperçue, dans une autopsie où l'incision des parois abdominales n'a pas dépassé le nombril.

Je ne veux pas allonger outre mesure cette lettre. Je pourrais, sans cela, vous montrer que les lésions trouvées sur le cadavre n'ont rien qui décèle une péritonite généralisée. Pas de pus, pas de fausses membranes, pas d'agglutination des anses intestinales. Tout se borne à l'effusion, dans le péritoine, du liquide bilieux et huileux contenu dans l'estomac et qui s'est échappé par la petite incision maladroite qui a ouvert ce viscère, au moment même de la section des parois abdominales.

Je note, en passant, l'aspect particulier du foie, *exsangue*, qui vient corroborer l'idée d'une hémorragie l'ayant *saigné à blanc*.

Ce résultat de l'autopsie confirme les données de la clinique.

Il n'y avait pas eu de signes caractérisés de péritonite : *les vomissements du début* (dus à l'hémorragie interne) *ne s'étaient pas continués*. La malade avait des envies de vomir sans résultat. (Monsieur l'engageait même à faire effort pour vomir.) Cela seul ruine l'hypothèse de péritonite suraiguë par perforation, aussi bien que l'hypothèse d'empoisonnement.

Je pourrais aussi tirer quelque avantage des lésions probables des trompes — déviations et adhérences — qui ont dû être la suite des fausses couches répétées et des accidents qui ont accompagné des couches antérieures ; car tous les classiques indiquent que ces lésions prédisposent à la grossesse ectopique.

Mais je m'arrête, mon cher ami. Je me suis laissé entraî-

ner plus loin que je ne le voulais, et je craindrais de fati-
guer votre attention, si, lorsqu'il s'agit de recherches de ce
genre, vous n'étiez infatigable.

Votre dévoué,

POZZI.

FIN

TABLE DES CHAPITRES

Problèmes médico-historiques.

Pièces justificatives.

Appendice

TABLE DES GRAVURES

23-11-06. — Tours. Imp. E. Arrault et Cⁱᵉ.